（中文翻译版）

精准肿瘤学

Oncology in the Precision Medicine Era: Value-Based Medicine

主　编　〔加〕拉维·萨尔加（Ravi Salgia）

主　译　赵新汉　张　勇

副主译　（以姓氏笔画为序）

　　　　于　萍　张灵小　陈卫东

　　　　邵　珊　罗敏娜　翟振华

科学出版社

北　京

图字：01-2022-0144

内 容 简 介

本书由国际知名肿瘤学专家撰写，主要介绍了肿瘤精准医学领域的最新学术进展。全书共十九章，第一章论述了精准肿瘤学在医疗卫生保健方面的发展、应用及挑战，第二至十九章对肺癌、食管癌和胃癌、肉瘤结直肠癌、肾细胞癌、三阴性乳腺癌、黑色素瘤等多种肿瘤的分子研究、临床实践分别进行了详尽阐述，内容基本涵盖了目前精准肿瘤学研究的热点领域，代表了当前精准肿瘤学的发展现状和实践水平，具有较高的参考价值及实用价值。

本书适合各级肿瘤专科医师及相关专业医师阅读参考。

图书在版编目（CIP）数据

精准肿瘤学 /〔加〕拉维·萨尔加（Ravi Salgia）主编；赵新汉，张勇主译. —北京：科学出版社，2022.6
书名原文：Oncology in the Precision Medicine Era: Value-Based Medicine
ISBN 978-7-03-071854-9

Ⅰ. ①精⋯ Ⅱ. ①拉⋯ ②赵⋯ ③张⋯ Ⅲ. ①肿瘤学 Ⅳ. ①R73

中国版本图书馆 CIP 数据核字（2022）第 040780 号

责任编辑：王灵芳 / 责任校对：张 娟
责任印制：赵 博 / 封面设计：蓝正广告

科学出版社 出版
北京东黄城根北街 16 号
邮政编码：100717
http://www.sciencep.com

三河市春园印刷有限公司 印刷
科学出版社发行 各地新华书店经销
*
2022 年 6 月第 一 版 开本：787×1092 1/16
2022 年 6 月第一次印刷 印张：12 1/4
字数：278 000
定价：**108.00 元**
（如有印装质量问题，我社负责调换）

《精准肿瘤学》

译 者 名 单

主　译　赵新汉　张　勇

副主译（以姓氏笔画为序）

　　　　于　萍　张灵小　陈卫东　邵　珊　罗敏娜　翟振华

译　者（以姓氏笔画为序）

　　　　于　萍　中国医科大学附属第一医院

　　　　王俊利　右江民族医学院附属医院

　　　　王冠英　西安交通大学第二附属医院

　　　　宁　谦　西安交通大学第一附属医院

　　　　刘士鑫　哈尔滨医科大学肿瘤医院

　　　　杨　滨　锦州医科大学附属第一医院

　　　　吴　芳　西安交通大学第一附属医院

　　　　张　力　承德医学院附属医院

　　　　张　勇　中国医科大学肿瘤医院

　　　　张玉姣　西安交通大学第二附属医院

　　　　张灵小　西安交通大学第一附属医院

　　　　陈卫东　湖北省肿瘤医院

　　　　邵　珊　西安交通大学第一附属医院

　　　　罗敏娜　西安交通大学第一附属医院

　　　　赵新汉　西安交通大学第一附属医院

荣庆林　天津医科大学总医院

胡洪波　崇左市人民医院

袁　娜　西安交通大学第一附属医院

唐淑丽　哈尔滨医科大学附属肿瘤医院

董志飞　昆明医科肿瘤医院

董桂兰　唐山市人民医院

蒙　渡　西安交通大学第一附属医院

雷福茜　西安交通大学第二附属医院

翟振华　锦州医科大学附属第一医院

赵新汉　肿瘤内科教授，主任医师，博士研究生导师，博士后导师，西安交通大学医学部名医，西安交通大学"985"三期肿瘤学科带头人，教育部"长江学者和创新团队发展计划资助"项目组骨干成员。中国宋庆龄基金会肿瘤诊疗及区域产学研联盟顾问委员，中国医药教育协会疑难肿瘤专业委员会副主任委员，吴阶平医学基金会精准医学部副主任委员，中国医师协会放疗专业委员会委员，全国高等学校五年制临床医学专业第九轮规划教材《肿瘤学概论》副主编，陕西省抗癌协会临床肿瘤大数据专委会主任委员，陕西省药理学会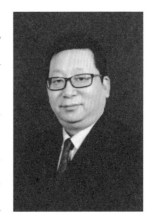化疗药物专业委员会主任委员，陕西省抗癌协会肿瘤个体化诊疗专业委员会副主任委员，陕西省中医药学会肿瘤专业委员会副主任委员，陕西省医学会医学科普分会副主任委员，国家自然科学基金评审委员，中国博士后基金评审专家，国内外10余种期刊编委、审稿专家。

　　近年来重点从事乳腺癌相关基因的基础与临床研究，主持国家自然科学基金项目6项，指导博士研究生主持国家自然科学基金青年科学基金项目7项，主持陕西省"13115"科技创新工程重大科技专项项目1项，教育部博士点基金1项，吴阶平医学基金会临床科研专项资助基金2项，其他各级各类科研项目10余项，主编专著3部，副主编专著4部，参编专著13部。发表科研论文100余篇，其中SCI收录70余篇。获陕西省高等学校科技进步奖二等奖1项、三等奖2项。

主译简介

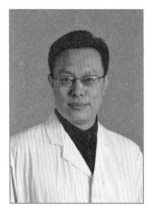

张勇　主任医师，硕士研究生导师，中国医科大学肿瘤医院/辽宁省肿瘤医院病理科主任。主要学术团体任职：中华医学会病理学分会胸部学组委员、中国抗癌协会病理专业委员会常委、中国临床肿瘤学会（CSCO）肿瘤病理专委会委员、辽宁省医学会病理学分会常委、辽宁省医学会病理学分会质控中心常委、辽宁省细胞生物学会肿瘤靶向治疗分会副主委。从事病理教学、临床诊断及科研工作30余年。多年从事诊断、教学、科研与管理工作，积累了丰富的工作经验。病理诊断擅长肺癌、乳腺癌、淋巴瘤及女性生殖系统，同时担任科室肺癌亚专科负责人，在与临床密切交流的同时积极推动多学科诊疗（MDT）。主要科研方向：肺癌的侵袭及转移机制研究、乳腺癌侵袭和转移的机制研究、实体肿瘤免疫治疗微环境病理学评估。在肺癌辅助治疗和新辅助治疗过程中的病理学评估定量分析与AI结合研究方面，进行积极的探索，与多家研究团队合作，形成了新的病理学科发展理念和工作框架。发表肿瘤相关研究论文60余篇，其中第一及通讯作者SCI论文20篇。培养硕士研究生5名，毕业4名。参与多项国家自然科学基金，主持省科技厅自然科学基金2项，医院引进人才基金1项，获得辽宁省教育厅教学成果三等奖1项。

当前，癌症发病率不断攀升，死亡率居高不下，已成为 21 世纪人类面临的最严峻的公共卫生问题之一。传统的外科手术、全身化疗、放疗等手段在一定程度上给肿瘤患者带来了福音，但是这些疗法存在着诸多弊端，无法真正意义上保障患者的生存期延长和生活质量提高。精准医学（precision medicine）是国际上于 2011 年提出的一个新的医学研究和治疗模式，重在强调对慢性疾病的精准诊断和治疗，同时，也强调了精准预测、精准预后判断的重要性。精准医疗，犹如一扇科学之窗，为肿瘤患者打开了一扇新的"生命之窗"，让"带癌生存"不再是天方夜谭。

精准医学，衍生自个体化医疗，是指以个人基因组信息为基础，结合蛋白质组、代谢组、肠道菌群，甚至环境和行为的数据，通过对这些数据的分析来了解一个疾病的演变规律，找到相应的分子标志物或治疗靶标，针对患者分子生物学、病理学特征，制订个体化诊断和治疗策略。

随着肿瘤研究的深入，"粗线条模式"的临床诊疗时代正在终结，通过精准医学深入了解肿瘤并对其进行治疗是未来的发展方向，其本质是通过人群样本及大数据，应用基因组学、蛋白质组学、代谢组学及各种检测手段，实现肿瘤早期发现、精准诊断、精准分类、精准预测、精准治疗。本书由国际上知名的肿瘤学专家撰写，介绍肿瘤精准医学领域的新学术进展。全书共十九章，第一章论述了精准肿瘤学在宏观医疗卫生保健层面的发展、应用及挑战，第二～十九章对肺癌、食管癌和胃癌、肉瘤、结直肠癌、肾细胞癌、三阴性乳腺癌、黑色素瘤等多种肿瘤的分子研究、临床实践分别进行了详尽阐述，内容基本涵盖了目前精准肿瘤学研究的热点领域，代表了当前精准肿瘤学的发展现状和实践水平，具有较高的参考价值及实用价值。作为本书的主译，很高兴与科学出版社合作，将这本书引入中国，与中国学者分享。

为了更好、更忠实地展现原著的内容，我们组织了多位国内肿瘤学专业的资深学者进行编译，以期为从事肿瘤研究的学者、医疗专业相关人员提供有用的信息，特别是关于使用靶向治疗、免疫治疗和表观遗传调节剂治疗的证据、指征和临床试验。当然，在翻译和校对过程中，难免存在错误或不准确的地方，我们将不断改进。精准医疗也是中国健康战略布局的重要组成部分，相信精准医疗作为未来肿瘤学的发展方向和趋势，能更好地提高医疗服务能力和质量，助力健康中国！

赵新汉　张　勇

2022 年 1 月于西安

　　"标准治疗"一直以来被认为是治疗或预防疾病的最佳方案。换句话说，每种疾病都有相对固定的最佳治疗方案，这是一种"一刀切"的方法。然而，在过去的 10 年间，医学治疗模式发生了巨大变化，"个体化"治疗方案、诊疗方法已经或即将进入临床，这标志着一个新时代的到来。因此，针对具有特定基因改变（如癌基因）的患者量身定制的靶向治疗已经取代了传统疗法。虽然这些疗法效果较好，起效较快，然而对具有相同疾病或适应证但缺乏相应特征的患者，可能无效，甚至产生不良影响。此外，在最初治疗有效的患者中出现耐药也是需要面临的巨大挑战。

　　基于价值的医学：个体化/精准医学《精准肿瘤学》涵盖了各种类型的肿瘤，并解决了其中许多问题。它的组织和编写形式方便了临床医师和对个体化医疗感兴趣的非临床医师参考。书中的章节包括定义、最新的发现、肿瘤生物学和异质性、基因组学、简单或复杂的病例、生物学通路、未来的临床试验和财务问题等。每一章对应一个肿瘤类型，均由热爱研究的专家完成。这本论著应该成为医学肿瘤学家和医疗保健提供者的有用资源，展望未来，从预防到诊断，到治疗，再到随访，患者诊治的所有阶段都是真正个性化的。

　　希望本书能为那些对个体化治疗感兴趣的人提供参考，使他们可以了解该领域的最新动态，特别是目前的循证医学证据、适应证和肿瘤靶向治疗的临床试验、免疫治疗和表观遗传调节剂。本书主要面向医疗专业人员和学员，包括对肿瘤治疗感兴趣的学生、住院医师和专培医师。同时我们也认为这本书可能非常适合学术界和产业界从事肿瘤研究的科学家和高级研究生。

Ravi Salgia

Duarte，CA，USA

2019 年 7 月

致　谢

　　我要感谢我的妻子 Deborah 和孩子们：Sabrina、Meghan 和 Nicholas，感谢他们对我的支持，感谢患者和他们的家人给了我灵感。感谢我所尊敬的同事们，如果没有他们的合作和热情，这本书是不可能完成的。我要感谢我的父母：Karanmal Salgia 博士和 Kalavati Salgia 夫人，感谢他们一直以来的支持。我要特别感谢 Prakash Kulkarni 博士，感谢他无尽的精力、帮助和友谊。最后，我要向来自施普林格出版社的编辑 Margaret Burns 女士表示感谢，感谢她始终如一的支持和奉献。同时，这本书也是为了纪念对医学和照顾他人颇有热情的我的父亲。

编 者 名 单

Ashley Abing Johns Hopkins University, Baltimore, MD, USA

Rebecca Allen, BS Department of Medical Oncology and Experimental Therapeutics, City of Hope National Medical Center, Duarte, CA, USA

Joseph C. Alvarnas, MD Department of Hematology and Hematopoietic Cell Transplantation, City of Hope National Medical Center, Duarte, CA, USA

Idoroenyi Amanam Department of Hematology and Hematopoietic Cell Transplantation, City of Hope National Medical Center, Duarte, CA, USA

Orin Bloch, MD Department of Neurological Surgery, University of California-Davis, Sacramento, CA, USA

Kathryn Bollin, MD Department of Hematology and Oncology, Scripps, San Diego, CA, USA

Joseph Chao, MD Department of Medical Oncology and Experimental Therapeutics, City of Hope National Medical Center, Duarte, CA, USA

Warren A. Chow, MD Department of Medical Oncology and Experimental Therapeutics, City of Hope National Medical Center, Duarte, CA, USA

Vincent Chung, MD Department of Medical Oncology and Experimental Therapeutics, City of Hope National Medical Center, Duarte, CA, USA

Mihaela C. Cristea, MD Department of Medical Oncology and Experimental Therapeutics, City of Hope National Medical Center, Duarte, CA, USA

Yash Dara Department of Medical Oncology and Therapeutics Research, City of Hope Comprehensive Cancer Center, Duarte, CA, USA

Tanya Dorff, MD Department of Medical Oncology and Experimental Therapeutics, City of Hope National Medical Center, Duarte, CA, USA

Vinai Gondi, MD Northwestern Medicine Proton Center and Cancer Center Warrenville, Northwestern University, Warrenville, IL, USA

Petros Grivas, MD, PhD Department of Medicine, Division of Oncology, University of Washington, Seattle Cancer Care Alliance, Seattle, WA, USA

Rohan Gupta Department of Hematology and Hematopoietic Cell Transplantation, City of Hope National Medical Center, Duarte, CA, USA

Addie Hill, MD Department of Medical Oncology and Experimental Therapeutics, City of Hope National Medical Center, Duarte, CA, USA

Joy Huang Department of Biology, Johns Hopkins University, Baltimore, MD, USA

Michael J. Jang, MD Department of Internal Medicine, Huntington Memorial Hospital, Pasadena, CA, USA

Amrita Krishnan, MD Department of Hematology and Hematopoietic Cell Transplantation, City of Hope National Medical Center, Duarte, CA, USA

Daneng Li, MD Department of Medical Oncology and Experimental Therapeutics, City of Hope National Medical Center, Duarte, CA, USA

Rimas V. Lukas, MD Department of Neurology, Northwestern University, Chicago, IL, USA

Kim Margolin, MD Department of Medical Oncology and Experimental Therapeutics, City of Hope National Medical Center, Duarte, CA, USA

Erminia Massarelli, MD, PhD Department of Medical Oncology and Therapeutics Research, City of Hope National Medical Center, Duarte, CA, USA

Maciej M. Mrugala, MD, PhD Department of Neurology, Mayo Clinic Scottsdale, Scottsdale, AZ, USA

Nitya Nathwani Department of Hematology and Hematopoietic Cell Transplantation, City of Hope National Medical Center, Duarte, CA, USA

Sumanta K. Pal, MD Department of Medical Oncology and Therapeutics Research, City of Hope Comprehensive Cancer Center, Duarte, CA, USA

Kathy Pan, MD Department of Hematology/Oncology, Kaiser Permanente Downey Medical Center, Bellflower, CA, USA

Rebecca Pharaon Department of Medical Oncology and Therapeutics Research, City of Hope National Medical Center, Duarte, CA, USA

Blase Polite, MD Department of Medicine, Pritzker School of Medicine, University of Chicago Cancer Center, University of Chicago, Chicago, IL, USA

Leslie Popplewell, MD Department of Hematology and Hematopoietic Cell Transplantation, City of Hope National Medical Center, Duarte, CA, USA

Karen L. Reckamp, MD, MS Department of Medical Oncology and Experimental Therapeutics, City of Hope National Medical Center, Duarte, CA, USA

Nicholas Salgia Department of Medical Oncology and Therapeutics Research, City of Hope Comprehensive Cancer Center, Duarte, CA, USA

Thomas P. Slavin, MD Department of Medical Oncology and Experimental Therapeutics, City of Hope National Medical Center, Duarte, CA, USA

Virginia Sun, PhD, RN Division of Nursing and Education, Department of Population Sciences, City of Hope National Medical Center, Duarte, CA, USA

Zijie Sun, MD, PhD Department of Cancer Biology, City of Hope National Medical Center, Duarte, CA, USA

An Ngoc Nhu Uche, MD Department of Hematology and Oncology, Harbor-UCLA Medical Center, Torrance, CA, USA

Ritika Vankina, MD, MPH Department of Hematology and Oncology, Harbor-UCLA Medical Center, Torrance, CA, USA

Jeffrey N. Weitzel, MD Department of Medical Oncology and Experimental Therapeutics, and Department of Population Science, City of Hope National Medical Center, Duarte, CA, USA

Yuan Yuan, MD, PhD Department of Medical Oncology and Experimental Therapeutics, City of Hope National Medical Center, Duarte, CA, USA

Bertram Yuh, MD, MSHCPM, MISM Department of Surgery, City of Hope National Medical Center, Duarte, CA, USA

Dan Zhao Department of Medical Oncology and Therapeutics Research, City of Hope National Medical Center, Duarte, CA, USA

目　　录

第一章　从医疗卫生保健的角度来看癌症治疗

Joseph C. Alvarnas

一、肿瘤诊断和治疗的新纪元

肿瘤的诊断和治疗正处于一个前所未有的改革新时期。随着基因组检测技术（如下一代测序技术）的发展，我们对肿瘤异质性有了更深入的认识，从而可以通过个体化量身定制特异性靶向药物以更好地拓展肿瘤治疗方案。这种改革能显著提高肿瘤患者的生存及预后，即使是那些标准联合化疗从未取得过满意疗效的患者也能从中受益。在美国，肿瘤诊断和治疗水平的提升能显著提高患者的总生存率。美国国家癌症研究所（National Cancer Institution，NCI）2006—2015 年的数据显示，男性和女性的癌症死亡人数分别提高了 1.8% 和 1.4%。对于一些肿瘤来说，其生存预后获得了引人注目的改善，这不仅反映了免疫治疗、靶向治疗的革新带来的影响，也体现出在精准医疗模式下，将严格筛选的分子和生物学片段结合到治疗中的效能越来越高。

在这个充满希望和创新的时代，受限于医疗输送系统，我们将这些治疗手段在患者身上实现时面临一些挑战。科学和治疗水平的发展已经远远超过我们以公平合理及经济可持续性的方式去应对这些发展。政府和第三方付费公司为了控制总医疗成本、让更多没有保险的美国人能获得医疗、应对人口老龄化问题，以及在为了让支付系统从医疗数量的报酬转变为对医疗价值的肯定等方面做出了很多努力和工作，但是，由于精准医疗的实施需要严格管理，这些工作仍仍面临一些挑战。为了确保这些进步的医疗前景得以实现，我们需要对基于精准医疗的癌症治疗有一个极其清晰的认识。我们还必须努力发展更加透明和可持续化发展的支付模式，这种支付模式不仅要能够促进创新，还须能够大规模促进医疗资源被提供给可能受益于此类医疗的患者。

二、不可持续的医疗支出

当全国上下都在热衷于如何提高癌症患者的治疗机会时，这也就预示着，人们越来越清醒地意识到，我们目前的医疗服务体系在财务上已经无法持续。2016 年，美国总医疗支出达到 3.3 万亿美元，人均支出达到 10 348 美元，占据国内生产总值（gross domestic product，GDP）的 17.9%。2016 年，医疗支出的总增长率比 GDP 的增长率高了 1.5%。此外，药品成本支出的增长率大大超过了总医疗支出的增长率，并且，不同于总医疗支出的增长，《平价医疗法案》（Affordable Care Act，ACA）的通过或其他控制医疗成本的方法对不断上升的药品成本没有太大影响。

美国的总体和人均医疗支出远远超出了其他前 11 个高收入国家。这些国家在医疗上的总支出占据 GDP 的 9.6%～12.4%，人均医疗支出为 3377 美元（英国）至 6808 美元（瑞士）。尽管美国的人均医疗支出维持在很高的水平，但与其他高收入国家相比，美国的医疗体系在初级和专科医疗的关键评估指标上不尽如人意。在这种成本高但结果不尽如人意的惨淡情况中，唯一让人欣慰的是癌症治疗领域，在这一领域，美国的癌症生存率及新的抗癌技术的引进速度似乎优于其他高收入国家。

美国医疗成本很高，在所有美国医疗支出体系中，肿瘤治疗领域的医疗支出尤为突出。2011 年，美国国家癌症研究所（NCI）预计从 2010 年到 2020 年癌症医疗支出将增加 27%，如果不考虑每年增长，每年的支出将达到 1577.7 亿美元。而如果以每年增长 2% 来预估，2020 年癌症医疗支出会增长 39%，达到 1730 亿美元。回顾既往，按照 2% 来预估癌症医疗成本的增长，会严重低估可能与癌症相关的医疗成本通胀率。

药品定价是影响癌症相关支出成本增长的一个关键因素。随着 2011 年免疫检查点抑制剂类抗癌药物的初步获批，新抗癌药物的成本以前所未有的速度增长。截至 2014 年，新抗癌药物的平均成本每年都超过了 13.5 万美元，而转换疗法如 CAR-T 细胞仅产品购买就高达 47.5 万美元（不包含给药或给药后患者的临床支持所需的任何花费）。此外，不仅新药物变得越来越贵，在获得美国食品药品监督管理局（Food and Drug Administration，FDA）批准后，抗癌药物成本的增加也是非常显著的。在某项研究中，注射类抗癌药物引入后的成本预计将增长近 18%。同样，2011 年 NCI 的成本预算似乎严重低估了 2020 年可能的癌症相关治疗成本。没有证据显示我们为减缓癌症治疗相关费用增长速度所做的一切努力正在产生任何影响。

医疗成本的上升除了对大型医疗保健系统有一定的影响外，对个人的影响更大。对患者来说，不断上升的癌症治疗费用（通过共同支付和共同保险向患者收取的）引发了患者财务毒性的概念。患者财务毒性指的是癌症治疗的花费已经对患者的幸福指数、患者是否能够遵守治疗及患者的个人经济情况造成了威胁。有研究证实，患者财务毒性主要由癌症治疗产生的高昂费用引起，并进一步导致更差的患者健康状况及治疗依从性。由癌症治疗花费所致的医疗破产现象备受重视，因为这可能导致患者死亡率的增长。由于免疫抗癌治疗技术的进步，患者的预后得到了改善，但由此造成的每个患者的护理费用的上升是过高的。例如，对于慢性淋巴细胞白血病患者来说，单个患者终身护理的费用从 14.7 万美元涨到了 60.4 万美元，同时患者的个人支付费用（对医疗保险计划的受益者来说）也从 0.92 万美元涨到了 5.7 万美元。

这种程度的成本上升是不可持续的。简单的弥补措施对医疗保健总成本几乎没有影响。在不建立更协调的医疗转运系统、更多创新的医疗补助模式、更高的成本和结果透明度，并且不增加医师、医疗系统、制药公司在治疗费用和有效性的问责制情况下，就能直接影响医疗成本的想法是天真的。

三、癌症治疗中的价值难题

考虑到管理日益增长的医疗支出所带来的财务问题及面临的严峻挑战，联邦政策领导人提出要转变支付系统，从基于医疗保健的数量和频次的支付方式转变为更看重医疗服务质量与价值的经济激励措施。全国公认的理想的高效和有效的医疗保健提供概念模型是医疗保健改进研究所（Institute for Healthcare Improvement，IHI）的三个医疗目标（图1-1）。这三个医疗目标能提供一个理想的启发式模型，这种模型可以识别降低人均医疗成本、改善预后及提高患者医疗体验的可能性。在初级医疗和二级医疗服务的部分，假定医

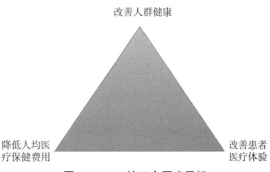

图 1-1　IHI 的三个医疗目标

疗保健改进研究所的三个医疗目标能够提供一个有用的组织框架，这个组织框架能确保更有效的、透明的医疗保健。

　　考虑到精准医疗癌症诊断和治疗决策的复杂性和个性化特性，医疗保健改进研究所的三个医疗目标从根本上来说是一个有缺陷的模型，该模型的固有假设非常有限，无法描述其在肿瘤学中的价值。因此，它不适合作为提供组织框架的工具，因为它将癌症治疗方式重新调整为类似于正在进行的初级医疗和二级医疗服务方式。将 IHI 的三个医疗目标应用到肿瘤领域的主要挑战包括：对于癌症患者来说，人均医疗成本的估测是极其糟糕的；并且，由于没有基于每个实践或系统的最低一级结果数据可用，所以根本无法建立和维持有意义的结果透明度。临床风险（这可能需要从昂贵的基因组检测技术中获得数据）、医疗费用、结果之间没有建立明显的联系，这种情况会导致错误的选择和经济激励的根本错位，从而背离了为每个患者提供最高效和有效医疗的初衷。

　　肿瘤的异质性决定了患者的预后、医疗目标、治疗选择以及由此产生的患者的医疗体验，考虑到个体患者临床风险的重要性是基于对肿瘤异质性的严格评估，我们需要建立一个更健全的概念模型，这个模型包含为复杂的癌症患者群体提供精准医疗解决方案的必要性和复杂性。一种可选择的评估医疗价值的方法在启发式模型的精准医疗三重目标中被提出（图1-2）。尽管与此模型相关数据的复杂性可能会对其简单的泛化性构成挑战，但是，它提供了一个更加有用的框架原则，这个框架能够说明患者分子临床风险（反映肿瘤异

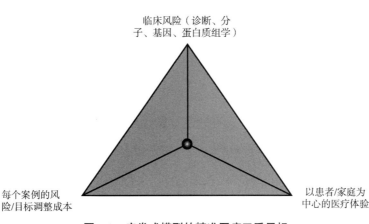

图 1-2　启发式模型的精准医疗三重目标

质性）、合适有效的治疗方法的临床风险之间的基本联系，还能够评估患者及其家属的治疗体验，并且包含与患者的报告结果和财务毒性相关的信息。

将癌症治疗和报销的概念结构从理论转移到现实可能是一个不切实际的目标，但是为了确保精准医疗能够公平、可持续地提供给美国各地的患者，达到这个目标是必要的。在美国，由于评估和描述癌症医疗价值传递的能力非常有限，癌症医疗领域的许多领导者都崇尚以价值为基础的癌症护理模式，并将其作为可持续重组癌症护理提供和报销系统的框架原则。这个模式需要聚焦一些关键原则，例如：严格了解患者的临床风险（包含肿瘤基因组学突变或肿瘤异质性相关风险）、清晰表述医疗目标（是姑息性治疗还是治愈性治疗）、提前掌控对治疗相关并发症的处理（包括急诊和住院患者）、对患者痛苦的预处理，并且在临床合适的情况下，谨慎选择成本最低的医疗配置，谨慎使用影像学检查，谨慎选择和使用药物，而不是单纯地侧重单个成本或单个个人医疗成本。

四、建立透明、可普及的肿瘤学价值模型

成功获得基于价值的癌症治疗的一个关键初始步骤是采用增长的临床和财务模型，从而增加癌症治疗计划、治疗成本和结果的透明度。这些模型代表了能提供更有效和高效医疗的生态系统过程中重要的初始步骤。这样一个癌症价值生态系统需要拥有足够健全的结构，以实现精准医疗的透明交付和报销。创造这种以价值为中心或者以价值为基础的生态系统的数据和分析需求将是巨大的。

目前，有几点建议可以为实现数据驱动的癌症护理生态系统提供重要的第一步。然而这些建议还不够成熟，不足以为精准医疗的经济可持续发展提供一个明确的范例，但它们确实为建立一个健全的保险、报销和医疗模式提供了基础。

医疗保险和医疗补助服务的肿瘤护理模式中心

2016年,医疗保险和医疗补助服务中心(the Centers for Medicare and Medicaid Services, CMS）通过其改革中心建立了肿瘤护理模式（oncology care model，OCM）试点。这一创新试点包括全美 178 个实践者和 13 个支付者，目标是重新调整经济激励措施，为癌症医疗保险受益人寻求医疗改革，使其获得更有效、划算的医疗服务。这一试点将治疗分为几种，包含治疗持续 6 个月的，以及少于 6 个月但在患者癌症进展或治疗无效时结束治疗的（对这些患者来说，新的治疗须从下一次门诊制订治疗方案开始）。除了分析医疗和患者数据外，该模式还以每月增强的肿瘤服务（monthly enhanced oncology service，MEOS）支付的形式提供每月 160 美元的报销，以帮助支付管理和协调整个医疗过程的成本。该模型中的参与者是根据患者在治疗期间医疗成本的总和进行评估的。这些费用包括药物、手术、放疗、入院、再次入院、急诊及影像学检查。此外，参与者需要报告与 12 个预定质量指标相关的过程和结果数据。

在该模型下,CMS 根据临床风险和地域成本变化进行调整的历史数据计算基准医疗成本。提供低于 CMS 定价的医疗服务的做法可以获得相应的报酬。这种模式允许参与者以单边或双边的财务风险模式参与项目。CMS 限制了财务风险的下限。由于实践者可以复核

数据，并从他们当前参与试点的模式中学习，一些人开始考虑采用双边财务风险。参与双边风险模型的实践者可以在质量支付计划中获得资格，并且可以参与进一步的可选支付模型。CMS 继续收集该模型下临床人口统计学、医疗输送、经济学和结果数据。这些数据集可能会成为创建癌症价值生态系统的关键内容。

OCM 是迄今为止为创建一个以患者和价值为中心的癌症治疗生态系统所做的最重要的努力，因此，许多其他职业协会和专家医疗组织在价值工具和数据集的创造方面进行了重要尝试，以帮助提高癌症治疗服务的价值，尤其是与有效使用创新性、靶向性和免疫肿瘤学抗癌有关的治疗。美国临床肿瘤协会（American Society of Clinical Oncology，ASCO）提出并修订了一个价值模型，以帮助指导临床医师为癌症患者选择治疗方案。这个价值模型在帮助患者选择不同治疗方案时综合考虑了许多关键性因素，例如治疗的目标、治疗方案的有效性、花费、潜在毒性。国家综合癌症网络（National Comprehensive Cancer Networks，NCCN）在一些实践指南工具中增加了"证据块"，用图形表示每种治疗方案可能的有效性、成本和潜在毒性，以便选择合适的治疗方案。这些工具都是为了帮助和改善治疗方案的选择而设计的，确保它们能够反映治疗目的、如何合理降低治疗方案成本，并且这些指南能够反映治疗方案选择过程的透明性。

这些方案选择工具的一个重要附属条件包括与新出现的治疗技术相关的严格的成本-效益分析。临床和经济评论研究所（Institute for Clinical and Economic Review，ICER）成立于 2006 年，主要为了在新疗法进入市场时，提供相对有效的独立视角。这些分析报告的最终目标是由 ICER 确立的，即为新药建立"基于价值的价格基准"，这与它们对生存和预后的影响有关。这些报告不仅仔细回顾了与新疗法相关的数据，也将其和那些与现有疗法相关的数据进行了对比。这种比较包含了每种治疗方法的费用。最后的分析报告则包括了创新疗法和针对该特定适应证的最佳现有疗法之间的增量成本和预后的比较。ICER 的分析报告进行了广泛的研究，并且利用专家对这个分析和统计方法过程的实施进行了透明化监督。

本书的后续章节详细介绍了目前和未来癌症治疗创新的路线图。由于新的诊断和治疗数据集的出现速度和复杂性不断增加，对于相关临床医师来说，完全吸收这些新兴的数据集并以严格和客观的方式将它们与财务和预后数据联系起来将变得越来越困难。在精准医疗时代，提供癌症治疗的生态系统包含了提供癌症治疗所必需的复杂性，对于个体临床医师来说，消化所有这些数据并为治疗创造不同层次的价值是一项几乎不可能的，也无法完成的任务。因此，ASCO 价值框架、NCCN 证据块及 ICER 报告提供的决策支持工具代表了创建决策支持工具和临床金融框架的重要一步，通过这些工具可以建立一个强大的价值生态系统。

五、包容必要的复杂性

基于价值的精准医学没有捷径。随着临床护理的发展，越来越多的个性化治疗决策被使用，且相同癌症类型的患者由于基因组诊断结果的不同将被划分为不同的风险组，这都导致对护理效率的一般经济评估变得越来越没有意义。计费和编码数据缺乏足够的丰富性，从而无法提供有意义的、稳健的、可持续的、基于价值的医疗服务，无法用最适当的经济激励与最有效的高质量癌症治疗相结合的方式进行补偿。由于肿瘤多样性、潜在的抗癌治疗靶点，以及患者生物学特性、合并症和治疗目标方面差异的异常复杂性，任何有意义的、可持续的、基于价值的癌症治疗和支付模式都将需要前所未有的数据和分析支持。现有的癌症支付模式的致命缺陷在于，它们缺乏将必要的信息复杂性整合到临床风险评估和补偿模式中的能力。

朝着"大数据"分析模型的发展对于实现更稳健的价值医疗服务和补偿模式至关重要。美国科技基金会将大数据定义为描述海量的高速、复杂和多变数据的一个术语，这些数据需要结合先进的技能和技术来实现信息的收集、存储、分发、管理和分析。除了通常用于收集医疗服务中患者就医行为和做出补偿决策的计费和编码数据集之外，其他可以使用高速分析模型进行分析的高价值数据集包括基因组测试数据、与患者护理相关的非结构化数据、来自药房和药房福利管理（pharmacy benefits manager，PBM）记录的药物使用数据，以及来自多个非链接数据库的其他患者数据（包括 CMS 支付数据、商业支付数据、医疗保健系统数据、雇主数据、来自患者可穿戴设备的数据）。这种高级别的数据分析可以将临床复杂性整合到医疗服务和补偿模式中。它可以帮助医师和医疗保健系统更有效地管理癌症医疗服务中的临床和财务风险。如果使用得当，它可以增强转型的高级替代支付模式（advanced alternative payment models，AAPMs），在这种模式下，财务风险可以在多个癌症医疗服务参与者之间分摊，从而更有效地将财务激励与有效的医疗服务（包括基于精准医疗评估患者治疗需求的医疗服务）结合起来。它还可以帮助更好地阐明癌症领域中以患者为中心的结果，包括功能恢复、重返工作岗位，以及降低下游医疗成本和分段治疗的医疗利用率。这些结果在当前的补偿模式中明显是不存在的。

理想化的"大数据"改革可以帮助癌症领域转变价值医疗服务和支付方式，然而我们距离这种理想化愿景还很远，但许多组织正在帮助引领这一转变。这包括美国临床肿瘤学会（ASCO）的 CancerLinq 项目、Flatiron Health 公司 和 Cota 公司。它们都致力于创建全面的"大数据"模型，包括临床数据（包括非结构化临床就诊记录数据）、医疗服务的利用和成本数据、基因组检测数据、治疗数据（包括化疗-免疫治疗、放疗和手术），以及支付数据。这些数据可以引导更有效的临床决策更有效的补偿策略。

尽管"大数据"革命在为癌症治疗决策和补偿带来更全面的患者信息方面有着巨大的前景，但这种转变也存在一些风险。虽然这些数据系统已经趋于成熟，但临床医疗服务过程中在完全验证这些解决方案之前，必须非常小心地依赖这些解决方案。最近，人们对 IBM Watson 提供的决策支持表示担忧，认为它指导了"不安全和不正确的治疗建议"。随着"大数据"信息系统的发展，医师和医疗保健系统必须与数据分析领域的领导者进行有效合作，以验证这些解决方案，并确保新兴的信息系统能够提供更安全、有效的癌症医疗服务。

六、肿瘤治疗的未来

基因诊断的迅速发展使靶向治疗在癌症治疗方面取得前所未有的进展，但这些治疗方案不会对患者产生有意义的影响，除非我们创建更强大的、以数据和价值为中心的系统来提供这种治疗。创新疗法不断上升的成本令未来治疗方法的革新面临风险。在最近的一篇文章中，作者提到：医疗保健是有成本的，不仅人们愿意支付的金额会有一个限制或上限，而且可用的国家资源也会有一个限制。在社会内部还可能存在威胁医疗保健可持续性的其他因素，例如，缺乏人力资源或需要权衡基础设施、教育等预算优先事宜。从经济学角度看，医疗保健不可持续性的上限设定在医疗成本超过收益的那个点上。

只有建立健全的医疗体系，才能将参与癌症医疗服务的各利益相关方进行功能（在某种程度上，还包括财务风险）整合。这个健全的体系需要目前缺乏的数据透明度。这个系统还需要有能力根据患者基因组和临床风险的不同调整支付模式。这就需要对我们的医疗服务和补偿系统进行重大调整，使医疗服务、数据和元数据以及补偿完全符合患者的需求。在实现这些调整之前，精准医疗仍将无法实现。本书的其他章节详细介绍了基因诊断和抗癌治疗的变革。下一次变革需要的是一种系统性创造，这样才能确保从精准医疗中收集到的潜在的挽救生命的知识能够公平、可持续地提供给患者。

（袁　娜　译　王冠英　校对）

第二章 肺 癌

Joy Huang，Ashley Abing，Karen L. Reckamp

在美国，肺癌是导致男性和女性癌症患者死亡的首要原因。美国癌症协会估计，仅 2018 年就有 234 030 例肺癌新发病例。非小细胞肺癌（non-small cell lung cancer，NSCLC）是最常见的一种病理类型，占 80%～85%。吸烟仍是肺癌的主要病因，但 10%～15% 的肺癌的发生与烟草无关，而与遗传易感性和环境暴露相关。科学研究不断提高了人们对肺癌驱动基因突变的认识，同时靶向治疗也极大改善了肺癌的预后。此外，免疫治疗已经成为符合条件的患者标准治疗的一部分，尤其是那些没有敏感突变的患者。本章将对肺癌当前和新兴的治疗方法进行阐述，重点是靶向治疗和免疫治疗。基于生物标志物的靶向治疗和免疫治疗为 NSCLC 和小细胞肺癌（small-cell lung cancer，SCLC）患者提供了个体化的治疗选择。这影响到疾病治疗的各个方面：包括生活质量、家庭经济，以及最重要的生存期。

一、非小细胞肺癌的靶向治疗

（一）表皮生长因子受体

表皮生长因子受体（epidermal growth factor receptor，EGFR）是一种跨膜糖蛋白，由胞外配体结合区、跨膜区和胞内酪氨酸激酶区（tyrosine kinase，TK）三部分构成。EGFR 及其配体在细胞生长、分化及迁移过程中起着非常重要的作用。

EGFR 敏感突变位于 TK 结构域，多发生在腺癌、无吸烟史、女性和亚裔人群。早期有关 EGFR-TKI（TK inhibitors，TK 抑制剂）的临床试验发现，对治疗有应答的患者存在 *EGFR* 突变，突变位点主要位于 19 和 21 号外显子。随后，在亚洲进行了一项前瞻性的Ⅲ期临床研究，对比了吉非替尼与卡铂联合紫杉醇化疗在轻度或从不吸烟的晚期非小细胞腺癌患者中的疗效。研究发现在 *EGFR* 突变亚组（n=261），接受吉非替尼治疗的患者的客观应答率（ORR）和无进展生存率（PFS）显著升高。而在无 *EGFR* 突变的亚组（n=176），接受吉非替尼治疗的患者的 ORR 和 PFS 显著下降。在该临床研究队列中，*EGFR* 的突变率约为 60%。该研究也奠定了 EGFR-TKI 治疗前需进行 *EGFR* 突变检测以预测临床获益的基础。此外，还有大量的临床研究对比了 EGFR-TKI（吉非替尼、厄洛替尼、阿法替尼、达可替尼）与含铂双药化疗在 *EGFR* 突变的晚期 NSCLC 患者中的疗效，结果显示 EGFR-TKI 组的 ORR、PFS 和生活质量均有明显改善。

尽管 EGFR-TKI 对存在 *EGFR* 突变的 NSCLC 患者疗效显著，但有些患者对 EGFR 靶向治疗原发耐药，还有一些患者对初始治疗有效，而后又发生了继发性耐药。位于 20 号外显子的 T790M 是一种特殊的 *EGFR* 突变，常在一代或二代 TKI 药物治疗后出现，约占继发性耐药的 50%。

奥希替尼是一种口服的第三代 EGFR-TKI，最初被用于抑制 T790 M 突变和克服对 EGFR-TKI 治疗的耐药性，它对敏感突变和 T790 M 耐药突变都有效。最初的 I 期临床研究纳入 127 名 EGFR T790 M 突变患者，ORR 为 61%，PFS 为 9.6 个月，从而奠定了奥希替尼成为一代或二代 EGFR-TKI 一线治疗后 T790 M 突变患者的首选治疗药物。之后一项随机、III 期临床研究也证实了奥希替尼的效果，该研究共纳入 419 例 T790 M 阳性 NSCLC 患者，对比了奥希替尼与铂类联合培美曲塞化疗的疗效，结果显示奥希替尼组的中位 PFS 为 10.1 个月，化疗组仅为 4.4 个月，而且中枢神经系统受累的患者，在接受奥希替尼治疗后 PFS 也有所改善。

随后，在另一项随机、III 期临床研究中，奥希替尼展示了更好的疗效。该研究共纳入 556 名患者，奥希替尼与厄洛替尼或吉非替尼（作为标准治疗）相比，奥希替尼展示了更好的 PFS（18.9 个月 vs 10.2 个月），且奥希替尼组的不良事件较少，总生存率（OS）也有改善趋势，但在分析时数据还不够成熟。

了解 EGFR-TKI 的耐药机制对于寻找合适的治疗方法、改善患者的预后至关重要。随着奥希替尼转向一线治疗，这些机制将发生改变。值得注意的是，对奥希替尼产生耐药的患者可以获得 C797S 突变。此外，旁路激活可能导致耐药，如 MET 的扩增和 PI3K/AKT 信号通路的激活。为克服这种耐药性，多种药物正在研发中，包括新的 EGFR-TKIs，其可以不可逆地结合和抑制多种 ERBB 家族成员；EGFR-TKI 与多种药物的联合治疗也在研究中，其中包括 MET、HSP90、AKT、SRC 和 mTOR 抑制剂。EGFR 突变阳性的 NSCLC 已经成为了解肺癌中发生的其他突变和耐药的模型。

（二）间变性淋巴瘤激酶

ALK（anaplastic lymphoma kinase）基因位于染色体 2p23，由含有两个配体的胞外区、单链跨膜区和胞内区组成。棘皮动物微管相关蛋白样-4（EML4）与 ALK 两个基因的融合使组织表达新的融合蛋白 EML4-ALK，参与恶性表型的转化。除了 EML4-ALK 外，其他嵌合变异和融合突变也有报道。约 5% 的 NSCLC 患者存在这种变异，多发生在年轻人（$P=0.049$）、男性（$P=0.032$）、从不吸烟/轻度吸烟者（$P=0.048$）及腺癌患者。

作为 ALK 阳性 NSCLC 患者的一线治疗药物，克唑替尼、阿来替尼、布加替尼和色瑞替尼均显示出良好的疗效。一项开放性 III 期临床研究首次证实克唑替尼治疗 ALK 阳性 NSCLC 的有效性优于化疗：克唑替尼组的 PFS 为 10.9 个月，化疗组为 7 个月。ASCEND-4 是一项随机、III 期临床研究，对比一线色瑞替尼与化疗治疗 ALK 阳性晚期 NSCLC 的疗效，色瑞替尼组的 PFS 明显改善（16.6 个月 vs 8.1 个月）。阿来替尼是一种高选择性 ALK 抑制剂，与克唑替尼相比，阿来替尼一线治疗 ALK 阳性晚期 NSCLC 的 PFS 明显改善，12 个月无事件生存率分别为 68.4%（阿来替尼组）和 48.7%（克唑替尼组）。特别强调的是，阿来替尼组的中枢神经系统进展率仅为 12%，克唑替尼组为 45%。故阿来替尼成为 ALK 阳性 NSCLC 一线治疗的首选药物。与克唑替尼相比，布加替尼在一线治疗中也显示了更好的 PFS。

与靶向治疗 EGFR 突变患者相似，ALK 靶向治疗也存在耐药性。研究证实，克唑替尼治疗耐药后，其他几种 ALK-TKI 仍可以获益。如果患者在克唑替尼一线治疗期间进展，阿来替尼、色瑞替尼和布加替尼将被用于二线药物。基于一项 ORR 为 44% 的单臂试验，2014 年色瑞替尼上市。ASCEND-5 也支持了上述结果，这是一项随机、Ⅲ期临床研究，结果显示色瑞替尼组的 PFS 为 5.4 个月，而化疗组为 1.6 个月。基于两项单臂试验，ORR 分别为 38% 和 44%，中位反应持续时间（DOR）分别为 7.5 个月和 11.2 个月，2015 年 FDA 批准阿来替尼用于克唑替尼治疗耐药后的二线治疗。一项随机、多中心、Ⅱ期临床研究证明了使用 180mg 的布加替尼方案的有效性，中位 PFS 为 11.1 个月。劳拉替尼在多种 ALK-TKI 治疗后仍可获益。总之，对可用药物合理排序、揭示耐药机制将有助于为患者提供更多的帮助。

（三）ROS 原癌基因 1

ROS1（ROS Proto-oncogene 1）是胰岛素受体家族的一种受体酪氨酸激酶，位于染色体 6q22。NSCLC 中 *ROS1* 基因重排的发生率为 1%～2%，主要见于女性、非吸烟者、亚裔人和临床晚期（Ⅲ～Ⅳ期）患者。

一项单臂、Ⅱ期临床研究的开展使克唑替尼成为第一个用于治疗 ROS1 融合 NSCLC 的药物，在该研究中，ORR 为 72%，PFS 为 19.2 个月。这一结果在另一项入组 30 名患者的单臂临床研究中得到了证实。此外，一项纳入了 32 名患者的研究观察了色瑞替尼治疗 ROS1 重排 NSCLC 的临床疗效，ORR 为 62%，PFS 为 9.3 个月。当然，克唑替尼和色瑞替尼在 ROS1 融合 NSCLC 中也同样存在耐药性。因此，其他几种治疗 ROS1 融合的药物，包括劳拉替尼、恩曲替尼和卡博替尼也在研究中。

（四）B-Raf 原癌基因

BRAF（B-Raf Proto-oncogene）编码 RAS-RAF-MEK-ERK 信号通路中 RAS 下游的丝氨酸/苏氨酸激酶，这是一个调节细胞生长的关键分子级联。在 1%～3% 的 NSCLC 中检测到该原癌基因。最常见的突变是 V600E。*BRAF* V600E 突变与从不吸烟有关，而非 V600E 患者与当前和既往吸烟者有关。*BRAF* 突变与性别、年龄、组织学或分期无关。

在 V600E *BRAF* NSCLC 患者中，维莫非尼和达拉非尼单药显示中度的 ORR。一项 V600E *BRAF* NSCLC 的 Ⅱ 期临床研究中，达拉非尼联合曲美替尼的 ORR 显著增加（63.2%）。欧洲药品管理局（EMA）和 FDA 已批准达拉非尼联合曲美替尼用于治疗 *BRAF* V600E 突变的Ⅳ期 NSCLC。

（五）MET 原癌基因，受体酪氨酸激酶

MET 是一种原癌基因，编码跨膜的 MET 酪氨酸受体激酶。与其配体肝细胞生长因子（HGF）结合后激活 PI3K/AKT、MAPK、NF-κB 和 STATs 等多条信号通路，从而诱导细胞增殖和侵袭。蛋白过度表达和磷酸化是 MET 阳性 NSCLC 最常见的形式，分别占 NSCLC 的 35%～72% 和 67%。2%～5% 的新确诊腺癌中存在 *MET* 扩增。*MET* 外显子 14 跳跃突变约占肺腺癌的 4%，主要与年龄较大（中位年龄 73 岁）和明确吸烟史有关。

肺癌靶向 MET 的口服药物包括多靶点的酪氨酸激酶抑制剂，如卡博替尼、克唑替尼、梅沙替尼等，以及 MET 特异性 TKIs，如赛沃替尼、替泊替尼、卡帕替尼、SAR125844、

司曲替尼、AMG 337 和替伐替尼。单克隆抗体也正在被研究用于治疗 MET 驱动的肿瘤患者。克唑替尼（一种双重 MET/ALK 抑制剂）治疗 *MET* 外显子 14 突变和 *MET* 扩增的患者有效。此外，卡博替尼在外显子 14 突变的患者中也显示出较好的肿瘤反应。Camidge 等进行了一项 I 期临床研究，评估了克唑替尼治疗 *MET* 扩增患者的安全性和有效性，结果显示高水平 *MET* 扩增（MET/CEP7≥4）的患者显示更好的抗肿瘤活性，中位 PFS 为 6.7 个月。赛沃替尼已在国内批准上市，用于治疗具有 MET 外显子 14 跳跃突变的局部晚期或转移性 NSCLC 患者。

（六）Ret 原癌基因

RET 是一种受体酪氨酸激酶，激活后可诱导细胞增殖、迁移和分化。NSCLC 患者中 *RET* 融合突变的发生率占 1.4%，常见于年轻、从不吸烟的腺癌患者。在一项卡博替尼治疗 *RET* 融合突变患者的 II 期临床研究中，早期数据显示 2 名患者出现部分应答（PR），最终结果显示 25 名 *RET* 融合阳性患者的 ORR 为 28%。另一项全球、多中心研究纳入了来自欧洲、亚洲和美国的 165 名 *RET* 融合阳性患者，卡博替尼、凡德他尼和舒尼替尼的 ORR 分别为 37%、18%和 22%。所有患者的中位 PFS 为 2.3 个月，中位 OS 为 6.8 个月。LOXO-292 是一种新的 RET 抑制剂，在 *RET* 突变的 NSCLC 中 ORR 超过了 70%，并且耐受性良好。

（七）人表皮生长因子受体 2

HER2（human epidermal growth factor receptor 2）是 erbB 受体酪氨酸激酶家族的成员，通过 PI3K-AKT 和 MEK-ERK 通路激活信号。HER2 没有已知的配体，通过与 erbB 家族其他成员的同源二聚或异源二聚来激活。HER2 过表达在 NSCLC 患者中的发生率占 13%~20%，常见于女性、从不吸烟者和腺癌患者。

一项纳入 11 名患者的 II 期临床研究证实了波齐替尼是一种新的、有效的 HER2 外显子突变抑制剂。在一项 II 期篮子试验中，18 例 *HER2* 突变的肺腺癌患者接受了 ado-trastuzumab emtansine（T-DM1）治疗，这是第一个在 *HER2* 突变的肺癌患者中评估 T-DM1 疗效的阳性试验，结果显示部分缓解率为 44%，中位 PFS 为 5 个月。一项回顾性研究在 101 名患者中对比了化疗和 HER2 靶向治疗的效果，显示无论接受何种治疗，所有患者的平均 OS 为 24 个月，65 名患者接受了 HER2 靶向治疗（曲妥珠单抗、纳拉替尼、阿法替尼、拉帕替尼或 T-DM1），其中曲妥珠单抗治疗（无论是否联合化疗或 T-DM1）患者的 ORR 最高，达到 50.9%，中位 PFS 为 4.8 个月。一项 II 期临床研究对 30 名 *HER2* 突变或扩增的 NSCLC 患者使用了达可替尼（一种泛 HER 家族抑制剂）进行治疗，结果显示 ORR 为 12%。

（八）神经营养酪氨酸激酶（neurotrophic tyrosine kinase，NTRK）

原肌球蛋白相关激酶（TRK）编码与神经生长因子（NGF）家族相关的神经营养素的酪氨酸激酶受体。这个家族的三个成员包括 *NTRK1*、*NTRK2* 和 *NTRK3* 原癌基因。只有不到 1% 的 NSCLC 患者存在 *NTRK* 融合突变。*NTRK* 融合突变的发生与性别、年龄和吸烟史无显著相关性。

一项 I 期临床研究显示恩曲替尼在一名 *NTRK1* 融合阳性的患者中具有抗肿瘤活性。

在一项拉罗替尼治疗 TRK 阳性患者的临床研究中，55 名患者被纳入成人 I 期研究、儿童 I～II 期研究及青少年和成人的 II 期研究。该研究表明，基于独立审查的 ORR 为 75%。此外，在 *NTRK* 融合阳性患者中，71% 的应答是持续的，55% 的患者在 1 年内保持无进展，显示了显著的活性。其他 NTRK 抑制剂也在研发中。

二、肺癌免疫治疗

（一）背景

既往认为免疫治疗对肺癌的疗效有限，故肺癌传统上被视为免疫抵抗的疾病。然而，临床试验表明，免疫疗法可以产生持久的反应和可控的毒性，从而改变肺癌的治疗模式。首先获得成功的是程序性死亡 1/程序性死亡配体 1（PD-1/PD-L1）和细胞毒性 T 淋巴细胞相关抗原 4（CTLA-4）免疫检查点途径。与化疗相比，免疫治疗作为一线和二线治疗可以延长 NSCLC 患者的生存期。化疗联合 PD-1 或 PD-L1 可使 NSCLC 和 SCLC 患者获益。大量临床试验仍在探索联合用药、选择时机和生物标志物以提高 NSCLC 和 SCLC 免疫治疗的疗效。

（二）肿瘤生物学和免疫治疗

免疫系统通过固有免疫和适应性免疫区分自身、浸润者和有害的突变细胞：细菌、病毒和癌细胞。一般来说，免疫系统能够识别和消除恶性细胞，但如果没有检测到细胞，就会导致癌症的生长和进展。

人体的固有免疫应答是迅速的和抗原非特异性的。固有免疫由自然杀伤细胞（NK）、抗原呈递细胞（APC）、白细胞和肥大细胞介导。一旦活化，APC 分泌干扰素-γ（IFN-γ）、穿孔素和炎症细胞因子，促进肿瘤细胞的死亡和凋亡。而适应性免疫应答较慢，抗原特异性强，可潜在产生免疫记忆，这是抗肿瘤反应的特点。免疫编辑共分为 3 个阶段：清除、平衡和逃逸，固有免疫和适应性免疫协同作用，参与清除阶段。第二阶段是平衡，恶性细胞未被免疫系统发现，但根据适应性免疫反应施加的选择压力而改变了其免疫原性，细胞处于休眠状态。一旦达到平衡，肿瘤细胞就进展到最后一步——逃逸。肿瘤细胞通过其免疫识别降低、抵抗力和存活率增加或其免疫抑制性肿瘤微环境而逃避检测并发展为癌症。

由于基因和肿瘤微环境改变，肺癌细胞可能无法被发现。细胞可以通过下调抗原呈递蛋白来逃避识别：如抗原肽转运蛋白 1 和 2、主要组织相容性复合体（MHC）分子以及大型多功能肽酶 2 和 7。同时，检测点配体 PD-L1、PD-L2、B7-H3 和 B7-H4 的过表达使细胞逃避检测。针对免疫检查点通路的 PD-1/PD-L1 和 CTLA-4/B7 抗体是第一个成功的 NSCLC 免疫治疗方法。

（三）免疫检查点抑制剂

CTLA-4 和 PD-1 是免疫检查点抑制剂，可以通过调节和改变 T 细胞与 APC 的相互作用来抑制抗肿瘤免疫反应。如果 APC 是癌细胞，那么不被免疫系统检测和增殖的 APC 是有害的。通过引入靶向 CTLA-4、PD-1 和 PD-L1 的药物，目的是破坏免疫检查点抑制剂的相互作用，激活 T 细胞，并诱导长期的抗肿瘤免疫应答。

1. 靶向 CTLA-4 的治疗　T 细胞受体必须与 APC 的 MHC 结合，且通过 CD28 受体家族与 B7 配体家族相互作用才可激活 T 细胞。然而，当 CTLA-4（一种 T 细胞表面蛋白）表达时，其较高的 B7 配体亲和力导致 CTLA-4 与 CD28 竞争性结合 B7 配体。因为 CTLA-4 对 B7 有更强的亲和力，其增强的相互作用导致 T 细胞功能和活化下降，使 APC 增殖。CTLA-4 靶向治疗的目的是引入靶向 CTLA-4 的抗体，以减少和抑制 CTLA-4 和 B7 配体的相互作用，增强抗肿瘤免疫应答。

易普利单抗（ipilimumab）是一种单克隆抗体，靶向并阻止 CTLA-4 与 B7-1 和 B7-2 的结合。虽然它最初被用于治疗晚期黑色素瘤，但其在肺癌和其他恶性肿瘤中仍有效。在一项 Ⅱ 期临床研究中，未经治疗的晚期 NSCLC 患者被随机分为 3 组：化疗（紫杉醇和卡铂）加安慰剂、化疗加易普利单抗分阶段联合（2 个周期安慰剂加化疗随后 4 个周期易普利单抗加化疗）、化疗加易普利单抗同时联合（4 个周期易普利单抗加化疗随后 2 个周期安慰剂加化疗）。结果显示，分阶段联合组（5.7 个月）的免疫相关无进展生存期（irPFS）显著高于安慰剂组（4.6 个月），但同时联合组没有显示出统计学差异。随后，一线随机 Ⅲ 期临床研究显示，在分期诱导治疗的晚期肺鳞癌患者中，紫杉醇和卡铂联合易普利单抗或安慰剂的 OS 无显著差异。在化疗联合易普利单抗组，由于治疗相关不良事件而停止治疗的患者比例增加。这项试验表明，在一线化疗中加入易普利单抗并不能延长晚期肺鳞癌患者的 OS。目前有多个评估易普利单抗联合纳武单抗（nivoluma）及其他免疫调节剂治疗肺癌的研究正在进行中。

2. PD-1 与 PD-L1/PD-L2 靶向治疗　PD-1 是一种抑制性受体，由活化 T 细胞、B 细胞、自然杀伤 T 细胞、活化单核细胞和树突状细胞表达。PD-1 在感染、肿瘤、免疫稳态等各种免疫相关反应中参与 T 细胞的功能调节。PD-1 受体有两个配体：PD-L1 和 PD-L2。这两种配体通常在癌细胞中过表达，在 NSCLC 中的表达率为 20%～65%。PD-1/PD-L1 相互作用使癌细胞通过阻碍细胞毒性 T 细胞的激活而逃逸免疫系统。阻断 PD-1、PD-L1 和 PD-L2 通路的疗法可释放失活的 T 细胞，使细胞恢复正常的免疫应答。

在晚期 NSCLC 的一线治疗中，帕博利珠单抗（pembrolizumab）无论是单药还是联合化疗均显现出良好的生存率。Keynote 001 是一项 Ⅰ 期临床研究，评估帕博利珠单抗在 PD-L1 肿瘤比例评分（TPS）≥1% 的晚期 NSCLC 患者中的安全性和有效性。通过免疫组化评估 PD-L1 的表达，并根据 PD-L1 的表达水平对患者进行分类。结果显示，PD-L1 的表达水平与帕博利珠单抗的治疗获益呈正相关。TPS≥50% 较 TPS 为 1%～49% 的患者显示了更长的 PFS 和 OS。但无论 PD-L1 的表达水平如何，所有患者的反应持续时间都是相似的。除了 PD-L1 的表达，吸烟史也与治疗反应呈正相关，当前吸烟或既往吸烟患者的 ORR 为 22.5%，无吸烟史患者的 ORR 为 10.3%。Keynote 024 是一项开放性 Ⅲ 期临床研究，旨在评估帕博利珠单抗对比含铂化疗治疗无 EGFR 突变、PD-L1 TPS≥50% 的晚期 NSCLC 初治患者的疗效。结果显示，帕博利珠单抗组的中位 PFS（10.3 个月）显著高于化疗组（6 个月）。与化疗组相比，帕博利珠单抗治疗组的患者在 6 个月时的估计 OS 率更高（分别为 80.2% 和 72.4%），应答率更高（44.8% 和 27.8%），治疗反应更长，治疗相关的不良事件更少。该研究改变了无 *EGFR* 突变、PD-L1 TPS≥50% 的晚期 NSCLC 患者的治疗模式，这些患者可以接受单药免疫治疗，而不是将化疗作为一线治疗。Keynote 042 是一项 Ⅲ 期临床研究，旨在评估帕博利珠单抗对比含铂化疗作为一线方案治疗 PD-L1 TPS≥1%的晚期 NSCLC 患者的疗效。帕博利珠单抗组（PD-L1 TPS≥1%，≥20%，≥50%）的 OS 较化疗组显著改善，亚组分析显示，PD-L1 TPS≥50%的患者，生存获益更为显著。CheckMate 026 是一项随机的Ⅲ期临床研究，旨在评估纳武单抗（nivolumab）对比含铂化疗治疗 PD-L1 TPS≥5%的Ⅳ期或复发的晚期 NSCLC 患者的疗效，结果显示，纳武单抗较化疗组具有更高的安全性，但并没有延长 PFS 或 OS。基于早期的研究，即肿瘤抗原表达水平和肿瘤突变负荷（TMB）可能与免疫治疗反应有关，肿瘤抗原的表达水平也可能提供有关 PD-1 抑制剂对肿瘤反应的有价值信息。Rizvi 及其同事对接受帕博利珠单抗治疗的 NSCLC 患者进行了全外显子组测序，发现突变率与临床获益相关。他们发现，除了更好的 ORR 和 PFS 外，更高的体细胞错义突变负荷与临床获益相关（临床获益定义为超过 6 个月部分或稳定应答）。故体细胞突变和相关的新抗原是 PD-1 起效不可或缺的部分。因此，在 CheckMate 026 的亚组分析中，TMB 高的患者比 TMB 低的患者有更长的 PFS 和更高的 ORR。此外，TMB 和 PD-L1 同时高表达的患者较只有这两个因素中的一个的患者有最高的 ORR。尽管 TMB 越高的患者 PFS 越长，但无论 TMB 如何，OS 都是相似的。

抗 PD-1 和 PD-L1 药物用于晚期 NSCLC 的二线治疗也能提高生存率。在Ⅱ/Ⅲ期 Keynote 010 研究中，比较了帕博利珠单抗和多西他赛对先前治疗的 PD-L1 阳性 NSCLC 患者的疗效。患者每 3 周接受 2mg/kg 或 10mg/kg 的帕博利珠单抗或多西他赛治疗。研究表明，两种剂量水平的帕博利珠单抗组患者的 OS 显著长于多西他赛组（分别为 10.4 个月、12.7 个月和 8.5 个月）。然而，三组间的 PFS 没有显著差异。CheckMate 017 和 CheckMate 057 研究比较了纳武单抗与多西他赛对晚期鳞状（CheckMate 017）和非鳞状（CheckMate 057）NSCLC 患者的疗效。CheckMate 017 显示纳武单抗组的 OS（9.2 个月）比多西他赛组明显延长（6.0 个月）。对 PD-L1 的表达进行了评估，结果显示 PD-L1 的表达与疗效无预测关联。CheckMate 057 也证明了纳武单抗与多西他赛相比改善了 OS（12.2 个月 vs 9.4 个月）。在非鳞状 NSCLC 患者中，PD-L1 高表达与较好的反应性存在相关性。OAK 研究是一项随机的Ⅲ期临床研究，旨在评估阿替利珠单抗（一种抗 PD-L1 的人 IgG1 单克隆抗体）对比多西他赛用于经治的晚期 NSCLC 的疗效和安全性。这项研究显示阿替利珠单抗组的 OS 显著改善（13.6 个月 vs 9.6 个月），并且阿替利珠单抗的安全性更好。

抗 PD-1 和 PD-L1 药物也被用于早期肺癌的新辅助治疗和辅助治疗。在一项探索性研究中，纳武单抗被用作可手术切除 NSCLC 患者的新辅助治疗。在这项研究中，患者在手术前每 2 周接受一次纳武单抗治疗，持续 4 周。不管 PD-L1 表达如何，治疗反应包括肿瘤和外周血管中 T 细胞克隆的增加。同时，在 PACIFIC 研究中，化、放疗后不可切除的Ⅲ期 NSCLC 患者被随机分为度伐利尤单抗（durvalumab）组或安慰剂组，结果显示，度伐利尤单抗组患者的 PFS 显著延长（16.8 个月 vs 5.6 个月），治疗反应率更高（28.4% vs 16.0%），安全性相似。此外，对于接受度伐利尤单抗巩固治疗的患者，OS 显著改善。这是另一个免疫检查点抑制剂改变了不可切除的Ⅲ期肺癌患者治疗标准的例子。

（四）联合疗法

免疫治疗和化疗联合已成为晚期 NSCLC 的一线标准治疗。在 Keynote 189 中，初治的、晚期非鳞 NSCLC 患者被随机分为培美曲塞和铂类（卡铂或顺铂）联合帕博利珠单抗或联合安慰剂。结果显示，化疗联合帕博利珠单抗治疗组的 12 个月预计 OS 为 69.2%，而化疗联合安慰剂组仅 49.4%。然而帕博利珠单抗联合组的中位 OS 尚未达到，化疗组的中位 OS 为 11.3 个月。Keynote 407 观察了帕博利珠单抗联合卡铂和多西他赛或白蛋白结合型紫杉醇作为晚期鳞状细胞癌一线治疗的疗效，结果显示帕博利珠单抗联合化疗组的 OS 为 15.9 个月，安慰剂联合化疗组的 OS 为 11.3 个月。IMPower 150 研究比较了阿替利珠单抗联合化疗（卡铂+紫杉醇）±贝伐单抗 vs 化疗联合贝伐单抗 vs 化疗联合阿替利珠单抗治疗非鳞 NSCLC 的疗效，结果显示，与化疗联合贝伐单抗相比，阿替利珠单抗联合化疗和贝伐单抗具有显著的 OS 益处。最重要的是，这是首次纳入 *EGFR* 和 *ALK* 基因改变患者的研究，并显示意向性治疗组人群同样获益。

相对于传统铂类为基础的化疗，抗 PD-1/PD-L1 治疗带来了更大的优势，研究者们也开展了多个关于抗 PD-1/PD-L1 联合抗 CTLA-4 的研究。由于 PD-1/PD-L1 和 CTLA-4 通路相互独立，因此联合治疗可使这两种方法在治疗上相互补充，并增加患者的收益率。

CheckMate 227 是一项随机、Ⅲ期临床研究，比较了伊匹单抗联合纳武利尤单抗对比纳武利尤单抗联合化疗或单独化疗治疗晚期或复发性 NSCLC 的疗效。用 PD-L1 TPS 和 TMB 来评估患者亚组的结果。与 CheckMate 26 相似，结果表明，在伊匹单抗联合纳武利尤单抗治疗组中，PFS 和 TMB 之间存在直接关系。TMB 高表达亚组中，伊匹单抗联合纳武利尤单抗的 1 年 PFS 为 42.6%，化疗组为 13.2%，而 ORR 在两组分别为 45.3%和 26.9%。无论 PD-L1 表达水平如何，TMB 都可以用来区分哪些患者可能受益于免疫检查点抑制剂治疗。多项试验正在评估纳武利尤单抗与伊匹单抗联合治疗肺癌的疗效。

（五）小细胞肺癌的免疫治疗

小细胞肺癌的标准一线治疗近几十年来并没有改变，即联合或不联合放疗的含铂方案化疗。然而，多数患者复发，二线治疗获益甚微。鉴于免疫治疗在非小细胞肺癌中的有效性，目前已经在小细胞肺癌中开展了多项免疫治疗相关的临床研究。此外，小细胞肺癌患者通常有高水平的肿瘤突变，为免疫治疗奠定了基础。

一项随机Ⅲ期临床研究评估了在依托泊苷+铂类的基础上联合伊匹单抗治疗 SCLC 的疗效，结果显示，在化疗中加入伊匹单抗并没有带来 OS 获益，但 PFS 的统计差异可在几天内测量，但无临床意义。Keynote 028，是一项评估帕博利珠单抗治疗无法治愈的、晚期、生物标志物阳性的实体瘤患者的有效性和安全性的 Ⅰ 期临床研究，结果显示，PD-L1 阳性的 SCLC 亚组患者的 ORR 为 35%，且对治疗有持久反应性。此外，CheckMate 032，一项评估纳武单抗单药和纳武单抗联合伊匹单抗治疗复发患者的 Ⅰ/Ⅱ 期临床研究，结果显示了持久的治疗反应。在本研究中，高 TMB 患者的 PFS 也得到了改善。

SCLC 的免疫治疗正在转变为一种标准的治疗方法。IMPower 133 是一项Ⅲ期临床研究，评估卡铂和依托泊苷联合阿替利珠单抗在未经治疗的广泛期 SCLC 患者中的疗效，该研究第一次证实了免疫治疗可改善 SCLC 患者的 OS 和 PFS。随后，大量临床研究被开展，用于证实免疫治疗在 SCLC 患者中的疗效，其中包括了化疗联合伊匹单抗、纳武单抗及其他的联合治疗。

（六）免疫相关毒性

免疫相关毒性本质上是自身免疫性的，主要累及肠道、皮肤（Ⅰ～Ⅱ级 IRAE）、消化道（Ⅲ～Ⅳ级 IRAE），但也可能影响任何组织。尽管 IRAE 经常发生，而且严重程度随着剂量的增加而增加，但可以通过类固醇治疗或停止免疫治疗而缓解。

三、总　　结

基因组测序揭示了肺癌的巨大复杂性。这一进步推动了患者照护的进步，它同时也促使临床提供独特的、个性化的治疗方案。尽管我们对调控肺癌的分子机制研究不断深入，目前对原发性和继发性耐药的认识仍十分有限，这就需要对靶向治疗进行进一步的研究。这种精确医学可以帮助患者长期维持良好的生活质量，同时也提高了社会生产力。

免疫治疗疗效持久、相关毒性可管理，故近些年关于免疫治疗的研究越来越多，包括确定精准的生物标志物、最大获益的治疗持续时间、最佳的治疗顺序（新辅助、一线治疗和维持治疗），以及各种联合治疗。然而，免疫治疗的最大障碍是经济。2017 年，纳武单抗和帕博利珠单抗的每月花费超过 13 000 美元。而美国家庭平均年收入为 56 000 美元，因此降低治疗成本对于所有患者都能获得最佳治疗至关重要。为了给所有肺癌患者提供最佳治疗方案，需要多方面协同来解决上述问题。

（宁　谦　译　张玉姣　于　萍　校对）

第三章　食管癌和胃癌

Michael J. Jang，Joseph Chao

2012 年，胃癌是世界范围内第四大常见恶性肿瘤，在男性和女性癌症死亡原因中分别位居第三位和第五位。不幸的是，有 2/3 新诊断的胃癌患者已是Ⅲ期或Ⅳ期；只有 1/10 的患者是Ⅰ期。因此，尽管过去几十年胃癌的发病率有所下降，但死亡率仍然很高。

大多数局限期癌症（Ⅲ期及以前）采用综合治疗手段，可以提高约 40%患者的五年生存率。大多数胃或胃食管交界处（gastroesophageal junction，GEJ）腺癌患者的一线治疗是以顺铂和氟尿嘧啶为基础的化疗。然而，在晚期癌症（包括不可切除的、复发或转移的癌症）中，治疗效果是有限的，达到治愈基本不可能。研究表明，晚期胃癌患者的中位总生存期（overall survival，OS）约为 10 个月。我们在治疗方面的知识每年都在不断扩展，尤其是在靶向治疗领域。在本章中，我们将探讨各种生物分子靶点的研究进展和研究中遇到的挫折。

一、HER2

人表皮生长因子受体 2（human epidermal growth factor receptor，HER2，也称为 ErbB-2），是一种跨膜酪氨酸激酶（tyrosine kinase，TK）受体，是表皮生长因子受体（epidermal growth factor receptors，EGFRs）的四成员家族的一部分。这些受体影响细胞增殖、凋亡、黏附、迁移和分化。现在已知 HER2 可能是一部分胃癌发生的关键驱动因素。有文献报道，HER2 在 7%～34%的肿瘤中过度表达。目前，HER2 是唯一指导晚期胃食管腺癌在一线化疗基础上加用生物制剂的生物标志物。虽然一些研究，如 ToGA 试验，已经确定了 HER2 靶向治疗策略的有效性，但后续进行的扩大 HER2 靶向治疗选择的试验结果都是阴性的。

（一）ToGA 试验

ToGA 试验（曲妥珠单抗治疗胃癌）是一项国际化的，多中心的，开放式的，在亚洲、中南美洲以及欧洲等 24 个国家进行的随机对照试验。该试验评估了在标准化疗中加入曲妥珠单抗是否能改善患者的预后。曲妥珠单抗是一种抑制 HER2 受体的单克隆抗体。入组的患者为晚期胃癌或胃食管交界处腺癌，同时伴有 HER2 过度表达。HER2 过表达通过免疫组织化学（immunohistochemistry，IHC）或荧光原位杂交（fluorescence in situ hybridization，FISH）基因扩增方法得到证实。结果表明，与单独化疗相比，曲妥珠单抗联合化疗延长了中位总生存期（OS）（13.8 个月 vs 11.1 个月，HR：0.74；95%CI：0.60～0.91；P=0.004 6），总体 3 级或 4 级不良事件无增加。由于该试验中看到的临床结果的改善，曲妥珠单抗联合化疗现在是晚期、HER2 阳性胃癌和胃食管交界腺癌的标准一线治疗方案。

（二）胃食管腺癌的 HER2 检测和临床决策

能否成功进行靶向治疗的一个重要因素是检测特定的预测性生物标志物，以识别治疗最佳的患者亚群。定义 HER2 阳性状态的部分困难在于，与乳腺癌相比胃食管腺癌表现出更大的 HER2 表达瘤内异质性。来自美国病理学家学会、美国临床病理学会和美国临床肿瘤学会的多学科专家小组制订了 11 条建议，这些建议已成为确定胃和胃食管腺癌 HER2 阳性状态的标准化指南。

专家组的建议包括对晚期胃食管腺癌患者进行 HER2 状态检测的算法。患者最初应使用免疫组织化学检测 HER2 表达状态，IHC 是在手术标本或活检标本上进行。IHC 结果范围从 0 到 3+。如果手术标本中<10%的肿瘤细胞出现细胞膜反应或无反应，以及活检标本中所有细胞均无反应，则被认为是 IHC 0；如果手术标本中≥10%的肿瘤细胞出现微弱的细胞膜反应和细胞的部分细胞膜有反应，以及活检标本中出现微弱的细胞膜反应的肿瘤细胞簇，无论肿瘤细胞染色的百分比如何，则为 IHC 1+；肿瘤细胞簇定义为 5 个或以上的肿瘤细胞聚集。如果手术标本中≥10%的肿瘤细胞出现微弱至中度的完整、基底外侧或侧膜反应，以及活检标本中出现微弱至中等强度的完整、基底外侧或侧膜反应的肿瘤细胞簇，无论肿瘤细胞染色的百分比如何，则为 IHC 2+；IHC 3+是指手术标本中，≥10%的肿瘤细胞中出现高强度完整、基底外侧或侧膜反应；以及活检标本中出现高强度完整、基底外侧或侧膜反应的肿瘤细胞簇，无论肿瘤细胞染色的百分比如何，则为 IHC3+。IHC 0 和 IHC 1+肿瘤被认为是 HER2 阴性，不需要进一步检查。IHC 2+被认为对 HER2 表达的判定存疑，必须进一步用 FISH 进行评估。而 IHC 3+被认为是明确的阳性，不需要进一步的检测。

正如 ToGA 试验所证明的那样，HER2 表达可以影响治疗选择。HER2 高表达（定义为 IHC 3+或 IHC 2+并经 FISH 确认）的患者接受曲妥珠单抗和化疗联合治疗，生存率显著提高。另一方面，IHC 0 或 1+的患者在加用曲妥珠单抗后没有表现出生存率的显著改善。事实上，尽管有 11%的 IHC 0 患者和 12%的 IHC 1+患者通过 FISH 证明为 HER2 阳性，FISH 确诊的疾病而免疫组化表达不佳的确切原因尚不清楚，这一现象可能表明 FISH 阳性本身与治疗反应无关。由于 HER2 高表达在胃食管腺癌（GEA）中的重要性，所有患者都应首先进行 IHC 筛查，并根据需要进一步进行 FISH 评估。应向 HER2 阳性患者提供 HER2 靶向药物联合化疗作为初始治疗。对于由于一般状况或体力状况不佳而没有资格接受全身治疗的患者，不建议进行 HER2 检测。

（三）GATSBY 试验

曲妥珠单抗被批准成为一线抗肿瘤治疗的一部分，这一成就导致了学者们将目光转移到将 HER2 靶向治疗作为二线治疗的研究中。为了仿效恩美曲妥珠单抗（trastuzumab emtansine，T-DM1）在难治性、转移性、HER2 阳性乳腺癌中的成功经验，GATSBY 试验评估了恩美曲妥珠单抗对转移性 HER2 阳性胃癌的有效性和安全性。恩美曲妥珠单抗也称为曲妥珠单抗-美坦新偶联物或 T-DM1，是一种抗体偶联药物。emtansine（DM1）是一种从美坦新中提取的高效抗微管化疗药物。类似于长春花生物碱，它附着在微管蛋白上并通过促进微管的解聚和抑制微管的聚合来防止微管的形成。

GATSBY 试验是在 28 个国家的 107 个中心进行的一项国际化的、随机的、开放性的、适应性的Ⅱ/Ⅲ期研究。纳入标准包括在化疗联合曲妥珠单抗一线治疗期间或之后出现疾病进展的患者。患者随机接受恩美曲妥珠单抗或医师选择的紫杉类药物，单药多西他赛或单药紫杉醇。结果表明，恩美曲妥珠单抗组的中位 OS 为 7.9 个月，而紫杉类为 8.6 个月（风险比：1.15，95% CI：0.87～1.51，单侧 P=0.86）。因此，研究发现在既往接受过治疗的晚期 HER2 阳性胃癌患者中，恩美曲妥珠单抗疗效并不优于单药紫杉烷类药物。综上所述，尽管曲妥珠单抗在一线治疗中取得成功，但我们在 HER2 阳性胃癌和胃食管腺癌的治疗选择仍然有限，需要进一步的研究。

二、PD-L1

2017 年 9 月，生物标志物检测指南推荐对胃食管癌患者进行程序性死亡配体 1（PD-L1）检测。PD-L1 是 B7 家族中的一种跨膜蛋白，也称为 B7-H1。B7 家族有助于调节 T 细胞的激活和耐受性。当 PD-L1 与程序性细胞死亡 1 受体（PD-1）结合时，它会负向调节 T 细胞介导的免疫反应。许多肿瘤上调 PD-L1 表达，作为一种适应性机制，以此逃避宿主的肿瘤抗原特异性 T 细胞免疫反应。在这种情况下，PD-L1 过表达会导致肿瘤反应性 T 细胞凋亡并促进肿瘤生长。

（一）Ⅰ/Ⅱ期试验

Keynote 059 是一项国际化的Ⅱ期临床试验，评估了帕博利珠单抗在胃癌或胃食管交界癌患者中的应用，共包含 3 个队列。队列 1 是帕博利珠单抗用于至少接受过两种治疗方案后的晚期或复发性胃癌的患者。队列 2 是帕博利珠单抗联合顺铂、5-氟尿嘧啶或卡培他滨用于晚期胃癌的一线治疗。队列 3 是帕博利珠单抗单药作为 PD-L1 阳性患者的一线治疗。值得注意的是，队列 1 和 2 入选的患者与 PD-L1 状态无关。PD-L1 阳性定义为联合阳性评分（CPS）≥1。CPS 是 PD-L1 阳性的肿瘤细胞和免疫细胞（淋巴细胞和巨噬细胞）的总和，除以存活的肿瘤细胞总数，再乘以 100。

队列 1 是最大的队列，包括 259 名患者，其中 148 名（57%）PD-L1 阳性。研究发现，PD-L1 阳性的患者经帕博利珠单抗治疗后的总缓解率（ORR）为 15.5%，完全缓解率（CR）为 2%，部分缓解率（PR）为 13.5%。PD-L1 阴性患者的 ORR 为 6.4%，PR 为 3.7%，但有趣的是，CR 为 2.8%。因此，缺乏 PD-L1 的表达似乎并不完全排除有意义的临床应答的可能性，尽管根据 CPS 标准，如果患者的 PD-L1 是阳性的，其应答率会更高。然而，PD-L1 阴性患者的中位缓解持续时间（DOR）低于 PD-L1 阳性患者，分别为 6.9 个月和 16.3 个月。此外，接受帕博利珠单抗作为三线治疗的患者与接受作为四线或更后线治疗的患者相比，有更高的应答率（ORR 6.4%）。

队列 2 是包含 25 名患者的较小亚组，评估了在一线化疗中加入帕博利珠单抗的反应。结果表明，无论 PD-L1 状态如何，联合化疗的中位无进展生存期（PFS）为 6.6 个月，中位 OS 为 13.8 个月。PD-L1 阳性患者的 ORR 为 69%。PD-L1 阴性患者的 ORR 为 38%，这与研究铂类和氟嘧啶双联化疗作为进展期胃癌一线治疗的历史试验的 ORR 相似。虽然入组患者数较少研究效能较低,但队列 2 表明 PD-L1 阳性患者在一线化疗的基础上加用帕博利珠单抗（pembrolizumab）可获益。

队列 3 在 PD-L1 阳性的患者中使用帕博利珠单抗单药作为一线治疗,ORR 为 26%,中位 PFS 为 3.3 个月,中位 OS 为 20.7 个月。这表明单药派姆单抗可能是转移性胃癌的一种可行的一线治疗选择。基于这些令人振奋的结果,Keynote 059 的结果对 FDA 加速批准帕博利珠单抗用于 PD-L1 阳性进展期胃癌和胃食管交界腺癌的三线和更后线治疗起到了重要作用。

另一项 Ⅰ/Ⅱ 期研究,Checkmate-032 试验,评估了纳武利尤单抗单药和纳武利尤单抗联合伊匹单抗作为转移性胃食管癌的三线治疗选择。研究纳入了 160 名局部晚期或转移性、化疗耐药的胃癌、食管癌或胃食管交界性癌患者。患者接受纳武利尤单抗单药治疗或两组不同剂量纳武利尤单抗联合伊匹单抗治疗中的一种。主要终点是客观缓解率,但也评估了 PD-L1 的表达与治疗反应的关系。

在 160 名纳入患者中,59 名患者每 2 周静脉注射纳武利尤单抗 3mg/kg（NIVO3）,49 名患者每 3 周静脉注射纳武利尤单抗 1mg/kg 联合伊匹单抗 3mg/kg,共 4 个周期（NIVO1+IPI3）,以及 52 名患者每 3 周静脉注射纳武利尤单抗 3mg/kg 联合伊匹单抗 1mg/kg,共 4 个周期（NIVO3+IPI1）。在第一阶段治疗结束后,所有队列均接受 NIVO3 治疗,每 2 周 1 次,直到疾病进展或出现不可耐受的不良事件。三组的 ORR 分别为 12%、24% 和 8%。12 个月无进展生存期分别为 8%、17% 和 10%;12 个月 OS 分别为 39%、35%、和 24%。

有趣的是,PD-L1 状态评估显示,无论 PD-L1 状态如何,患者对治疗都有反应。在 NIVO3 队列中,16 名 PD-L1 阳性患者的 ORR 为 3%,而 26 名 PD-L1 阴性患者的 ORR 为 3%。PD-L1 阳性患者 12 个月和 18 个月的 OS 率分别为 34% 和 13%,而 PD-L1 阴性患者分别为 45% 和 28%。在 NIVO1+IPI3 队列中,10 名 PD-L1 阳性患者的 ORR 为 4%,而 32 名 PD-L1 阴性患者的 ORR 为 7%。PD-L1 阳性患者 12 个月和 18 个月的 OS 率分别为 50% 和 50%,而 PD-L1 阴性患者分别为 45% 和 28%。最后,在 NIVO3+IPI1 队列中,13 名 PD-L1 阳性患者的 ORR 为 3%,而 30 名 PD-L1 阴性患者的 ORR 为 0%。PD-L1 阳性患者 12 个月和 18 个月的 OS 率分别为 23% 和 15%,而 PD-L1 阴性患者分别为 25% 和 8%。综上所述,不论纳武利尤单抗单药或纳武利尤单抗联合伊匹单抗治疗化疗耐药性胃食管癌,均显示出显著的临床抗肿瘤活性和令人鼓舞的反应。

（二）Ⅲ期试验

ATTRACTION-02 是一项双盲的、随机的Ⅲ期临床研究,对纳武利尤单抗作为解救治疗进行研究。被纳入的患者存在进展期或复发的胃癌或胃食管交界处癌,已经接受过两线或两线以上的化疗。采用免疫组织化学（IHC）法对活检标本中 PD-L1 状态进行回顾性评估。PD-L1 阳性定义为 ≥1% 的肿瘤细胞着色。这与 Keynote-059 试验的 PD-L1 CPS 测试标准形成对比,Keynote-059 试验计算了 PD-L1 在肿瘤细胞和免疫细胞中的表达。最终,只有 192 个患者样本可用于回顾性分析。26 例（14%）患者存在 ≥1% 的肿瘤细胞免疫组化着色，判定为 PD-L1 阳性。ATTRACTION-02 研究纳入了 493 名患者，按 2∶1 的比例随机接受纳武利尤单抗单药治疗或安慰剂治疗。研究结果显示纳武利尤单抗显著改善了中位 OS（5.2 个月 vs 4.14 个月）、PFS（1.61 个月 vs 1.45 个月）和 ORR（11.2% vs 0%），$P<$ 0.000 1。值得注意的是，当仅在肿瘤细胞中通过 IHC 确定 PD-L1 状态时，纳武利尤单抗对中位 OS 的改善与 PD-L1 状态无关。总而言之，由于 PD-L1 阳性患者的数量有限，尚不能确定纳武利尤单抗组获益与 PD-L1 阳性之间的相关性。尽管如此，无论 PD-L1 在肿瘤细胞中表达状态如何，ATTRACTION-02 研究使得纳武利尤单抗在日本获批为晚期胃癌的三线治疗药物。

Keynote-061 评估了帕博利珠单抗在晚期或复发性胃癌或胃食管交界处癌二线治疗中的潜力。592 名患者以 1∶1 的比例随机分配到帕博利珠单抗组或单药紫杉醇组。使用与 Keynote-059 相同的 CPS 标准确定肿瘤 PD-L1 状态，其中 395 名患者肿瘤 CPS 值≥1。即使在 PD-L1 CPS 阳性肿瘤这一预先确定的人群中，这项研究也没有达到其主要终点，即帕博利珠单抗组较紫杉醇组显著改善了患者的总生存期（中位 OS 9.1 个月 vs 8.3 个月，单侧 $P=0.042\ 1$）。有趣的是，对 CPS≥10 的亚组患者分析，帕博利珠单抗组比紫杉醇组的中位 OS 更高，分别为 10.4 个月和 8.0 个月（HR：0.64，95%CI：0.41～1.02）。相反，在 CPS <1 表明肿瘤没有 PD-L1 表达的患者中，帕博利珠单抗组（4.8 个月）比紫杉醇组（8.2 个月）的生存期要低得多。PD-L1 CPS≥10 的患者有 108 名，这一人群在随机抽取的 592 名患者中所占比例很小。作为事后分析，这一观察结果仍然是基于假说的，未来的研究需要并有待于验证 CPS≥10 这一 PD-L1 判读截断值是否能够更恰当使患者从单药 PD-1 抑制剂中获益，而不是化疗。

三、MSI

微卫星不稳定性（MSI）是由于 DNA 错配修复（MMR）受损引起的。正常情况下，DNA MMR 蛋白可以纠正 DNA 复制过程中发生的错误。由于 MMR 功能失常的细胞无法纠正这些错误，导致它们会积累错误并产生新的微卫星片段。通过 PCR 的方法检测到 DNA 中增加的微卫星片段表明存在 MSI，这反过来又表明存在 DNA 错配修复缺陷（dMMR）。存在 dMMR 的肿瘤会在基因组编码区产生高突变负荷，这会导致引起非正常免疫反应的肿瘤新抗原的产生。然而，尽管肿瘤新抗原不断增加，免疫检查点如 PD-L1 的上调，似乎是肿瘤为了逃避宿主免疫反应产生的适应性反应。

dMMR 和 MSI 在胃癌中研究之前，鉴于其表达在结直肠癌中较为常见，最初是由 Le 等在结直肠癌中研究的，这些研究旨在验证具有 dMMR 和 MSI 的结直肠癌患者可能会对 PD-1 抑制剂有反应。在一项Ⅱ期的临床研究中，研究者们评估了帕博利珠单抗在转移性结直肠癌中的作用。该研究招募了治疗耐药的、进展性转移性癌症患者。对三个队列患者进行评估：DNA 错配修复缺陷（dMMR）的结直肠癌、DNA 错配修复功能正常（pMMR）的结直肠癌和 DNA 错配修复缺陷的各类非结直肠癌。研究共纳入了 41 名患者，dMMR CRC 队列纳入了 10 名患者，ORR 为 40%，20 周时的 PFS 率为 78%。pMMR CRC 队列纳入了 18 名患者，ORR 为 0，20 周时的 PFS 率为 11%。最后，dMMR 非结直肠癌队列 C 组纳入了 7 名患者，ORR 为 71%，20 周时的 PFS 率为 67%。最终他们发现，与 pMMR 和 MSS 的结直肠癌相比，具有 dMMR 和 MSI 的结直肠癌患者更易对帕博利珠单抗产生反应。此外，具有 dMMR 或 MSI-H 的非结直肠癌也可能从帕博利珠单抗中获益。

这项研究被扩展到存在 dMMR 的任何来源的恶性肿瘤。其中包括 5 名 dMMR 胃癌患者，该队列对帕博利珠单抗的 ORR 为 60%。尽管这一队列样本很少，但它显示了希望，并导致从 Keynote-012、Keynote-028 和 Keyote-158 研究中回顾性汇集了 MSI-H 的胃食管癌患者。在这个患者库中，确认了另外 9 名胃腺癌或胃食管交界处腺癌患者。在这 9 名患者中，5 名（56%）表现出客观缓解，中位 DOR 范围为 5.8～22.1 个月，截至汇报数据时研究仍在进行。鉴于这种生物标志物在肿瘤组织中的持久反应比例相对较高，以上这些研究结果导致 FDA 批准帕博利珠单抗用于治疗耐药性、高度微卫星不稳定性（MSI-H）的实体肿瘤，无须考虑组织来源。

前面提到的 Keynote-059 试验也评估了 MSI-H 的患者，该研究评估了帕博利珠单抗在胃癌或胃食管交界癌三个队列中的作用。其中 174 名患者可用于筛查高度微卫星不稳定（MSI-H）病。7 名（4%）患者确定为 MSI-H，ORR 为 57.1%，CR 为 14.3%，PR 为 42.9%，疾病控制率（DCR）为 71.4%。非 MSI-H 亚群对帕博利珠单抗的总体疗效较差（ORR 为 9.0%，CR 为 2.4%，PR 为 6.6%，DCR 为 22.2%）。虽然非 MSI-H 并不能完全排除进展期胃癌/胃食管交界处癌患者对帕博利珠单抗产生持久反应，但在 MSI-H 患者中反应更为显著。以类似的方式，前述的 Keynote-061 试验比较了在 MSI-H 患者中对比了帕博利珠单抗和紫杉醇化疗的疗效，发现 592 名患者中有 27 名（5%）为 MSI-H。在接受帕博利珠单抗（46.7%）这一亚组中，ORR 要明显高于接受紫杉醇（16.7%）亚组，这意味着使用帕博利珠单抗（中位生存期未达到）比接受紫杉醇（8.1 个月）的生存率更高。总体而言，这些数据表明，表达该生物标志物的患者比例（4%～5%）很小。然而，考虑到对免疫检查点抑制剂的反应率不同，在进展期和转移性胃癌/GEJ 癌的专业实践指南中建议检测该生物标志物。

在 Checkmate-032 试验中，对胃食管癌患者也进行了 MSI-H 分析。72 名可评估，11 名患者为 MSI-H。这些患者中有 7 名接受纳武利尤单抗单药治疗（NIVO3 队列），ORR 为 29%，DCR 为 71%，这与 Keynote-059 的数据相似。2 名患者来自 NIVO1+IPI3 队列，最后 2 名患者来自 NIVO3+IPI1 队列。两个队列的 ORR 都是 50%。在非 MSI-H 肿瘤中，来自 NIVO3 队列的 18 名患者中 ORR 为 11%。在另外两个队列中，NIVO1+IPI3 组 21 例为非 MSI-H，NIVO3+IPI1 组非 MSI-H 为 22 例。这两个队列的 ORR 分别为 19% 和 5%。总之，虽然分析的 MSI-H 患者数量有限，但该研究协同其他试验证实了 MSI-H 胃食管癌对 PD-1/PD-L1 抑制剂的高反应率。

四、其他生物标志物

（一）MET

MET 癌基因是肝细胞生长因子（HGF）的酪氨酸激酶受体。肝细胞生长因子（HGF）是一种细胞因子，当与 MET 酪氨酸激酶受体结合时，通过刺激细胞分散、侵袭、保护细胞免受凋亡和促进血管生成而加速肿瘤的扩散。因此，MET 扮演着多种角色，包括佐剂、某些肿瘤中促转移基因，以及其他肿瘤必需的致癌基因。鉴于 HGF/MET 系统在癌症中具有多重功能，靶向 HGF/MET 系统在过去的 10 年中得到了深入的研究。以下部分将讨论抑制 HGF/MET 轴的临床试验，包括 HGF 和 MET 生物拮抗剂，抗 HGF 和抗 MET 的抗体以及小分子，并尝试定义有效的生物标志物群体。

利妥木单抗（rilotumab）是一种选择性的 HGF 配体靶向抗体，在 RILOMET 中进行了研究。RILOMET 是一项Ⅲ期的、随机的、双盲的、安慰剂对照的研究，包括来自 27 个国家的 52 个中心。本研究联合 rilotumab、多柔比星、顺铂和卡培他滨，评估其对 MET 阳性晚期胃癌或 GEJ 腺癌的有效性、安全性和药代动力学。患者纳入标准包括局部进展期、不可切除或转移性的胃或胃食管交界处腺癌。所有患者均为 MET 阳性（根据 IHC 判定，定义 MET 阳性为≥25% 的肿瘤细胞膜染色强度≥1+）。此外，所有患者没有接受过系统治疗或从先前的系统治疗中失败了。所有患者接受多柔比星、顺铂和卡培他滨治疗，并随机接受 rilotumab 或安慰剂治疗。化疗结束后，患者继续接受 rilotumab 或安慰剂单药治疗，直到病情进展或发生不可耐受的不良事件。主要终点是 OS。

这项研究包括 2012—2014 年的 609 名患者。不幸的是，一个独立的数据监测委员会（Data Monitoring Committee，DMC）发现 rilotuma 组的死亡率更高，这项研究被提前终止。rilotumab 组的中位随访时间为 7.7 个月，安慰剂组为 9.4 个月。rilotumab 组的中位 OS 为 8.8 个月，而安慰剂组为 10.7 个月（分层 HR：1.34，95%CI：1.10～1.63；P=0.003）。在 rilotumab 组的死亡患者中，298 名患者中有 33 名（11%）经历了疾病进展，9 名（3%）出现了非疾病进展导致的致命事件。相比之下，安慰剂组 299 名患者中有 23 名（8%）经历了疾病进展，8 名（3%）出现了非疾病进展导致的致命事件。因此，RILOMET 证明了 rilotumab 对 MET 通路的配体阻断抑制对 MET 阳性的胃或胃食管腺癌无效，至少对通过免疫组化检测确定为 MET 阳性的无效。

METGastric 是评估 MET 抑制剂奥那妥珠单抗（onartuzumab）的Ⅲ期临床研究。这项研究是一项随机的、双盲的、多中心的试验，从 2012 年 11 月到 2014 年 3 月招募了 562 名患者。在氟尿嘧啶、亚叶酸钙和奥沙利铂（mFOLFOX6）一线化疗方案中加入 onartuzumab 或安慰剂。主要终点是 OS。次要终点包括 PFS、ORR 和安全性。患者纳入标准包括转移性、HER2 阴性、MET 阳性、胃或胃食管交界处腺癌。MET 状态通过 IHC 进行评估，患者的 MET 染色评分为 1+、2+ 或 3+。283 名患者接受安慰剂联合 mFOLFOX6 治疗，279 名患者接受 onartuzumab 联合 mFOLFOX6 治疗。进一步分析筛选出染色强度中等或较强（MET 染色评分为 2+ 或 3+）的患者。在这个中等或较强的亚组中，109 名患者接受安慰剂联合 mFOLFOX6 治疗，105 名患者接受 onartuzumab 联合 mFOLFOX6 治疗。最初计划招募 800 名患者，但这项试验在招募了 562 名患者的时候提前结束了，因为发现在 mFOLFOX6 中加入 onartuzumab 并没有显著改善 OS、PFS 或 ORR。安慰剂组的中位 OS 为 11.3 个月，而 onartuzumab 组为 11.0 个月。同样，中位 PFS 分别为 6.8 个月和 6.7 个月。安慰剂组的 ORR 为 40.6%，而 onartuzumab 组为 46.1%（P=0.25）。与 onartuzumab 组的 1.8% 相比，安慰剂组的 CR 为 1.9%。加入 onartuzumab 后，MET 2+ 和 3+ 亚群同样未见明显改善。安慰剂组的中位 OS 为 9.7 个月，而 onartuzumab 组为 11.0 个月；中位 PFS 组为 5.7 个月，而

onartuzumab 组为 6.9 个月；ORR 为 44.6%，而 onartuzumab 组为 53.8%（$P=0.23$）。

tivantinib 是一种选择性的、非 ATP 竞争性的小分子 c-Met 抑制剂。Kang 等研究了 tivantinib 单药对先前接受过 1 或 2 种化疗方案治疗的转移性胃癌的亚裔患者的疗效。这项研究是一项单臂研究，招募了 30 名患者。这些患者中有 12 名曾接受过胃切除术。2 名患者伴有 c-met 基因扩增。主要终点为 DCR，为 36.7%；中位 PFS 为 43 天（95%CI：29.0～92.0）。综上所述，tivantinib 单药在先前经过治疗的转移性胃癌患者中显示出温和的疗效，但是有关 MET 生物标志物和靶向治疗还需要更多的研究。

（二）EGFR

表皮生长因子受体（EGFR）是一种受体酪氨酸激酶，与 HER2 属于同一家族。在胃癌中，EGFR 阳性与较差的预后相关。靶向 EGFR 的药物西妥昔单抗（cetuximab，一种 EGFR 抗体）已被证明可以改善多种癌症（KRAS 野生型转移性结直肠癌、头颈部转移性鳞状细胞癌、晚期非小细胞肺癌）的临床结果。不幸的是，在 EXPAND 和 REAL3 试验中看到的胃腺癌和 GEJ 腺癌的结果并非如此。

Expand 是一项国际性的、开放标签、随机的Ⅲ期试验。它在 25 个国家的 164 个中心招募了 904 名患者。纳入患者为局部进展期、不可切除或转移性胃腺癌或 GEJ 腺癌。受试者以 1∶1 的比例随机接受一线化疗联合 cetuximab 或安慰剂治疗。试验方案是卡培他滨联合静脉注射顺铂，每 3 周 1 次，加或不加每周给药一次的 cetuximab。主要终点是 PFS。接受 cetuximab 治疗的患者的 PFS 为 4.4 个月，而安慰剂组为 5.6 个月（HR：1.09，95%CI：0.92～1.29；$P=0.32$），表明在一线化疗的基础上加用 cetuximab 未见生存获益。

帕尼单抗（panitumab）是一种 EGFR 抗体，在 REAL3 临床研究中进行了研究，这是一项随机的、开放标签的Ⅲ期试验，在英国的 63 个中心招募了 553 名患者，均为未经治疗、局部进展期或转移性胃食管腺癌。患者以 1∶1 的比例随机接受多柔比星、奥沙利铂和卡培他滨（EOC）治疗或改良的 EOC（mEOC）联合 panitumab（mEOC+P）治疗。值得注意的是，改良后的 EOC 剂量减少了，因为使用全量 EOC 和 panitumab 的初始试验患者的Ⅲ级腹泻发生率高得令人无法接受。治疗包括 8 个周期，每 21 天为 1 个周期，主要终点是 OS。mEOC+P 组的中位 OS 为 8.8 个月，而 EOC-安慰剂组为 11.3 个月（HR：1.37，95%CI：1.07～1.76；$P=0.013$）。REAL3 再次表明，在化疗的基础上加用 EGFR 靶向治疗并不能改善晚期胃食管腺癌的预后。REAL3 的作者也报道了探索生物标志物的研究，检测了肿瘤突变基因，如 KRAS 和 BRAF，已知为可以预测结直肠癌对 EGFR 抑制剂的疗效欠佳。作者在 REAL3 试验的前 200 名患者中进行生物标志物分析。10 名患者被确认携带 KRAS 突变，EOC 组 3 名，MEOC+P 组 7 名。在这 10 名患者中，令人惊讶的是，在 KRAS 突变患者中发现了 panitumab 的潜在益处。然而，由于患者数量较少，这种联系并不显著。另外，在分析的前 200 名患者中未发现 BRAF 突变。由此可得的最佳结论是，胃食管癌中 RAS 通路突变的发生率似乎没有结直肠癌那么高，这就可以解释为什么对 EGFR 抑制剂缺乏反应。目前，由于没有在生物标志物未选择的患者中证明 EGFR 抑制剂的效用，至今 EGFR 抑制剂仍未获得监管批准。

（三）肿瘤内基因组异质性

正如在本章讨论的研究中所看到的，即使在基因组生物标志物的指导下，胃和胃食管腺癌（GEA）仍是一种治疗方法有限的高致命性疾病。生物标志物指导治疗疗效有限的一个可能原因是，迅速涌现的原发灶和肿瘤转移灶基因组的异质性。Pectaside 等研究了胃食管腺癌的基因组异质性。他们对多个患者队列中的原发 GEA 和转移灶进行了测序。他们观察到，在原发灶和肿瘤转移灶，相当数量人群的基因组存在差异。事实上，在 9/28（32%）的患者中，原发灶和转移灶之间的基因组差异导致治疗的改变。

大型试验中 MET 抑制剂的失败可能被该生物标志物在肿瘤内异质性所混淆。Kwak 等探讨了 MET 阳性胃食管腺癌获得性耐药和原发性耐药的原因。他们的研究包括 2 名他们认为具有导致耐药性的遗传异质性的患者。在这 2 个病例中，患者 4 患有胃腺癌伴发广泛的骨转移，内镜活检提示为原发性胃腺癌。右肩胛骨病变的活检确定了腺癌的诊断并且该组织的分子分析表明 MET 扩增超过 25 倍。该患者接受了实验性 MET 激酶抑制剂 AMG337 的治疗，但症状逐渐恶化，出现新的腹水和胸腔积液。影像学检查显示新发肝脏转移，但令人惊讶的是骨转移有所改善。为了分析造成这种不一致反应的原因，对患者初始的胃活检标本进行了分子分析。由于对活检的肿瘤组织进行分子分析并不是标准的临床实践，最初并没有对原发肿瘤进行分子分析。原发胃癌组织中没有 MET 扩增的证据，而是低水平的 HER2 扩增。有趣的是，作者发现肩胛骨转移肿瘤和原发胃癌组织具有相同的 TP53 R158H 突变，这表明它们具有共同的克隆起源。对再次活检的胃肿物和腹水肿瘤细胞进一步评估未见 MET 扩增，但有低水平的 HER2 扩增，与最初的原发胃肿瘤相似。因此，患者 4 展示了患者内部的肿瘤异质性如何导致治疗失败的。

Kwak 等研究的患者 5 存在远端食管腺癌，并浸润贲门。肿瘤转移是通过胃肝韧带淋巴结活检确诊的。该淋巴结组织的分子分析显示 MET 扩增＞25 倍。这位患者也接受了 AMG337 的治疗，并在治疗 2 个月后获得了部分缓解。不幸的是，2 周后，患者出现了症状恶化和新的腹水。此外，再次的内镜检查显示原发性肿瘤进展。对食管远端和贲门受侵部位的组织进行分子分析。虽然来自贲门的组织显示 MET 扩增＞25 倍，但来自远端食管的组织没有 MET 扩增的证据。此外，腹水肿瘤细胞的分子分析也没有 MET 扩增的证据。相反，这些腹水肿瘤细胞显示出 EGFR 扩增＞25 倍，尽管在任何原发肿瘤中都未见 EGFR 扩增的证据。此外，所有治疗前和治疗后的组织样本都被发现有 TP53 和 Smad4 突变，这再次表明基因扩增的异质性可能是由共同的克隆起源引起。因此，患者 5 展示了肿瘤内部的异质性如何导致治疗失败的。

作者还讨论了近来兴起的"液体活检"，即评估游离的循环肿瘤 DNA（ctDNA）。ctDNA 通过肿瘤细胞进入血流，可以在无法活检和分析多个病变的情况下评估克隆异质性。在患者 5 中，在治疗前和治疗期间定期采集外周血液。微滴式数字聚合酶链反应（ddPCR）用于监测 ctDNA 中特定分子改变水平。患者 5 的 ctDNA 分析显示，TP53 和 Smad4（共享截断突变）水平在开始治疗后开始下降，这与临床改善相关。ctDNA 分析还显示疾病进展后 TP53 和 Smad4 水平升高。连续 ctDNA 分析还显示，MET 水平最初升高，但在治疗 2 个月后降至接近正常水平。有趣的是，ctDNA 分析发现在第一个外周血液样本中存在

EGFR 突变，这表明 *EGFR* 突变克隆从一开始就存在。连续的 ctDNA 分析显示 *EGFR* 的水平明显增高。鉴于 ctDNA 分析能够检测到这些突变，作者建议在患者护理中使用液体活组织检查，因为对单个肿瘤组织活检标本进行分子分析可能不足以确定患者癌症中的全部分子异质性。

Maron 等探讨了胃食管腺癌抗 EGFR 治疗发生耐药的可能机制。作者确定了 8 名经过前瞻性筛查意向性使用抗 EGFR 治疗的患者。在这 8 名患者中，有 7 名患者至少接受了一个剂量的治疗：其中 3 名患者接受了一线 FOLFOX 加 ABT-806（一种新型的抗 EGFR 单克隆抗体）治疗，1 名患者接受了二线 FOLFIRI 加 cetuximab 治疗，3 名患者接受了三线或四线 cetuximab 单药治疗；最后 1 名患者同时伴有 MET 和 HER2 扩增，在 FOLFOX 治疗后体力状况显著下降，随后进入临终关怀。他们的检测方法包括在肿瘤治疗前和治疗后进行二代测序（NGS）、循环肿瘤 DNA（ctDNA）NGS 和肿瘤 IHC/荧光原位杂交（FISH）检测 EGFR。通过预处理分析确定了多种疑似耐药机制。经肿瘤 NGS 和 IHC/FISH 证实，7 名患者中有 5 名（患者 1、2、5、7 和 8）EGFR 扩增存在瘤内和（或）瘤间异质性。其他被提出的耐药机制包括其他致癌生物标志物的共扩增，包括 3 名患者（患者 2、4 和 8）的 HER2、4 患者的 N-RAS、6 患者的 K-RAS、4 名患者（患者 1、2、4 和 6）的 MYC 以及 2 名患者（患者 4 和 6）的 CCNE1。作者还在患者 5 中发现了 *K-RAS* 突变，在患者 6 中发现了 *G-NAS* 突变（另一种刺激性 G 蛋白 α 亚基）。

患者疾病进展后分为两组：保留 EGFR 扩增的患者和未保留 EGFR 扩增的患者。连续 ctDNA 已经证明，在开始抗 EGFR 治疗后，所有 7 名患者最初的 EGFR 水平都急剧下降。然而，患者 1 和 3 的连续 ctDNA 监测显示 EGFR 水平出现回升，然后他们的 EGFR 扩增最终增加。患者 1 在肿瘤组织中保留了 EGFR 扩增，证实了获得性 PTEN 缺失和新生 *PIK3CA* 突变（ctDNA 中证实），以上结果可能与耐药的发生机制相关。有趣的是，患者 3 的 ctDNA 显示持续的 EGFR 扩增，但治疗后的活检（包括新的肺转移灶和残留的原发肿瘤的活检）未见 EGFR 扩增。此外，该患者的连续 ctDNA 分析表明他获得了 BRAF、MET 和 MYC 共扩增。相反，未保留 EGFR 扩增的患者（患者 2、4 和 5）被认为疾病进展来源于非 EGFR 扩增的肿瘤细胞。患者 2 在治疗前有 50% 的 EGFR 和 HER2 共扩增，但治疗后发现仅剩下 HER2 扩增。同样，患者 4 的 EGFR 水平在使用 cetuximab 后急剧下降，但伴随而来的是与疾病进展相关的 HER2 水平的上升。患者 5 治疗前原发肿瘤和初始 ctDNA 显示 MET 和 EGFR 共扩增，但肝转移灶显示 *KRAS* 突变，无 EGFR 扩增。在疾病进展后及治疗后发现，患者的 ctDNA 中的 *KRAS* 突变水平增加，而肿瘤组织和 ctDNA 中没有 EGFR 扩增。

患者 7 的不同之处在于，在他的转移灶活检组织中或 ctDNA 中从未检测到体系 EGFR 扩增。此外，患者 7 显示出明显的 EGFR 扩增异质性，仅 10% 的原发肿瘤过表达 EGFR。除肿瘤内异质性外，尚未发现其他基线或获得性耐药机制。总之，不仅有证据表明从肿瘤诊断开始就存在基因组异质性，而且越来越多的证据表明，在靶向药物治疗期间肿瘤基因组发生了显著变化。

Kim 等进一步评估了这一点，他们研究了拉帕替尼（lapatinib）治疗后患者的基因组学变化。这是一项开放标签的、单臂的、Ⅱ期临床研究，研究对象是在专业的医疗中心接受治疗的患有晚期胃癌的韩国人。共纳入 32 名患者，患有转移性和（或）复发性胃腺癌。

经 IHC/FISH 确认，患者原发或转移灶中 HER2 阳性。即使存在转移性肿瘤，所有肿瘤均为潜在可切除的：例如，有肝转移的患者转移灶限于 2~5 个。患者接受卡培他滨、奥沙利铂和拉帕替尼治疗，疗程为 8 个 21 天。主要终点是 CR 比例。通过免疫组化和 NGS 对肿瘤和血液样本的生物标志物进行了连续研究。32 例患者中有 7 例完全缓解。32 人中有 15 人存在部分缓解，ORR 为 68.6%。该研究还使用了连续 ctDNA 测序来证明胃癌在拉帕替尼治疗过程中已经进化并改变了其基因组图谱。对肿瘤进行的 ctDNA 分析表明出现了其他基因组畸变，如 *MYC*、*EGFR*、*FGFR2* 和 *MET* 扩增。总之，越来越多的证据表明，胃癌和食管癌患者内和肿瘤间的异质性是肿瘤耐药发生的驱动因素。由于通过活检充分检测异质性是不切实际的，因此需要更多的研究手段来评估 IHC/FISH、肿瘤 NGS 和连续 ctDNA 在治疗方案选择中的作用。

五、总　　结

在过去 10 年里，晚期胃食管癌终于通过目前推荐的 HER2、MSI 和 PD-L1 肿瘤生物标志物检测而获得精准医疗方法。MSI 和 PD-L1 检测在过去 2 年刚刚兴起，而 PD-L1 的测定仍然不完善，关于最佳截断值以及肿瘤采样时间是否与免疫通路激活的动态特征有关的问题仍然存在。随着免疫肿瘤学方法越来越多地融入到早期治疗中，正在进行的临床试验工作将为这些问题提供一些答案。为了开发用于新型分子靶向治疗的更多生物标志物，需要我们更好地理解患者体内肿瘤的空间和时间异质性，以抑制随着克隆进化和治疗耐药的发展而发生的致癌信号通路的转变。新技术使单细胞和连续 ctDNA 分析在临床中得以实现，这种复合检测策略有望实现。

（张　勇　胡洪波　译　邵　珊　校对）

第四章 肉 瘤

An Ngoc Nhu Uche，Warren A. Chow

癌症治疗正迅速向个体化医学发展，个体化医学是以一个人的基因、蛋白质和（或）环境因素为参考来治疗疾病。非小细胞肺癌和乳腺癌的治疗取得了重大进展，目前的治疗通常基于个体化生物标志物驱动方法。然而，由于软组织肉瘤（soft-tissue sarcomas，STS）的低发病率和高度的组织病理异质性，这种靶向治疗方法在 STS 中尚未实现。软组织肉瘤仅占所有成人恶性肿瘤的 1%，但是包括 50 多种不同的组织学亚型。除了胃肠道间质瘤（gastrointestinal stromal tumor，GIST）和其他更少见的 STS 外，靶向治疗在 STS 中的应用仍然有限。免疫治疗在软组织肉瘤中仍处于研究阶段。在这篇综述中，我们旨在通过软组织肉瘤的亚型和分子诊断的进展来描述当前软组织肉瘤的治疗方法。

一、晚期软组织肉瘤的靶向治疗

在过去的几十年中，细胞毒性化疗仍然是晚期 STS 患者的主要治疗手段。蒽环类表柔比星是最常用的药物，有效率（RR）为 12%～24%，相关的中位总生存期（OS）仅为 12～18 个月。虽然试图通过联合多柔比星和异环磷酰胺（另一种对晚期或转移性 STS 有活性的细胞毒性药物）来改善 OS，但未能显示 OS 的改善。

血小板衍生生长因子受体 α（PDGFR-α）及其配体在包括 STS 在内的多种癌症中共同表达。它们参与刺激生长、调节基质来源的成纤维细胞和血管生成，这是肉瘤发生的重要途径。奥拉单抗是一种特异性结合 PDGFR-α 的重组人免疫球蛋白 G 亚类 1（IgG1）单克隆抗体（MoAb），在人类肉瘤异种移植模型的临床前研究中显示了抗肿瘤活性（表 4-1）。这导致了一项 I b 期/随机 II 期研究，其中 133 名转移性 STS 患者被随机分配接受奥拉单抗联合多柔比星与单独多柔比星治疗。试验显示无进展生存率（PFS）无统计学意义。然而，与标准治疗组相比，联合治疗组的 OS 明显更高，平均 OS 几乎翻了一番（26.5 个月 vs14.7 个月，HR：0.46，P=0.000 3）。2016 年 10 月，奥拉单抗获得 FDA 的加速批准，可与多柔比星联合治疗转移性或外科无法治愈的 STS，成为过去 40 年来首个用于 STS 一线治疗的新疗法（图 4-1～图 4-3）。然而，在晚期或转移性软组织肉瘤患者的一线治疗中，多柔比星联合或不联合奥拉单抗的 III 期验证性试验研究并没有证实在 I b/II 期试验中报道的多柔比星标准治疗中加入奥拉单抗的临床获益。总体人群中 OS 中位数无差异（多柔比星加奥拉单抗组 20.4 个月，多柔比星加安慰剂组 19.7 个月，HR=1.05）。与多柔比星加安慰剂组相比，多柔比星加奥拉单抗组的中位 PFS 和总有效率（ORR）降低（PFS 分别为 5.4 个月和 6.8 个月；ORR 分别为 14% 和 18.3%）。尽管该试验的全部数据尚未公布，但 FDA 建议新患者不要使用奥拉单抗联合多柔比星治疗，除非是在临床试验的背景下。目前正在接受奥拉单抗治疗的患者，在咨询他们的治疗医师后，如果他们正处于临床获益阶段，可以继续治疗。

表 4-1　软组织肉瘤中选择的药物及其靶点

药物	靶点	肉瘤亚型
靶向药		
olaratumab	PDGFR-α	批准与多柔比星联合应用于转移性和外科无法治愈的 STS
pazopanib	VEGFR 1～3，PDGFR-A/B，和 c-kit	批准用于对蒽环类药物抵抗的非脂肪肉瘤性 STS
imatinib	BCR-ABL1，KIT，PDGFR A/B	批准用于晚期和转移性 GIST 的一线治疗和高危复发 GIST 的辅助治疗，批准用于 DFSP
sunitinib	KIT，PDGFR A/B，VEGFR 1～3，FLT3，RET，CSF-1	批准用作 GIST 的二线治疗，对 ASPS 有潜在益处
regorafenib	cKIT，PDGFR A/B，VEGFR 2～3，BRAF，RET	批准用作 GIST 的二线治疗
ponatinib	BCR-ABL，KIT	cKIT 17 外显和 PDGFRA D842V 突变的 GIST 的研究
crenolanib	PDGFR A/B	PDGFRA D842V 突变的 GIST 的研究
cediranib	VEGFR 1～3	在 ASPS 中正在研究
sorafenib	BRAF，VEGFR 1～3，PDGFRB，FLT3，and KIT	在 AS 中正在研究
bevacizumab	VEGF	在 AS 中正在研究
化疗		
trabectedin	结合 DNA 小沟的烷基化剂	批准用于经过治疗的晚期或转移性 LPS 和 LMS
eribulin	微管抑制剂	批准用于经过治疗的晚期或转移性 LPS
抗激素治疗		
letrozole	芳香化酶抑制剂	在 ER/PR 阳性低负荷子宫 LMS 中正在研究
免疫治疗		
adoptive T cell therapy	抗 NY-NEO-1 抗原	在 SS 中正在研究

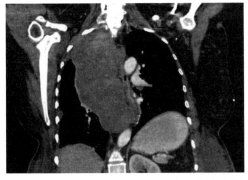

图 4-1　奥拉单抗治疗反应。复发性转移性黏液样脂肪肉瘤患者接受奥拉单抗治疗前的冠状位计算机断层扫描显示较大纵隔肿块

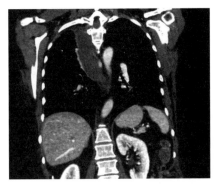

图 4-2　同一例患者的冠状位计算机断层扫描显示，经多柔比星和奥拉单抗治疗 6 个周期后，纵隔肿块明显缩小

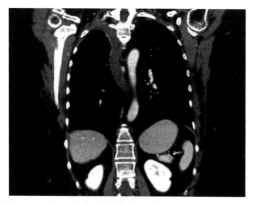

图 4-3 同一患者的冠状位计算机断层扫描显示，在 22 个周期的奥拉单抗治疗后，对奥拉单抗的持续反应以及纵隔肿块的持续缩小

血管内皮生长因子（VEGF）/血管内皮生长因子受体（VEGFR）信号转导通路是肿瘤发生发展过程中新生血管生成的必要条件。VEGF 在多种类型的 STS 中均有表达，其表达增加与较高的恶性程度和较高的转移率有关。这一途径可以用靶向 VEGF 的单克隆抗体（贝伐珠单抗）或小分子受体酪氨酸激酶抑制剂进行靶向对抗。PALETTE 临床研究是一项随机、Ⅲ期试验，研究了帕佐帕尼——一种多靶点酪氨酸激酶抑制剂（VEGFR 1～3、PDGFR-A/B 和 KIT）与安慰剂对比在标准化疗失败后的转移性、非脂肪瘤性 STS 患者中的应用。本试验表明，帕佐帕尼对比安慰剂组显著改善中位 PFS，从 1.6 个月提高到 4.6 个月（HR：0.31，95%CI：0.24～0.40，$P<0.0001$）。尽管 OS 的获益并不显著（10.7～12.5 个月，HR：0.86，0.67～1.11，$P=0.25$），但基于此研究，FDA 批准帕佐帕尼治疗晚期非脂肪瘤性肉瘤。

二、胃肠道间质瘤

胃肠道间质瘤（GIST）是胃肠道最常见的 STS。GIST 被认为来源于 Cajal 间质细胞（胃肠道的起搏细胞）或相关的干细胞。尽管手术仍然是局部疾病的唯一治疗方法，但 TKIs 在辅助治疗和转移治疗中取得的显著疗效使 GIST 成为最早和最成功的癌症靶向治疗例子之一。

Hirota 等在 1998 年首次发现了在约 85% 的 GIST 中 KIT 的激活突变是致癌驱动因素。随后，Heinrich 等发现 5%～8% 的 KIT 突变阴性的 GIST 中存在 PDGFR-A 的激活突变。酪氨酸激酶抑制剂，如伊马替尼，通过结合到三磷酸腺苷（ATP）结合域阻断 KIT 和 PDGFR-A 信号通路，ATP 结合域是受体磷酸化和激活必需的。最终结果是激活细胞凋亡和抑制肿瘤增殖。2001 年，一名接受了化疗和免疫治疗的进展期、转移性胃间质瘤妇女接受了伊马替尼治疗，治疗后 1 个月内出现了快速而完全的代谢反应。2002 年，在一项 Ⅱ 期临床试验能够重复这一有意义的结果后伊马替尼获得了 FDA 的加速批准，用于治疗晚期和转移性 GIST。2008 年，在美国主导的一项 Ⅲ 期试验证实了伊马替尼作为难治性 GIST 患者的主要全身治疗的有效性后，伊马替尼获得完全批准。

伊马替尼也被批准用于辅助治疗，这是基于美国肿瘤外科学会（ACOSOG）进行的一项 Ⅲ 期试验，在该试验中，完全切除≥3cm 的 GIST 患者随机分为伊马替尼组和安慰剂组，伊马替尼组每日 400mg，为期 1 年。与安慰剂相比，伊马替尼显著提高无复发生存率（RFS），危险比（HR）为 0.35（$P<0.0001$）。2012 年，斯堪的纳维亚肉瘤组 XVⅢ试验报告比较了完全切除、高危、KIT 阳性 GIST 患者 1 年和 3 年的伊马替尼辅助治疗。这项试验表明，接受伊马替尼治疗 3 年的患者的 5 年 RFS（65.6% vs 47.9%，$P<0.001$）和 OS（92.0% vs 81.7%，$P=0.02$）均有改善。但伊马替尼辅助治疗的最佳时长未知。除伊马替尼外，其他

TKIs 如舒尼替尼（一种 VEGF、PDGFR、KIT、FLT3 和 CSF-1R 的抑制剂）和雷戈拉非尼（一种 KIT、PDGFR-A/B、VEGFR 2–3、BRAF 和 RET 的抑制剂）也被批准用于转移性疾病的二线和三线治疗。

KIT 和 *PDGFR-A* 的突变分析对 GIST 患者获得最佳治疗非常重要，因为其有助于指导合适的治疗。目前，我们知道约 85% 的 GIST 有 *KIT* 基因突变，其中外显子 11（90%）、外显子 9（8%）是最常见的位置，外显子 13（1%）及外显子 17（1%）较不常见。其他 5%～8% 的 GIST 在外显子 12、14 和 18 中存在 *PDGFR-A* 突变。其余没有 *KIT* 或 *PDGFR-A* 突变的 GIST 以前被称为野生型 GIST，但现在已知它们在 *NF1* 或 *SDH* 复合物基因有其他突变。

没有 *KIT* 或 *PDGFR-A* 突变的患者不太可能从伊马替尼中获益。一项Ⅲ期试验表明，与具有第 9 外显子突变和野生型基因型的患者相比，具有 *KIT* 外显子 11 突变的患者对伊马替尼的应答率也更高（71.7% vs 44.4%，*P*=0.007）。然而，在同一个Ⅲ期试验中发现，当伊马替尼用到每日 800mg 时，与每日 400mg 相比，外显子 9 突变的患者有更好的应答率（67% vs 17%，*P*=0.02）。因此，外显子 9 突变的患者如果耐受良好，应接受每天 2 次伊马替尼 400mg 治疗，如果不能耐受，应服用舒尼替尼。

最后，含有 *KIT* 外显子 17 或 *PDGFR-A* D842V 突变的 GIST 对伊马替尼和其他 TKIs 具有高度耐药性。*KIT* 外显子 17 的原发性突变很少见（占新诊断 GISTs 的 1%）；然而，作为继发突变，外显子 17 突变占获得性伊马替尼耐药病例的 50%。在 PDGFR-A 变异体中，外显子 18 的突变最为常见，其中 D842V 替换占 *PDGFR-A* 突变的 60% 以上。体外研究表明，D842V 突变通过阻断伊马替尼与 ATP 结合位点的结合能力而对伊马替尼产生耐药性。

正在进行的研究已经证明了这些耐药 GIST 的潜在治疗方法。在体外，帕纳替尼对外显子 17 突变和 *PDGFR-A* D842V 突变具有很强的抑制活性，早期研究表明，在经过重度治疗的 GIST 患者中，帕纳替尼具有一定的益处。此外，crenolanib，一种靶向 *PDGFR-A/B* 的药物，也证明了对 D842V 突变体的活性。第一阶段和第二阶段的试验已经完成；crenolanib 在欧洲和美国的第三阶段试验中也取得了进展。最后，新的有效抑制剂 BLU-285 正处于开发的早期阶段，并已在针对这些耐药突变的细胞分析中证明了其活性。

三、脂 肪 肉 瘤

脂肪肉瘤（liposarcomas，LPS）是脂肪细胞分化的恶性肿瘤。它们占所有 STS 的 15%～20%。主要有 4 种亚型：高分化 LPS（WDLPS）、去分化 LPS（DDLPS）、黏液 LPS（MLPS）和多形性 LPS（PLPS）。几乎所有的 WDLPS 和 DDLPS 都显示一个 12q12–15 的扩增子，形成一个环状的 12 号染色体，其中包含许多被扩增的癌基因，包括 *MDM2* 和 *CDK-4*。MLPS 的特征是病理性 t（12；16）（q13；p11）易位，95% 以上的病例产生 *FUS-DDIT3* 融合癌基因。罕见的 *EWSR1-DDIT3* 融合癌基因 t（12；21）（q13；q12）出现在相关病例中。PLPS 具有复杂的结构重排。

尽管对 LPS 改变的信号通路有了更深入的了解，但这还没有转化为有效的靶向治疗。

蒽环类药物为主的化疗方案仍然是晚期疾病患者的标准一线治疗方案。在二线治疗中，由于 LPS 被排除在 PALETE 试验之外，靶向治疗目前在晚期 LPS 的治疗中没有一席之地。但是，还有其他更新的药物被批准使用在这一阶段。

曲贝替定是一种来源于加勒比海鞘（ecteinascidia turbinate）中的烷基化剂，可以结合到 DNA 的小沟并改变 DNA 与转录因子的相互作用。根据 ET743-SAR-3007Ⅲ期试验结果，曲贝替定批准用于蒽环类药物难治性、不可切除或转移性 LPS 以及平滑肌肉瘤患者，在该试验中，曲贝替定与达卡巴嗪相比，可降低 45% 的疾病进展风险。除此之外也可观察到曲贝替定对 OS 的影响趋势，但结果没有统计学意义。亚组分析表明，LPS 中唯一具有统计学意义的获益是 MLPS 亚组。

艾日布林是大田软海绵素（halichondrin B）的合成类似物———一种从海洋海绵 *Halichondria okada* 中提取的聚醚大环内酯，它结合微管蛋白 vinca 结构域并不可逆地抑制微管的组装。它阻止正常的有丝分裂纺锤体形成，导致细胞周期阻滞和凋亡。一项关键的Ⅲ期试验发现，在先前接受过治疗的晚期 LPS 或平滑肌肉瘤患者中，与达卡巴嗪相比，艾日布林组的 OS 显著改善（HR=0.768，P=0.017）。亚组分析表明，艾日布林的获益主要局限于 LPS 患者中（HR=0.51，95%可信区间：0.35～0.75，P=0.006），因此 FDA 仅批准艾日布林用于 LPS。

四、腺泡状软组织肉瘤

腺泡状软组织肉瘤（alveolar soft part sarcoma，ASPS）是一种罕见的高度血管化肿瘤，主要发生于青少年；它只占所有 STS 的不足 1%。ASPS 患者经常会发生转移，但通常会经历一个缓慢的过程，中位生存期为 40 个月。用于治疗大多数 STS 的标准细胞毒性化疗方案在 ASPS 中无效。

ASPS 的特点是 t（X；17）（p11：q25）不平衡易位产生 ASPL-TFE3 转录因子，导致MET 和促血管生成因子的不受控制转录。西地尼布是 VEGFR1、VEGFR2 和 KIT 的一种有效抑制剂，最近的一项单臂Ⅱ期研究中显示其活性，在 43 名 ASPS 患者中其总的部分缓解率（PR）为 35%，标准差（SD）为 60%，24 周疾病控制率（PR+SD）为 84%。舒尼替尼在 9 名晚期患者中也显示出抗肿瘤活性。中位 OS 为 19 个月，PFS 为 17 个月，88%的患者在 6 个月时无进展。这些结果表明，在这种罕见的 STS 亚型中，西地尼布和舒尼替尼是潜在的活性药物。

五、滑 膜 肉 瘤

滑膜肉瘤（synovial sarcoma，SS）占所有 STS 的 8%～10%。它们几乎可以发生在任何解剖部位。SS 表现为 X 染色体与 18 号染色体的病理易位 t（X；18）（p11.2；q11.2），翻译成几种不同的 SS18-SSX 蛋白的表达。与其他 STS 相比，SS 相对更具化学敏感性，因此化疗是晚期疾病的一线治疗。虽然 SS 患者对化疗的反应可能更高，但治疗毒性和疾病的最终进展限制了其疗效。在二线治疗中，帕唑帕尼是基于 PALETTE 试验的一种选择，尽管在 327 名 SS 患者中只有 38 名参与了该试验。SS 患者的治疗新方法还在研究当中。

一种新的策略是过继性细胞转移（ACT），即用编码针对 NY-ESO-1 癌症/睾丸抗原的 T 细胞受体（TCR）的反转录病毒载体将自体 T 淋巴细胞转化，然后在癌症患者接受淋巴消耗性化疗后进行扩增和再输注。SS 高表达 NY-ESO-1。一项在转移性 SS 中使用这种方法的小型 ACT 研究显示了令人满意的结果。在这项研究中，有 11 名转移性黑色素瘤患者和 6 名重度 SS 患者。在 6 名 SS 患者中，4 名有部分客观反应，持续 5～18 个月。

六、隆突性皮肤纤维肉瘤

隆突性皮肤纤维肉瘤（dermatofibrosarcoma protuberans，DFSP）是一种非常罕见的真皮层肿瘤，虽然偶尔会发生转移，但通常病程发展缓慢。DFSP 的特点是染色体 17 和 22 易位，导致 COL1A1–PDGFRB 编码的蛋白融合，使得 PDGFR-B 和旁分泌激活细胞信号过度表达。用伊马替尼抑制 PDGFR-B 对 DFSP 患者有效。对局部晚期或转移性 DFSP 患者用伊马替尼治疗的两个 II 期研究的汇总分析显示，有效率为 46%，1 年 PFS 为 58%。伊马替尼被 FDA 批准用于 DFSP。

七、血管肉瘤

血管肉瘤（angiosarcoma，AS）是一种罕见的异质性血管肉瘤，生长迅速，容易局部复发和广泛淋巴结转移。五年生存率低于 20%。由于其高级别，AS 对化疗敏感，特别是紫杉醇等紫杉类药物。II 期 ANGIOTAX 试验研究了每 4 周在第 1 天、第 8 天和第 15 天给予紫杉醇治疗 1 次，结果表明紫杉醇对 AS 的治疗有效，2 个月的 PFS 为 74%，4 个月时为 45%，中间 OS 为 8 个月。

一些 II 期临床试验探索了抗血管生成药物在 AS 中的应用。一项大型 II 期研究观察了索拉非尼（BRAF、VEGFR1–3、PDGFR-B、FLT3 和 KIT 的抑制剂）对多种肉瘤亚型的应答率，AS 是唯一到达主要研究终点（PR 14%）的组。但是整个队列的 PFS 为 3.2 个月。贝伐珠单抗是一种结合 VEGF 的重组人单抗，在 II 期试验中也显示出一定的活性，其中 3/26 的患者获得 PR，13/26 的患者病情稳定，10/26 的患者病情进展。

八、免疫治疗在 STS 治疗中的作用

靶向程序性死亡受体 1（PD-1）及其配体（PD-L1）的药物已经改变了许多实体瘤的治疗方法，但它们在肉瘤中的作用仍不明确。已经有一些临床试验研究 PD-1 和（或）抗 PD-L1 抑制剂在肉瘤中的作用，但结果令人失望。II 期 SARC028 临床研究评估了帕博利珠单抗（pembrolizumab）在不能切除、复发或转移性 STS 及骨肉瘤患者中的作用。主要研究终点为基于 RECIST 1.1 标准的客观缓解率（ORR）。一共 40 名 STS 患者，包括 4 种不同的组织学亚型：未分化多形性肉瘤（UPS）、DDLPS、SS 和 LMS。中位随访时间为 17.8 个月，40%（4/10）的 UPS 患者、20%（2/10）的 LPS 患者、10%（1/10）的 SS 患者和 0%（0/10）的 LMS 患者有客观反应。2 个队列（STS 或骨肉瘤）均未达到主要终点。然而，pembrolizumab 在 UPS 或 DDLPS 患者中的表现优异。一项类似的 II 期临床试验评

估了纳武利尤单抗（nivolumab）对晚期或不能切除的子宫 LMS 患者的疗效，并发现在客观反应和 PFS 方面没有临床获益。研究中的 12 名患者均无客观反应，中位 PFS 为 1.8 个月。最后，一项 Ⅱ 期试验评估了抗 CTLA-4 抗体伊匹单抗（ipilimumab）在未能接受或标准治疗失败后的局部复发或转移性 SS 患者中的作用，6 名入选患者均在一个治疗周期后疾病进展继而退出研究。这些研究表明，抗 PD1 和抗 CTLA4 的免疫疗法在 STS 的治疗中不起作用，但仍需要进一步研究它们在某些亚型中的作用，以及与其他免疫治疗剂或治疗方式（如放射治疗）的结合的作用。

九、总　结

综上所述，尽管细胞毒性化疗仍然是大多数晚期 STS 患者的主要治疗手段，但分子靶向治疗在某些 STS 亚型的治疗模式中也起着关键作用。这种新的有效的治疗方式为那些对传统化疗抵抗的晚期患者带来了巨大的希望。虽然免疫治疗目前还没有在 STS 的治疗中发挥作用，但该领域的快速发展和蓬勃的研究正在进行中，在不久的将来，免疫治疗也可能成为治疗措施的一部分。

（王冠英　译　雷福茜　于　萍　校对）

第五章　多发性骨髓瘤

Amrita Krishnan，Nitya Nathwani，Idoroenyi Amanam，Rohan Gupta

一、生　物　学

多发性骨髓瘤的发病机制十分复杂，目前还未完全阐明，但它与后生发中心浆细胞的恶性转化有关。多发性骨髓瘤似乎是从无症状的前体阶段发展而来，在该阶段，克隆性增殖以有限的方式发生，并伴有相关的遗传改变，通常是免疫球蛋白重链易位或超二倍体，这是对抗原刺激的异常反应。此后，出现了二次打击，包括基因改变和骨髓微环境的改变，导致多发性骨髓瘤的发生。多发性骨髓瘤是一种异质性疾病，其预后存在巨大差异，其主要原因是潜在疾病生物学的差异，尤其是细胞遗传学异常、骨髓浆细胞免疫表型和循环浆细胞的存在。分裂间期荧光原位杂交（FISH）比常规核型分析更敏感，因为恶性浆细胞中的分裂中期细胞数目较少。间期荧光原位杂交有助于将疾病分为高危和标危。国际骨髓瘤工作组（IMWG）的共识声明将 t（4；14），t（14；16），t（14；20），del（17/17p）和所有非超二倍体核型列为高风险。IMWG 建议将 FISH、乳酸脱氢酶 LDH 和国际分期系统（ISS）联合应用于新诊断的多发性骨髓瘤的风险分层。在修订的 ISS 分期系统中，由于 FISH 检测中这些探针的广泛应用，17p 缺失、t[4, 14] 和 t[14, 16] 被列为高风险标记。

二、分　　期

多发性骨髓瘤有两种主要分期系统：Durie-Salmon 分期系统和国际分期系统（ISS 分期）。

Durie-Salmon 分期系统根据肿瘤负荷以及由血红蛋白、免疫球蛋白水平、血钙、肌酐、溶骨性病变和尿中单克隆蛋白排泄量所反映的终末器官损害对患者进行分期。它不提供预后信息，而且部分是主观的，这限制了它的使用。

国际分期系统根据血清 β_2 微球蛋白和白蛋白水平将患者分为 3 组，每组有不同的预后（表 5-1）。尽管白蛋白和 β_2 微球蛋白也会受到包括肾衰竭在内的其他疾病的影响，但国际分期系统并不受肾功能不全程度的影响。

修订后的国际分期系统（R-ISS）将血清乳酸脱氢酶和 FISH 检测的高危特征添加到上述原版 ISS 中。该系统将患者分为 3 个风险组，并提供可靠的预后信息（表 5-2）。

表 5-1 ISS 分期系统预后

ISS 分期阶段	血清 β₂ 微球蛋白水平（mg/L）	血清白蛋白水平（g/dl）	中位总生存期（月）
Ⅰ 期	<3.5	$\geqslant 3.5$	62
Ⅱ 期	$3.5\sim5.5$	<3.5	44
Ⅲ 期	$\geqslant 5.5$		29

表 5-2 修订后的 ISS 分期系统预后

修订版 ISS 阶段	中位无进展生存期（月）	中位总生存期（月）
R-ISS Ⅰ 期	66	未到达
R-ISS Ⅱ 期	42	83
R-ISS Ⅲ 期	29	43

三、症状性多发性骨髓瘤的诱导化疗

当前的美国国家综合癌症网络（NCCN）指南建议将三药联合方案作为多发性骨髓瘤患者的标准治疗方案；老年人和体弱的患者可以采用两药联合治疗。过去，诱导化疗的类型因移植类型的不同而有所不同，但实践证明，即使是不符合自体干细胞移植（ASCT）的患者，也可以采用不含美法仑的方案进行治疗。

目前 NCCN 指南将 VRD（硼替佐米-来那度胺-地塞米松）列为 1 类推荐方案，作为 ASCT 患者的诱导治疗。肾衰竭患者首选 CyBorD 方案（环磷酰胺-硼替佐米-地塞米松），当肾功能改善时，一般的共识是尝试从 CyBorD 转为 VRD。对于非 ASCT 患者，NCCN 1 类推荐方案是 VRD 和 Rd（来那度胺-地塞米松）持续治疗直至进展。另一个 NCCN 1 类推荐方案是单克隆抗体达雷妥尤单抗与硼替佐米、美法仑和泼尼松联合使用。研究显示关于第二代选择性蛋白酶体抑制剂卡非佐米（carfilzomib）的方案已经显示出令人印象深刻的应答率，值得进一步讨论。

（一）VRD 化疗方案

在美国，硼替佐米、来那度胺和地塞米松联合应用是有症状的多发性骨髓瘤患者最常用的诱导方案。先前的 VRD Ⅱ 期研究表明，该方案有效且耐受性良好。一项多中心 Ⅲ 期研究，对 525 名未经治疗的多发性骨髓瘤患者进行研究，这些患者无意立即接受 ASCT，随机受试者接受 6 个月的 VRD 或 Rd 诱导治疗，随后接受 Rd 维持治疗，并将 RVD 确立为"标准"诱导方案。研究显示 VRD 组无进展生存期（PFS）和总生存期（OS）均有患者获益（中位 PFS 43 个月 vs 30 个月，HR：0.71；中位 OS 75 个月 vs 64 个月，HR：0.71）。VRD 组和 Rd 组的总有效率分别为 82% 和 72%。在这项试验中，硼替佐米每周静脉注射 2 次，为患者登记入组时的标准用法（2008—2012 年）；因此，3 级和 4 级周围神经病变的发生率明显更高（33% vs 11%），胃肠道不良事件也更常见。

（二）KRd 方案

卡非佐米（carfilzomib）是第二代选择性蛋白酶体抑制剂，被批准用于复发或难治性多发性骨髓瘤患者。在 53 例未接受治疗的多发性骨髓瘤患者的 I/II 期研究中，对卡非佐米联合来那度胺和地塞米松（KRd）进行了评价。结果显示，24 个月 PFS 为 92%，反应深度令人印象深刻，适合 ASCT 患者的严格 CR 率为 42%。一些研究表明，在一线用药中，卡非佐米与其他药物不同的组合具有毒性，其中一项研究认为卡非佐米导致 2 例死亡。尽管其中一项研究只有一份初步报告，但总体研究结果表明，卡非佐米可能引起心脏和肺毒性，尤其是对老年患者，因此不应作为非 ASCT 候选老年人的初始治疗。

四、老年患者

多发性骨髓瘤通常是高发于老年人的一种疾病，在这个人群中有明显的异质性。尽管新诊断的多发性骨髓瘤的前期治疗通常包括蛋白酶体抑制剂和免疫调节药物的联合治疗，但某些老年或体弱的患者可以采用双药方案。除了使用新药，仔细评估是老年人治疗成功的必备条件。对接受多发性骨髓瘤治疗的老年人进行综合性老年病评估（CGA）和脆弱性评估是衡量其毒性和生存率的有效方法。通过不同的评分系统评估这一人群的健康和虚弱程度，从而决定治疗方案的选择。IMWG 提出了基于年龄、并发症、认知和身体功能的体质虚弱程度评分，以确定 3 组：健康、中等健康和虚弱，预测老年骨髓瘤患者的死亡率和毒性风险。另一个研究团队在 801 名患者中验证了修订后的骨髓瘤合并症指数，发现健康、中等健康及虚弱患者的总生存率各不相同，FIRST 试验确定在不符合 ASCT 条件的患者中来那度胺联合地塞米松是一种有效的口服方案，一般可以持续用药直至疾病进展。FIRST 试验中，来那度胺联合地塞米松连续治疗组的中位 PFS 为 26 个月。一项针对 53 名新诊断的不符合移植条件的多发性骨髓病患（中位年龄 73 岁）的 II 期研究将来那度胺、硼替佐米和地塞米松进行了剂量调整，以平衡疗效和毒性。第 1 天、第 8 天、第 15 天和第 22 天皮下注射硼替佐米 $1.3mg/m^2$，第 1 天到第 21 天应用来那度胺 15mg 及口服地塞米松；每个周期超过 35 天。这项研究显示总有效率为 86%，66% 的患者获得非常好的部分缓解（VGPR）或更好的疗效。中位无进展生存期为 35.1 个月，中位总生存期未达到。该方案耐受性良好，超过 10% 的患者发生的 3 级毒性是低磷血症，但该事件不需要调整剂量。3 级周围神经病变发生率为 2%；不良事件导致的停药率为 4%。该研究证明了如何在不影响疗效的情况下，通过调整剂量和给药时间，给老年患者使用有效的联合治疗。

五、干细胞移植在骨髓瘤中的应用

自体干细胞移植是改善骨髓瘤缓解率和缓解持续时间的最早干预措施之一。它的历史可以追溯到 20 世纪 80 年代，当时 McElwain 等的初步研究表明，加大剂量的美法仑可以诱导骨髓瘤患者产生反应。这些最初的患者接受了 $100 \sim 140mg/m^2$ 的美法仑，而没有进行干细胞移植。由于患者长期中性粒细胞减少，这种方法的实用性受到限制。

随着骨髓的使用，以及随后的外周血动员干细胞作为解救手段，大剂量美法仑成为骨髓瘤治疗的一个可行的支柱，多年来其使用量一直在增长。事实上，来自国际血液和骨髓移植研究中心（CIBMTR）的数据表明，2016 年美国有 8000 多名患者接受了自体移植。

（一）常规化疗与大剂量化疗的对比试验

多个对比常规化疗和大剂量美法仑联合干细胞解救的试验已经进行。这些试验对照组大多使用传统的化疗药物，包括长春新碱、多柔比星和类固醇。研究一致表明，高剂量组无事件生存获益，总体生存获益结果不一（表 5-3）。

表 5-3　传统化疗与大剂量美法仑联合干细胞解救的比较

参考文献	化疗方案	中位 EFS（月）	中位 OS（月）
[1]	VMCP，BVAP	18vs27	37vsNR
[2]	多柔比星，长春新碱，甲泼尼龙，环磷酰胺	19vs31	42vs54
[3]	VBMCP，VBAD	33vs42	66vs61

VMCP. 长春新碱，美法仑，环磷酰胺，泼尼松；BVAP. 卡莫司汀，长春新碱，多柔比星，泼尼松；VBMCP. 长春新碱，卡莫司汀，美法仑，环磷酰胺，泼尼松；VBAD 长春新碱，卡莫司汀，多柔比星，地塞米松

多年来，这些研究为高剂量治疗的前期应用奠定了基础。此外，IFM 对早期和延迟移植的研究表明，早期高剂量组的生活质量更好。

然而，随着蛋白酶体抑制剂和免疫调节剂等新药的出现，移植的作用再次受到质疑，这些药物诱导的完全缓解率与单次移植相似。IFM-DFCI（Intergroupe Francophone du Myélome/Dana-Farber）癌症研究所的试验将 RVD（来那度胺、硼替佐米、地塞米松）诱导后的患者随机分为高剂量治疗或进一步的 RVD 组，这是目前评估高剂量治疗最相关的试验。这项研究对 700 名患者进行了 3 个周期的 RVD，然后采用 5 个周期 RVD 巩固治疗或大剂量美法仑加自体造血干细胞移植后序贯 2 个周期 RVD 巩固治疗。两组患者均接受来那度胺维持治疗 1 年。移植组中位无进展生存期（PFS）明显长于 RVD 组，分别为 50 个月和 36 个月。然而，4 年的 OS 无显著差异。

在意大利进行的一项大剂量美法仑与美法仑、泼尼松和来那度胺（MPR）的对比试验显示，大剂量治疗对 PFS 和总生存期（OS）均有益处（PFS：43 个月 vs 22 个月，4 年 OS 81.6% vs 65.3%）。然而，由于对照组在北美不是一种常用的治疗方案，而且在诱导或维持治疗中也没有使用硼替佐米，因此在美国的认可度较低。此外，对照组的 OS 低于使用 RVD 的 IFM-DFCI 试验，部分原因可能是缺乏蛋白酶体抑制剂。最后，只有 68% 的患者能够进行第一次随机移植或 MPR 巩固，其余患者退出研究主要是因为疾病进展。这一发现强调了有效诱导方案的重要性，与大剂量治疗无关。

（二）移植后巩固/维持治疗

自体移植变得更安全和更有效的部分原因是使用蛋白酶体抑制剂和免疫调节剂作为诱导的一部分。尽管如此，多发性骨髓瘤（MM）仍然不能治愈，大多数患者最终会复发。降低复发风险的策略包括有计划的双次移植、巩固和持续维持。

（三）双次自体移植

多个欧洲试验将患者随机分为单次移植组和双次移植组，结果显示双次移植组的 PFS 或 EFS 获益（表 5-4）。例如，一项 IFM 试验报告 EFS 增加了 1 倍，7 年总生存率从 21%

提高到 42%。然而，需要注意的是诱导用的是 VAD（长春新碱、多柔比星、地塞米松）方案，因此诱导后只有 13% 的患者处于完全缓解或非常好的部分缓解状态，这远远低于我们目前看到的比率。此外，在亚组分析中，在第一次治疗后没有达到很好的部分缓解的患者是从双次移植中获得显著益处的患者。这一结果引起了对双次移植在新药时代的实用性的质疑，如今，大多数患者在经过有效的诱导治疗和单次移植后可获得 VGPR。

表 5-4 双次与单次自体干细胞移植

参考文献	EFS	OS
[4]	7 年：20% vs 10%	42% vs 21%
[5]	35 个月 vs 23 个月	无差别

EFS. 无事件生存率；OS. 总生存率

因此，两项现代试验被认为更适合回答这个疑问。EMN02/HO09 试验用 CyBorD（环磷酰胺、硼替佐米、地塞米松）强化诱导，然后进行单次或双次移植，在非移植组应用美法仑/泼尼松/硼替佐米。在意向治疗的基础上，双次移植组的 3 年 PFS 为 73%，而单次移植组为 64%。值得注意的是，双次移植似乎也克服了高风险细胞遗传学带来的不良预后（3 年 PFS：72% vs 73%）。

BMT CTN 0702 Stamina（一项美国合作试验）也评估了双次移植的作用。与 EMN 试验相反，没有限定的诱导治疗方案，诱导治疗的唯一规范是患者必须在诱导治疗后的 2～12 个月参与。他们被随机分为 3 组：双次移植、单次移植或 RVD 巩固。单次和双次移植组 38 个月的 PFS 分别为 57% 和 56%。即使在高危细胞遗传学组，双次移植也没有获益。临床试验结果的巨大差异使得这一问题仍有争论。诱导方案的差异可能影响单次移植后的 PFS 结局。在美国试验中，超过 50% 的患者接受了 RVD，这可能会抵消二次移植的获益。美国的大多数中心会采集足够数量的干细胞以备二次移植，但在临床试验之外，通常不进行双次移植。

（四）维持治疗

大剂量治疗后多发性骨髓瘤残留病灶可通过持续低剂量治疗控制。但是，维持治疗方案及持续时间仍有待明确。传统维持治疗药物如干扰素、沙利度胺存在疗效有限、不良反应多等限制。临床试验显示干扰素维持治疗患者 PFS 获益有限，OS 无获益，此外，相当一部分患者因不良反应而中断治疗。IFM-99-02 随机临床试验对比了自体造血干细胞移植后采用帕米膦酸每月一次维持治疗及帕米膦酸联合沙利度胺 400mg 每日维持治疗的疗效。对照组及联合用药组 3 年的 EFS 分别为 36% 及 52%。同时，非高危组，如不存在 13 号染色体缺失及 β_2 微球蛋白水平较低的患者，应用帕米膦酸联合沙利度胺 400mg 每日维持治疗 OS 显著延长。但是，不良反应较多限制了沙利度胺在维持治疗中的应用。BMT CTN0102 试验中大多数患者无法按计划完成为期 2 年的沙利度胺维持治疗。但是，在美国以外的许多国家及地区，沙利度胺作为唯一被批准用于 MM 维持治疗的药物，仍然广泛应用。

在美国，来那度胺是维持治疗的标准用药。来那度胺实际上是目前唯一获得 FDA 批准的 MM 自体移植后维持药物。3 项随机对照临床试验证实与观察组相比，自体造血干细胞移植后序贯来那度胺维持治疗患者能够显著获益。美国 CALGB100104 临床试验将患者分为安慰剂对照组及来那度胺 10～15mg 维持治疗组，研究终点为疾病进展，该试验在中期分析后揭盲，因为来那度胺组 PFS 显著延长。来那度胺组及安慰剂对照组的 PFS 分别为 46 个月及 27 个月。即使安慰剂组允许交叉，来那度胺组也有显著的 OS 获益。总体而言，该药物耐受性良好，只有 20% 的患者因毒性而停用来那度胺，而在 CTN 0102 试验中，超过 80% 的患者停用沙利度胺。

IFM 2005-02 试验评估了单次自体移植后来那度胺巩固和维持的效用。所有患者首先接受了为期 3 周的全剂量来那度胺 25mg 每天巩固治疗，随后患者被随机分配至安慰剂组或每天 10～15mg 来那度胺组。与 Cancer and Leukemia Group B（CALGB）临床试验类似，其目的是继续使用来那度胺直至疾病进展。然而，该试验最终提前停止了来那度胺治疗，此外，安慰剂组不允许交叉。来那度胺组的中位 PFS 为 41 个月，安慰剂组为 23 个月。迄今为止，尚未显示 OS 获益。

一项意大利 MPR Ⅲ 期试验评估了常规化疗和高剂量马法兰联合自体移植后来那度胺的维持治疗。在使用 RD（来那度胺联合地塞米松）方案进行 4 个周期的诱导后，患者被随机分配为 2 组，分别为美法仑+泼尼松+来那度胺组、高剂量美法仑±低剂量来那度胺维持治疗组。来那度胺维持治疗组 PFS 显著延长（41.9 个月 vs 21.6 个月）。然而，值得注意的是，亚组分析显示Ⅲ期患者并未从来那度胺维持治疗中获益。尽管来那度胺在美国被批准用于 MM 自体移植后的维持治疗，但这种选择是否最有利仍存在争议，因为 CALGB 和 IFM2005-02 试验均显示继发第二恶性肿瘤发生率增加。CALGB 试验显示原发第二恶性肿瘤发生率在来那度胺维持治疗组及对照组分别为 8% 及 2%。IFM 试验显示继发第二恶性肿瘤年发生率在来那度胺维持治疗组及对照组分别为 3.1% 及 1.2%。在意大利 MPR 临床试验中来那度胺维持治疗组继发第二肿瘤发生率为 2.8%。此外，尽管来那度胺被批准用于 MM 维持治疗直至疾病进展，但其最佳维持时间仍有争议。CALGB 试验中使用来那度胺直至疾病进展，而 IFM2005-02 试验提前停止使用，而在最近的 IFM DFCI 试验中，来那度胺仅使用了 1 年。基于以上原因，IMWG 指南尚未就来那度胺维持治疗达成明确共识。

蛋白酶体抑制剂也被研究作为一种维持治疗策略。由于静脉注射硼替佐米出现的严重周围神经病变，其临床应用在一开始受到较大的限制。然而，随着皮下注射硼替佐米和口服蛋白酶体抑制剂如伊沙佐米的广泛应用，这类药物在维持治疗中的地位受到重视。HOVON 试验评估了硼替佐米、多柔比星联合地塞米松（PAD 方案）+自体造血干细胞移植后采用静脉硼替佐米 $1.3mg/m^2$ 每两周给药 1 次维持治疗方案与长春新碱、多柔比星联合地塞米松（VAD 方案）+自体造血干细胞移植后采用沙利度胺 50mg 每日维持治疗的对比，硼替佐米维持组 47% 的患者因不良反应中断治疗，沙利度胺组 67% 的患者因不良反应中断治疗。皮下注射硼替佐米将使得更多患者能够维持治疗。与沙利度胺维持组相比，硼替佐米维持治疗组患者 PFS 获益更多（随访 36 个月，硼替佐米组 46% vs 沙利度胺组 42%）。长期随访显示硼替佐米组 OS 显著获益。值得注意的是，17p-高危组患者应用沙利度胺及硼替佐米维持治疗的 PFS 分别为 12 个月及 26 个月, 3 年 OS 分别为 17% 及 69%。

即使通过皮下给药大大降低了药物毒性, 口服给药由于用药方便, 仍然是长期维持治疗的重要组成部分。伊沙佐米是一种新型口服蛋白酶体抑制剂, 一项 Ⅱ 期临床研究显示伊沙佐米在新诊断不适合造血干细胞移植的患者中有较好的有效性及耐受性。该试验结果显示入组的 50 例患者持续反应时间为 26.5 个月, CR 率≥52%。近期一项 Ⅲ 期临床研究结果显示, 与安慰剂对照组相比, 自体造血干细胞移植后采用伊沙佐米维持治疗能够显著延长 PFS, 但尚未公布全部细节 (NCT#02181413)。

（五）老年患者的移植

多年来移植中最大的变化之一是从实际年龄的评估转变为生理年龄或患者移植合并症指数评估。

在临床试验中, 通常仍然有强制性的年龄限制。欧洲移植试验招募患者的年龄上限为 65 岁, 美国移植试验招募患者的年龄上限为 70 岁。然而, 骨髓瘤患者的中位发病年龄为 72 岁, 因此许多患者实际上年龄高于 Ⅲ 期试验的上限。回顾性研究表明, 70 岁以上的患者可以安全地进行移植。Badros 等评估 70 岁以上患者移植的安全性, 发现美法仑剂量为 $200mg/m^2$ 时患者死亡率为 16%, 但较低剂量的美法仑 ($140mg/m^2$) 可显著降低患者的死亡率至 2%。一项针对 61 名 65 岁以上患者的回顾性研究显示, 将试验结果与同期接受治疗的 237 名 65 岁以下患者进行了比较, 结果表明两组之间在干细胞植入、治疗相关死亡率或感染率方面没有差异。

老年患者进行自体造血干细胞移植可改善 EFS 及 OS。Palumbo 等研究了 71 名 55～75 岁的患者, 应用美法仑 $100mg/m^2$ 预处理序贯自体造血干细胞移植, 并将他们与接受常规剂量美法仑/泼尼松治疗的配对患者进行了比较。结果显示自体移植组改善了完全缓解率、EFS 和 OS。新药时代上述获益仍然存在。一项在 65～75 岁患者中进行的 Ⅱ 期临床试验评估了 4 个周期的硼替佐米、脂质体多柔比星联合地塞米松, 序贯自体干细胞移植, 然后进行 4 个周期的来那度胺联合泼尼松巩固, 最后采用来那度胺维持治疗的疗效。中位 PFS 为 48 个月, 五年生存率为 63%。值得注意的是, 老年患者的移植相关死亡率 transplant-reloted mortality (TRM) 为 19%, 而年轻患者的移植相关死亡率为 4%。大多数移植中心的常规做法是对特定 70 岁以上患者考虑移植。

（六）异体移植

理论上同种异体移植具有无残留病灶污染和潜在移植物抗骨髓瘤效应等优势。然而, 由于 TRM 发生率高, 骨髓瘤的同种异体移植受到一定的限制。在 SWOG S9321 试验中, 诱导治疗后的患者被分为同胞供者异基因造血干细胞移植组及自体造血干细胞移植组, 同胞供者异基因组的 TRM 为 53%, 该结果导致异基因移植组提前关闭。欧洲血液和骨髓移植协会（EBMT）一项纳入了 690 例患者的注册研究显示, TRM 为 41%, 中位 OS 为 18 个月。该研究显示 1994—1998 年生存率较 1983—1993 年显著改善。随着外周血干细胞的使用以及移植物抗宿主病（GVHD）预防的改进, 异基因移植的死亡率较前下降, 但仍远高于自体造血干细胞移植。然而，在一个亚组患者中观察到的长期无病生存确实证明了移植物抗骨髓瘤效应的益处。

减低剂量的非清髓性移植预处理方法，在降低 TRM 的同时保持了异体干细胞的优势，重新唤起了对骨髓瘤同种异体移植的兴趣。几项 II 期临床试验评估了使用自体移植进行初始减瘤治疗，后序贯非清髓性异体移植治疗的疗效。Fred Hutchinson 癌症研究中心/City of Hope 纳入了 102 名患者，结果显示 CR 率为 60%，5 年 TRM 为 18%。GITMO（The European Gruppo Italiano Trapianto Midollo Osseo）100 名异基因移植患者的经验表明，治疗后 CR 率增加至 53%，中位 EFS 为 37 个月。

这一结果为双次自体造血干细胞移植对比自体移植后序贯减低预处理剂量的异基因造血干细胞移植III期临床试验奠定了基础。一项意大利研究纳入了 245 名患者，根据同胞供者情况进行分组，每组约 80 名患者，58/46 名患者分别完成了自体/异基因移植或双次自体造血干细胞移植。中位随访时间为 7 年，异基因移植组的中位 OS 未达到，EFS 为 39 个月，而双次自体移植组的中位 OS 为 5.3 年，EFS 为 33 个月（$P= 0.02$）。然而，尽管证明异基因移植组的生存率有所提高，但该疗法并未成为规范治疗方案。该试验受到质疑，因为自体移植组的结果不理想，原因是美法仑剂量的可变性，以及两个试验组首次和二次移植之间的高退出率。

与此相反，美国 BMT CTN 0102 临床试验结果并不支持上述结论。这项试验同样根据同胞供者的情况进行分组，分为自体造血干细胞移植/减低预处理剂量异基因移植组与双次自体移植组，此外，该试验将患者分层为高危组与标危组。共入组 710 名患者，其中 625 名标危（其中 436 名双次自体移植，189 名自体/减低预处理剂量的异基因移植），85 名高危患者（其中 48 名双次自体移植，37 名进行自体/减低预处理剂量的异基因移植）。二次移植的退出率自体组为 16%，异体组为 17%。主要研究终点为 3 年 PFS，两组之间 PFS（46% vs 43%，$P= 0.67$）及 OS（80% vs 77%，$P= 0.19$）无显著性差异。同样的，高危组患者进行异基因移植 PFS 及 OS 无显著获益。异基因移植组 TRM 显著升高（异基因组 11% vs 自体组 4%）。该项试验结果使得异基因移植治疗不再用于骨髓瘤。

中等强度预处理剂量的同种异体移植目前用于多次复发的患者，尽管结果仍然不尽如人意。在 CIBMTR 分析中，将挽救性自体移植（$n = 137$）与挽救性非清髓性同种异体移植（$n = 152$）进行了比较。异基因移植组的 3 年 PFS 为 6%、OS 为 20%，低于自体移植组（3 年 PFS 为 12%，OS 为 46%）。然而，另一项试验对 169 名患者在复发时进行 HLA 配型，结果显示同种异体移植组的 PFS 更高（42% vs 18%，$P<0.0001$）。

随着单克隆抗体、新一代免疫调节剂和蛋白酶体抑制剂等新疗法被用于复发性骨髓瘤的治疗，异基因造血干细胞移植的使用较前进一步减少。以细胞免疫治疗为基础的治疗方案使得部分患者获得了长期缓解，为今后的治疗提供了绝佳的范例。未来复发性多发性骨髓瘤的治疗将更多与基因工程自体 T 细胞免疫治疗相关，我们将在后续的章节专题讨论这一问题。

六、复发性骨髓瘤

近年来，多发性骨髓瘤（multiple myeloma，MM）已成为一种慢性病，每位患者都会出现多次缓解和复发。随着免疫调节剂（IMiD）和蛋白酶体抑制剂（PI）的发展，过去 20 年骨髓瘤的治疗取得了一些进展，但大多数患者在初始治疗后会出现疾病复发并需要进一步治疗。复发性骨髓瘤可能出现多个突变的积累，使得肿瘤耐药性增强、疾病缓解时间缩短以及对后续治疗的反应性下降。疾病复发的时间也很重要，与移植后很长一段时间仅有单克隆免疫球蛋白升高的患者相比，造血干细胞移植后 1~1.5 年复发的患者疾病侵袭性更强，需要尽快治疗。

近年来，复发性骨髓瘤的治疗选择越来越多元化。通常根据患者的耐受性和获取药物的便捷性来选择药物。然而，药物的成本也可能成为未来治疗决策中的影响因素。疾病的不同生物学基础可能导致不同的治疗。例如，维奈托克是一种选择性的、口服生物利用度较高的 BCL-2 抑制剂，在复发/难治性 t（11；14）阳性的 MM 患者中显示出抗骨髓瘤活性，因为这类患者 BCL-2 的表达量较 BCL-XL 和 MCL-1 显著升高。未来面临的挑战是开发高效的多药组合。在最近的 ACYCLONE 试验中，在不符合干细胞移植条件的新诊断多发性骨髓瘤患者中，采用了包含达雷妥尤单抗在内的三药联合疗法，结果显示与对照组相比，含有达雷妥尤单抗组患者疾病进展及死亡风险均显著降低。该方案同样可用于难治性骨髓瘤的治疗。

在选择治疗方案之前，更重要的是确认确实出现了疾病复发。无法检测到的生化复发患者或根据 IMWG（国际骨髓瘤工作组）反应标准不可测量的复发患者不需要立刻开始治疗。寡克隆重组是靶向治疗时代由于反应深度增加而出现的一种新现象，导致不同型副蛋白的出现，不需要补救治疗。生化复发及治疗后复发是指经过客观实验室检查及影像学诊断标准证实的复发：血清或尿单克隆免疫球蛋白（M 蛋白）升高≥25%或血清受累与非受累游离轻链之间的差值增加≥25%，或出现新的浆细胞瘤或与浆细胞异常增殖相关的高钙血症。对于无分泌型 MM 患者，将骨髓浆细胞增加定义为复发。复发/难治性多发性骨髓瘤（RRMM）是指在前期治疗中达到微小缓解（MR）或更好的患者再次治疗后无反应或疾病进展，或末次治疗后 60 天内无反应或疾病进展。多发性骨髓瘤的临床复发定义为出现 CRAB 症状（即高钙血症、肾功能不全、贫血或新发溶骨性病变）。

（一）治疗指征

复发性 MM 的治疗目的是缓解疾病症状并预防 CRAB 症状的发展。在惰性疾病中，密切监测 M 蛋白水平变化直至出现显著进展是可行的。生化复发的情况下开始治疗的指征包括间隔 2 个月 2 次检测出现血清 M 蛋白加倍、血清 M 蛋白增加≥10g/L、尿 M 蛋白增加≥500mg/24h 或受累血清游离轻链（FLC）水平增加≥200mg/L（加上异常比率）。若存在高危因素，例如诊断时即表现为高侵袭性疾病，对前期治疗反应欠佳、治疗后间歇期短、短期内器官功能障碍风险大、包括轻链型骨髓瘤造成的肾功能不全，侵袭性骨病变或高危细胞遗传学异常如 t（4；14）或 17p 缺失，应在出现临床症状之前即生化复发时立即开始治疗。临床复发的治疗指征包括新发软组织浆细胞瘤或新的骨病变、明确的软组织浆细胞瘤或骨病变增大（≥50%）、高钙血症（≥11.5mg/dl）、MM 导致的血红蛋白下降≥2mg/dl 或血红蛋白水平低于 10g/dl、血清肌酐上升≥2mg/dl 以及需要治疗干预的高黏滞血症。如果出现浆细胞白血病，也应立即开始治疗。

（二）疾病复发时的治疗注意事项

由于存在多种不同的治疗方案可供选择，我们需要综合考虑疾病因素、患者因素及治疗相关参数，以便做出最佳治疗选择。还应考虑疾病最初表现的状态。

诊断时危险度分层为高危的患者或存在不良细胞遗传学标记的患者如 17p-、t（4；14）、add1q、t（14；16）或高危基因表达谱、ISS Ⅲ期及高血乳酸脱氢酶水平的患者一经诊断须立即开始联合化疗。此外，在初始治疗后 12 个月内复发的患者或初始治疗难治的患者与初始治疗 12 个月后复发的患者相比，疾病危险度更高，生存期较差。然而，初诊时划分为高危的患者若在初始治疗 2 年后复发，在复发时可视为标危。针对高危患者，可能更适于选择临床试验或高强度的治疗，包括延长维持治疗时间、多药联合治疗、自体干细胞移植甚至异基因造血干细胞移植，而不是常规疗法。

患者因素包括年龄、合并症及体能状态评分可能会影响治疗选择。在所有患者中三药联合方案均优于两药联合方案，包括肾功能不全患者。然而，年老体能状况不佳或虚弱的患者可能因毒性而不适于某些治疗方案。无法住院的患者可选择全口服治疗方案。年老体弱患者应用耐受性良好的方案可能获益，例如埃罗妥珠单抗/来那度胺/地塞米松方案或伊沙佐米/来那度胺/地塞米松方案。

治疗相关因素包括既往移植情况、对既往硼替佐米或来那度胺的暴露/耐药、先前治疗线数、先前治疗的毒性反应如骨髓毒性、周围神经病变、血栓栓塞事件，以及先前的给药方式，包括口服、静脉或皮下给药。部分自体造血干细胞移植后复发的患者特别是早期复发或高危患者进行异基因造血干细胞移植可能获益。初始治疗时对 IMiD 或 PI 有应答且毒性反应低的患者可以在复发时再次应用同一药物或同类药物。但是，若患者在治疗期间出现疾病进展或末次治疗结束 60 天之内出现疾病进展，或治疗期间因不耐受而出现治疗中断，那么患者可能为难治性 MM，同类方案可能对患者无获益。总之，几种一线治疗方案包括硼替佐米和来那度胺，可能对复发患者无效。此类患者可以在复发时使用包含新药的方案，如卡非佐米、泊马度胺、帕比司他或单克隆抗体达雷妥尤单抗。

（三）复发性疾病的治疗选择

1. 蛋白酶体抑制剂

（1）硼替佐米：两项随机Ⅲ期临床试验 APEX 和 DOXIL-MMY-300 研究了硼替佐米在复发/难治多发性骨髓瘤（RRMM）中的作用。在 APEX 试验中，669 名接受 1～3 线治疗后复发的 RRMM 患者被分为两组，分别给予高剂量地塞米松单药或硼替佐米单药治疗。在 随访 22 个月后，尽管存在组间交叉，但与地塞米松组相比，接受硼替佐米治疗组的患者中位生存期显著延长（29.8 个月 vs 23.7 个月）。硼替佐米组的总体反应率和完全缓解率分别为 43%和 9%。2007 年，在 DOXIL-MMY-3001Ⅲ期试验中比较了单独使用硼替佐米或与聚乙二醇化脂质体多柔比星联合使用的疗效。联合用药组中，无进展生存期（PFS）

显著增加（9.3 个月 vs 6.5 个月），患者 15 个月生存率更高（76% vs 65%），中位缓解持续时间显著延长（10.2 个月 vs 7.0 个月）。2007 年的一项 II 期临床研究中探索了硼替佐米联合中剂量地塞米松以及连续低剂量口服环磷酰胺治疗复发性多发性骨髓瘤的疗效，共入组 50 名患者，总体反应率（ORR）为 90%，完全缓解率（CR）为 16%，中位无事件生存期（EFS）为 12 个月，中位总生存期（OS）为 22 个月。2014 年，一项对 64 名 RRMM 患者进行的 II 期临床研究显示，使用硼替佐米、来那度胺联合地塞米松方案 64% 的患者获得部分缓解（PR）或 PR 以上疗效，中位缓解持续时间为 8.7 个月。在这项研究中，分别有 53%、75% 和 6% 的患者曾接受过硼替佐米、沙利度胺和来那度胺的治疗。因此，硼替佐米是 RRMM 的合理治疗选择。

硼替佐米的常见毒性包括厌食、恶心呕吐、周围神经病变、皮肤反应、中性粒细胞减少和血小板减少。周围神经病变发生在约 40% 的患者中，与静脉给药相比，皮下给药周围神经毒性的严重程度和发生率降低，且并不影响疗效。暴露于先前神经毒性药物、先前存在神经病变或具有某些遗传背景的患者周围神经病变的发生率可能更高。APEX 试验的进一步分析表明，硼替佐米用于肾功能受损的患者安全性良好，不会影响疗效。硼替佐米与带状疱疹再激活的风险增加有关，因此所有接受硼替佐米治疗的患者都应使用阿昔洛韦或伐昔洛韦进行预防性抗病毒治疗。

（2）卡非佐米（carfilzomib）：是新一代 PI，选择性且不可逆地与蛋白酶体结合并靶向胰凝乳蛋白酶样活性，从而抑制 MM 的增殖并诱导细胞凋亡。carfilzomib 被 FDA 批准用于治疗 RRMM，可作为单药使用、与地塞米松（KD）联合用药或与来那度胺和地塞米松（KRD）联合用药。一项 III 期 ASPIRE 临床研究试验中，792 名 RRMM 患者接受了 KRD 或 RD 治疗。分别有 67% 和 20% 的患者之前曾应用过硼替佐米和来那度胺。与对照组 RD 方案相比，KRD 组患者 ORR（87% vs 67%），PFS（中位数 26 个月 vs 17 个月，HR：0.66；95% CI：0.55～0.78）以及总生存期（OS）（中位数 48 个月 vs 40 个月，HR：0.79，95% CI：0.67～0.95）显著改善。另一项 III 期临床试验 ENDEAVOR 招募了 929 名 RRMM 患者，比较了卡非佐米联合地塞米松（Kd）与硼替佐米联合地塞米松（Vd）对此前接受过 1～3 种前期治疗后复发 RRMM 患者的疗效。在 38 个月的随访中，ORR（77% vs 63%）、PFS（中位数 19 个月 vs 9 个月，HR：0.53，95% CI：0.44～0.65）和 OS（中位数 48 个月 vs 40 个月，HR：0.79，95% CI：0.65～0.96）均有所改善，无论风险类别和既往是否应用过硼替佐米。需要关注的是 ENDEAVOR 研究中卡非佐米的剂量为 56mg/m^2，而 ASPIRE 研究中剂量为 27mg/m^2，然而高剂量相对于低剂量是否能获益更多尚不明确。

在毒性方面，与硼替佐米相比，卡非佐米肾病的发生率较低，但心力衰竭、呼吸困难、发热、咳嗽和高血压的发生率较高。类似于硼替佐米，接受卡非佐米治疗的所有患者应进行抗病毒预防。

（3）伊沙佐米（ixazomib）：是经 FDA 批准的唯一一种用于此前至少接受过一种治疗的 MM 患者的口服 PI 制剂。伊沙佐米联合地塞米松方案（ID）的疗效最初在一项纳入了 70 名复发性 MM 患者的 II 期临床试验中得到证实，其中 43% 的患者达到 PR 或以上疗效，中位无事件生存期为 8.4 个月。III 期 Tourmaline-MM1 试验比较了 IRd 方案与 Rd+安慰剂方案的疗效，结果显示 IRD 组的 ORR（78% vs 72%）、CR 率（12% vs 7%）、PFS

（中位 21 个月 vs 15 个月，HR：0.74，95% CI：0.59～0.94）和持续反应时间（21 个月 vs 15 个月）显著改善，无论疾病风险类别如何，都可以观察到获益。常见的毒性包括血小板减少、腹泻、便秘、恶心和呕吐、周围神经病变、周围水肿和皮疹。同样，应用伊沙佐米期间建议进行抗病毒预防。

2. 免疫调节药物

（1）来那度胺：研究发现，来那度胺可诱导细胞凋亡、减少 MM 细胞与骨髓基质细胞的结合、抑制细胞因子释放、阻断血管生成并刺激宿主抗 MM 自然杀伤（NK）细胞免疫。在几项早期试验中，来那度胺在 RRMM 患者中显示出良好的疗效和安全性。两项大型Ⅲ期临床试验（MM-009 和 MM-010）在 704 名 RRMM 患者中比较了来那度胺联合地塞米松方案（RD）与单用地塞米松的疗效。两项试验均显示 CR 率（15% vs 1%～3%）和 ORR 率（60% vs 20%～24%）增加，疾病进展时间更长（11 个月 vs 5 个月），中位 OS 显著改善（30 个月 vs 20 个月）。RD 组的毒性包括中性粒细胞减少、贫血、全血细胞减少、静脉血栓栓塞、疲劳、失眠、腹泻、便秘、肌肉痉挛和感染。部分患者应考虑预防性抗凝治疗。对于存在肾损害的患者，使用来那度胺应谨慎，因为它经肾脏排泄，当血清肌酐清除率低于 50ml/min 时需减量。

（2）泊马度胺：泊马度胺是用于 RRMM 患者的新一代 IMiD。它通过阻断 NF-κB 信号通路发挥抗血管生成和抗肿瘤作用，并可能通过 caspase-8/死亡受体途径诱导细胞凋亡。同时，泊马度胺还可下调 TNF 和 IL-1β 等细胞因子，增强自然杀伤细胞和细胞毒性 T 细胞的活性。在Ⅲ期 MM-003 试验中，在先前至少经过硼替佐米和来那度胺两线治疗失败的 RRMM 患者中，比较了泊马度胺联合低剂量地塞米松（PD）与高剂量地塞米松单药的疗效。PD 组的中位 PFS 有所改善（4 个月 vs 2 个月）。PD 组的常见毒性包括中性粒细胞减少（48%）、贫血（33%）、血小板减少（22%）、肺炎（13%）、骨痛（7%）和疲劳（5%）。前期临床试验也证明了含有泊马度胺的三药方案的疗效。一项Ⅱ期临床试验结果显示 PD 方案联合环磷酰胺后 ORR 显著提高（65% vs 39%），PFS 有改善的趋势但无统计学差异（中位数 9.5 个月 vs 4.4 个月）。另一项临床试验显示，PD 联合硼替佐米在来那度胺治疗后的复发难治性多发性骨髓瘤患者中 ORR 为 86%。2017 年一项试验表明，达雷妥尤单抗联合 PD 方案可安全用于既往接受过两种或两种以上治疗后病情进展的患者。该方案会导致中性粒细胞减少症和输液反应增加，ORR 率为 60%。中位随访 13 个月，中位 PFS 和中位 OS 分别为 8.8 个月和 17.5 个月。

（3）沙利度胺：沙利度胺是针对 RRMM 具有抗肿瘤活性的最古老的 IMID 之一。随着来那度胺和泊马度胺的上市，沙利度胺的使用仅限于无法获得上述药物的地区。新一代 IMID 药物具有更小的神经毒性和更好的安全性。然而，在严重血小板减少症或急性肾衰竭的情况下，沙利度胺可能是 RRMM 患者的可行治疗选择。

3. 组蛋白去乙酰化酶（HDAC）抑制剂　帕比司他（panobinostat）：是一种 HDAC 抑制剂，与硼替佐米和地塞米松联合使用时具有协同作用。通过抑制 HDAC 的酶活性，panobinostat 促使组蛋白乙酰化增加，从而诱导细胞周期停滞，并介导对聚集体和蛋白酶体途径的双重抑制作用。PANORAMA1Ⅲ期试验在 768 名 RRMM 患者中评估了将帕比司他与硼替佐米及地塞米松的联合应用的疗效，该试验结果显示 panobinostat 组的中位 PFS

（12 个月 vs 8 个月）和中位持续反应时间（13 个月 vs 11 个月）显著延长，从而使得帕比司他获得 FDA 批准。OS 数据目前尚未公开。在先前接受过含有硼替佐米或免疫调节剂等至少二线治疗方案的患者中获益明显，提示帕比司他可作为治疗选择有限及难治性 MM 患者的选择。然而，在该试验中，帕比司他组患者的血小板减少症、淋巴细胞减少症、腹泻、虚弱/疲劳和周围神经病变有所增加。值得注意的是，帕比司他导致心脏死亡风险增加，因此不推荐近期有心肌梗死、不稳定型心绞痛、QT 间期>（QTc）450 毫秒和 ST 段或 T 波异常的患者使用。

4. 化疗 对于应用含有 IMiD 或 PI 等新型药物的治疗方案失败的患者，化疗仍然是一种选择。长春新碱联合多柔比星和地塞米松方案用于 RRMM 的患者 ORR 为 60%，CR 率为 3%。其他治疗选择包括美法仑联合泼尼松方案或其他基于烷化剂的治疗方案（例如，环磷酰胺联合泼尼松）。标准剂量的美法仑通常可用于自体干细胞移植失败的患者。苯达莫司汀、硼替佐米联合地塞米松方案在既往治疗的中位数为二线治疗的 RRMM 中 ORR 率为 61%，中位 PFS 为 9.7 个月。高剂量类固醇单药可使器官功能障碍、体能状况不佳或血细胞计数低的患者受益。

5. 新药 维奈托克（venetoclax）是一种选择性口服 BCL-2 抑制剂，已在慢性淋巴细胞白血病、急性髓细胞白血病和非霍奇金淋巴瘤中显示出很好的抗肿瘤活性。在骨髓瘤细胞系中，维奈托克可诱导 MM 细胞凋亡。一项针对 66 名既往治疗中位数为 5 线的 RRMM 患者的 I 期研究表明，维奈托克耐受性良好，恶心、腹泻、呕吐、血小板减少症、中性粒细胞减少症和贫血等副作用可控。ORR 率为 21%，15% 的患者疗效评估为非常好的部分缓解（VGPR）。有趣的是，t（11∶14）患者中观察到 86% 的应答率。近期一项 II 期临床试验研究了维奈托克与二代 PI 卡非佐米和地塞米松联合使用的疗效。30 名可评估疗效的患者的初步数据显示，sCR 率为 7%，CR 率为 17%，VGPR 率为 33%，PR 率为 27%。主要不良反应包括腹泻、疲劳、中性粒细胞减少和淋巴细胞减少。因此，将来维奈托克单独或与其他药物联合使用，在 RRMM 患者中仍有待观察。

七、多发性骨髓瘤和免疫系统

在过去的几十年里，对多发性骨髓瘤发病的病理生理学研究有了显著进步。目前认为骨髓瘤发生与先天性和适应性免疫系统的免疫功能障碍有关。骨髓瘤的生长、存活与多个信号通路相关，涉及分子及细胞免疫学等多个方面。本文不再赘述上述分子机制，旨在概述免疫系统在骨髓瘤中的作用及其应用。

机体的肿瘤能够被免疫系统识别并清除，这是一个复杂的系列反应，始于肿瘤抗原的释放，终于肿瘤细胞的死亡。大体步骤如下：①肿瘤抗原的释放；②抗原呈递；③T 细胞活化；④T 细胞迁移至肿瘤细胞附近；⑤T 细胞浸润至肿瘤中；⑥T 细胞识别肿瘤细胞；⑦肿瘤细胞死亡。多种原因造成的抗肿瘤免疫异常最终导致免疫逃逸。

众所周知，多发性骨髓瘤（MM）是一种与适应性免疫抑制相关的疾病，包括体液和细胞免疫机制。除了髓系祖细胞外，多能造血干细胞还可分化为 T 细胞、自然杀伤（NK）细胞和 B 细胞。骨髓瘤中，造血干细胞的成熟、功能及扩增受到分化过程中多种因素的影响。

MM 的特点是恶性浆细胞在骨髓中积聚。骨髓微环境（细胞外基质、细胞和其他因子）为这些恶性浆细胞的存活提供了必要的支持。巨噬细胞在这个过程中扮演着重要角色。IL-6 和血管内皮生长因子的分泌为 MM 细胞提供了一个免疫抑制的微环境，MM 细胞免于自发和药物诱导的细胞凋亡。研究发现骨髓中巨噬细胞（CD68⁺ 和 CD163⁺）的数量与 MM 患者预后不良相关。

骨髓瘤中参与免疫异常调节的主要因素包括 CD4⁺ T 细胞、髓源性抑制细胞（MDSC）、NK 细胞、树突状细胞和 B 细胞，这些细胞通过各种不同的机制发挥作用。B、NK 和 CD4⁺T 细胞水平降低是有症状的 MM 患者的典型特征。

（一）髓源性抑制细胞

MDSCs 是一群异质性较强的髓系免疫抑制细胞。它们缺乏在单核细胞、巨噬细胞和树突状细胞中特异性表达的表面标志物。MDSCs 的特征性免疫表型为 CD14⁻CD11b⁺ 或 CD33⁺伴成熟细胞的表面标志物 HLA-DR 表达缺失。这些细胞能够有效抑制 T 细胞功能，并通过诱导一氧化氮合酶和活性氧来调节免疫系统。与健康对照者相比，骨髓瘤患者体内 MDSCs 数量显著增加。

1. Tregs　参与免疫调节最多的 CD4⁺ 细胞是调节性 T 细胞（Tregs）。Tregs 的表面标记为 CD4⁺ CD25⁺ FoxP3⁺，Tregs 能够分泌 IL-10 和 TGF-β 等因子，上述因子通过颗粒酶和穿孔素途径杀伤 T 细胞来抑制免疫功能、预防自身免疫性疾病。Tregs 对免疫系统的抑制作用是明确的，但它对免疫抑制状态下迅速增殖的恶性肿瘤（如骨髓瘤）的确切作用尚不明确。在 MM 中，外周血中的 Tregs 已被证明能够使 T 细胞增殖减少 90% 以上，而骨髓 Tregs 没有这种作用。部分研究表明，MM 患者的 Treg 数量增加，而其他研究表明，与健康志愿者相比 MM 中的 Tregs 数量有所减少。Tregs 在 MM 疾病活动、分期和进展中的确切作用尚待进一步明确。

2. 树突状细胞　树突状细胞是先天性和适应性免疫系统的组成部分。抗原呈递功能是适应性免疫系统所必需的，涉及初始 T 细胞并导致效应 T 细胞的扩增和增殖。研究发现 MM 患者的树突状细胞少于健康对照者。有研究评估了骨髓瘤中树突状细胞的功能，结果显示这些细胞功能受损并表达较低水平的 HLA-DR、CD40、CD80 和 CD86。骨髓瘤细胞及其周围的微环境可能通过分泌包括 IL-6、IL-10 和 TGF-β 在内的细胞因子参与这种表型。

3. NK 细胞　NK 细胞是 CD3⁻CD56⁺ 细胞毒性淋巴细胞，其功能的发挥不受 HLA 限制。这些细胞占外周血淋巴细胞的 10%～15%，主要参与免疫监视。MHC-Ⅰ 在除红细胞外的所有有核细胞上均有表达。NK 细胞在其表面表达 MHC-Ⅰ 抑制性受体，调节其对 MHC-Ⅰ 表达细胞的活性。那些缺乏 MHC-Ⅰ 表达的细胞，如肿瘤细胞和病毒感染的细胞，很容易被 NK 细胞识别和破坏。在接受造血干细胞移植的 MM 患者中，NK 细胞对无进展生存期（PFS）具有预测作用。健康供体 NK 细胞不表达 PD-1，但在 MM 中，这些 NK 细胞发生了表型变化，出现 PD-1 表达。这种变化为骨髓瘤的免疫逃逸创造了一个有利环境。

4. 骨髓瘤细胞　骨髓瘤细胞是终末分化的 B 细胞，在维持免疫抑制方面也发挥着重要作用。这些细胞表达抑制性信号，如 TGF-β 和 PD-L1，导致细胞毒性 T 细胞增殖减少和 Tregs 细胞凋亡减少。MHC Ⅰ 类相关链 A（MICA）是一种在受损细胞中高表达的信号通路，导致细胞破坏增加，它可以被恶性浆细胞排出。恶性浆细胞能够表达 IL-17R，使它们对促炎细胞因子 IL-17 更为敏感，通过保护浆细胞免受细胞毒性淋巴细胞破坏而导致免疫抑制增强。调节免疫反应与下调抑制反应信号的反馈机制存在不平衡，导致多发性骨髓瘤的免疫抑制。这些机制为免疫介导的治疗提供了靶点。

（二）治疗：单克隆抗体

1. CD38　针对肿瘤细胞蛋白的靶向治疗是许多癌症的理想治疗方法，包括多发性骨髓瘤。CD38 是一种跨膜蛋白受体，除免疫调节细胞、MDSC 和调节性 B 细胞外，还在恶性浆细胞上高表达。这些 CD38+ 细胞与免疫功能下降和疾病进展有关。它与 MM 存活相关，CD38 的裂解可促进细胞因子分泌和 T 细胞的增殖。

达雷妥尤单抗（daratumumab）是目前唯一获得 FDA 批准的抗 CD38 抗体。daratumumab 是一种 IgG1 κ 抗体，可激活免疫效应器上的 Fcγ 受体，通过补体依赖的细胞毒性作用（CDC）、抗体依赖性的细胞毒性作用（ADCC）以及抗体依赖性细胞吞噬作用（ADCP）杀死骨髓瘤细胞。同时，daratumumab 还通过根除表达 CD38 的调节性 T 细胞、B 细胞和 MDSC 来发挥免疫调节作用。根据 SIRIUS 研究的结果，daratumumab 最初于 2015 年被批准单药用于经过 3 线治疗后进展的患者。这项研究是一项开放的Ⅱ期临床试验，招募了 106 名经过反复多次治疗的患者（先前治疗的中位数为 5 线）。在 16mg/kg 每周给药 1 次，持续 8 周，然后每 2 周 1 次，持续 16 周，ORR 为 29%。在研究中，该药物耐受性良好，大多数不良事件与输液反应有关。中位 PFS 和 OS 分别为 3.7 个月和 17.5 个月，1 年 OS 为 65%。开放标签Ⅲ期 POLLUX 研究将 569 名复发/难治性 MM 患者随机分配至来那度胺加地塞米松组（Rd）或 Rd 联合达雷妥尤单抗组（DRd）。与 Rd 方案组的患者相比，联合达雷妥尤单抗治疗的患者具有更高的客观缓解率（ORR，93% vs 76%）、非常好的部分缓解率（VGPR，76% vs 44%）以及完全缓解率（CR，25% vs 12%），这些患者的 12 个月 PFS 更高（83% vs 60%）。CASTORⅢ期开放标签临床试验结果类似，498 名患者被分配到硼替佐米加地塞米松组（Vd）或 Vd 联合达雷妥尤单抗组（DVd）。与未应用达雷妥尤单抗的患者相比，接受 DVD 治疗组有更高的 ORR（83% vs 63%），VGPR（59% vs 29%）、CR（19% vs 9%）和 PFS（2 个月时为 61% vs 27%）。DRd 和 DVd 方案经 FDA 批准用于先前已接受过至少一种治疗的患者。基于一项 103 名对 2 线以上既往治疗无效的患者的研究结果，达雷妥尤单抗、泊马度胺和地塞米松的联合用药方案也获得批准，ORR 为 60%，PFS 和 OS 分别为 8.8 个月和 17.5 个月。

isatuximab 是目前正在进行临床试验研究的另一种抗 CD38 抗体，其作用机制类似于 daratumumab 的 CDC、ADCC 和 ADCP 介导的细胞毒性作用。

2. SLAMF7/CS1　SLAMF7 是表达于恶性浆细胞表面的糖蛋白，介导浆细胞与骨髓基质细胞的黏附。它在浆细胞和 NK 细胞表面选择性表达，在其他组织上表达缺失。通过一系列复杂的激活和抑制信号，SLAMF7 可以激活或抑制 NK 细胞活性。据推测，在 MM 中 SLAM7 充当 NK 细胞的抑制性受体,从而促使 MM 细胞不受控制地增殖。SLAMF7 也以可溶性形式分泌到血清中,与健康供体相比,MM 患者的血清中 SLAMF7 的水平更高。

3. 埃罗妥珠单抗　埃罗妥珠单抗（elotuzumab）是一种人源化 IgG κ 单克隆抗体,通过刺激 NK 细胞介导的 ADCC 效应促进骨髓瘤细胞的溶解。基于 ELOQUENT-2 研究结果,埃罗妥珠单抗被 FDA 批准用于既往使用过包含来那度胺及地塞米松方案的一到三线治疗的患者。这是一项开放标签、多中心、Ⅲ期临床试验,646 名复发性 MM 患者被随机分配至 Rd 组或 Rd 联合 elotuzumab 10mg/kg 组。中位随访 33 个月后,elotuzumab 组显示出更高的 ORR（79% vs 66%）,PFS 和 OS（分别为 19 个月 vs 15 个月和 44 个月 vs 40 个月）显著改善。因为该试验显示 OS 改善有限,该药物与其他药物组合的方案目前正在进行研究,以进一步明确其疗效。

4. PD-1/PD-L1　PD-1/PD-L1 通路是免疫激活过程中的负向调节因子。PD-1 受体在激活后的 T 细胞、B 细胞、单核细胞和 NK T 细胞上表达。PD-L1 和 PD-L2 在抗原呈递细胞上表达,包括树突状细胞和巨噬细胞。与正常细胞相比,PD-L1 在恶性浆细胞上的表达水平更高。在接受自体移植并达到微小残留病灶（MRD）阴性的患者中发现,与进展期骨髓瘤患者相比,这些患者的 $CD4^+T$ 细胞上的 PD-1 表达降低。PD-L1 表达似乎是疾病活动性的潜在标志,因为它的表达与增殖和治疗耐药性增加有关。此外,它在复发/难治性疾病中表达水平更高。

通过 PD-1 和 PD-L1 的抗体来抑制这一负向免疫路径已经改变了许多恶性肿瘤的治疗模式。结合其他恶性肿瘤的结果,以及 PD-1 和 PD-L1 通路功能的发现,使其成为一个有趣的治疗靶点。然而,单药 PD-1 抗体治疗未能成功实现持久应答。在对 PD-1 阻断最有效的疾病中,例如黑色素瘤和霍奇金病,已在肿瘤组织中发现浸润效应细胞的存在。相比之下,骨髓瘤中并没有高水平浸润效应细胞。因此,免疫检查点阻断与其他刺激 T 细胞活性的治疗（疫苗、免疫调节药物、移植）联合使用有可能更有效。上述问题仍在研究之中,目前暂时没有 FDA 批准的包含 PD-1/ PD-L1 抗体的治疗方案。

（三）治疗：免疫调节药物

免疫调节药物（IMiD）已被证明可以增加 T 细胞的功能和增殖。接受 IMiD 的 MM 患者 T 细胞裂解能力增强、百分比显著升高。研究证明 IMiDs 可以减少 Tregs 并增加树突状细胞功能。有关 IMiD 的详细介绍可参阅前文。

（四）治疗：嵌合抗原受体 T 细胞

嵌合抗原受体（CAR）T 细胞是一种基因工程化自体免疫疗法。CAR 结构包含一个单链胞外可变区（scFv）,一个由 CD3ζ 单独组成或 CD3ζ 及 CD28 或 4-1BB 组成的胞内 T 细胞共刺激分子。CAR T 细胞治疗在 B 细胞恶性肿瘤患者中取得了巨大成功,包括 B 细胞急性淋巴细胞白血病和弥漫大 B 细胞淋巴瘤,这些患者接受了针对 CD19 的 CAR T 细胞治疗。这些 CAR T 细胞治疗已获得 FDA 批准。

研究者已经采用多种方法来设计针对骨髓瘤细胞的 CAR。迄今为止最成功的 CAR

为靶向 B 细胞成熟抗原（BCMA）。BCMA 在浆细胞和超过 70% 的恶性浆细胞中表达，是一个理想的靶点。研究认为 BCMA 在调节 B 细胞成熟和分化为浆细胞过程中起重要作用。采用 BCMA scFv 和人 CD28 共刺激域的 BCMA CAR 试验显示出较好前景。要求患者通过免疫组织化学或流式细胞术检测 BCMA＞50%。在最高剂量组，三名患者中有两名患者表现出极好的反应，包括一名 CR。两名治疗反应较好的患者伴有细胞因子释放综合征。该试验是第一个使用靶向 BCMA 的 CAR 显示出良好反应的试验。迄今为止最成功的试验使用了一种名为 bb2121 的 CAR。该 CAR 使用 4-1BB 作为其共刺激域，与 CD-28 共刺激域相比，它具有更小的急性毒性和更强的 CAR T 细胞持久性。CRB-401 是一项 I 期临床研究，入组 43 名患者，这些患者前期接受治疗线数的中位数为 8 个。高剂量组患者反应率为 95.5%，患者回输细胞数为 1.5×10^6cells 或更多细胞，中位持续反应时间为 10.8 个月。在有反应并达到 MRD 阴性的 16 名患者中，PFS 为 17.7 个月，而最高剂量组的所有患者的 PFS 为 11.8 个月。高剂量组 81% 的患者出现 CRS，大多数为可控的，3 级以上 CRS 占 5%。KarMMa 是一项评估 bb2121 的 II 期国际临床研究。另一种靶向 BCMA 的 CAR 产品 JNJ068284528 在早期临床研究中也显示了较高的反应率，计划进行 I / II b 期研究。

（罗敏娜 王冠英 译 张 力 校对）

参 考 文 献

[1] Attal M，Harousseau JL，Stoppa AM，et al. A prospective，randomized trial of autologous bone marrow transplantation and chemotherapy in multiple myeloma. Intergroupe Francais du Myelome. N Engl J Med. 1996，335（2）：91-97. PubMed PMID：8649495

[2] Child JA，Morgan GJ，Davies FE，et al. High-dose chemotherapy with hematopoietic stem-cell rescue for multiple myeloma. N Engl J Med，2003，348（19）：1875-1883. PubMed PMID：12736280

[3] Blade J，Rosinol L，Sureda A，et al. High-dose therapy intensification compared with continued standard chemotherapy in multiple myeloma patients responding to the initial chemotherapy：long-term results from a prospective randomized trial from the Spanish cooperative group PETHEMA. Blood，2005，106（12）：3755-3759. PubMed PMID：16105975

[4] Attal M，Harousseau JL，Facon T，et al. Single versus double autologous stem-cell transplantation for multiple myeloma. N Engl J Med，2003，349（26）：2495-2502. PubMed PMID：14695409

[5] Cavo M，Tosi P，Zamagni E，Cellini C，et al. Prospective，randomized study of single compared with double autologous stem-cell transplantation for multiple myeloma：Bologna 96 clinical study. J Clin Oncol，2007，25（17）：2434-2441. PubMed PMID：17485707

第六章 胰 腺 癌

Addie Hill，Vincent Chung

胰腺癌是最致命的癌症之一。根据美国癌症协会（American Cancer Society，ACS）的数据，2018 年美国新发胰腺癌病例数约为 55 440 例，因胰腺癌死亡病例数达 44 330 例。胰腺癌总体五年生存率为 8%，病变较为局限的早期患者（约 10%）五年生存率为 32%。超过 80%的患者在确诊时已发生远处转移，丧失手术机会，五年生存率仅有 3%。因此，胰腺癌目前是癌症相关死亡的第四大原因。由于缺乏有效的治疗方法，预计到 2030 年，胰腺癌将成为癌症相关死亡的第二大原因。这篇综述主要阐述胰腺癌治疗的演变和我们在胰腺癌精准诊疗中取得的成就。

一、标准治疗的演变

多年来，转移性胰腺导管腺癌的治疗方法逐渐演变。几十年来，吉西他滨一直是治疗无法手术切除的局部晚期或转移性胰腺癌的一线药物。1997 年，Burris 等在对 126 名晚期胰腺癌患者进行的Ⅲ期临床试验中评估了吉西他滨对比氟尿嘧啶的疗效。吉西他滨在缓解疾病相关症状方面更有效，临床获益率达 23.8%，而氟尿嘧啶治疗患者的获益率为 4.8%。与氟尿嘧啶组相比，吉西他滨组的中位生存期延长（5.65 个月 vs 4.4 个月）。

在 21 世纪初，癌症的靶向治疗呈现爆炸式发展。对于标准化疗预后不良的胰腺癌患者来说，探索靶向治疗具有重要意义。许多胰腺导管腺癌过表达 EGFR，这与更差的预后相关，因此，科学家们对 EGFR 抑制剂产生了兴趣。2007 年，Moore 等进行了一项Ⅲ期临床试验，500 多例胰腺癌患者入组，随机接受吉西他滨联合 EGFR 抑制剂厄罗替尼或吉西他滨联合安慰剂治疗结果显示吉西他滨联合厄洛替尼组的中位生存时间较吉西他滨联合安慰剂组有统计学意义的延长（6.24 个月 vs 5.91 个月）。尽管这是第一次成功的胰腺癌靶向治疗，但由于不良事件发生率较高且生存获益较小，厄罗替尼在临床上并不常用。此外，还对生物标志物进行了分析，希望能选出有反应的患者。在 162 名有足够肿瘤标本检测 *EGFR* 突变状态的患者中，86 名（53%）为 *EGFR* 突变阳性，76 名（47%）为 *EGFR* 阴性。不幸的是，EGFR 状态与治疗反应或疾病稳定性无关。随后，在胰腺癌治疗中有许多靶向治疗失败的研究，这促使我们回到了传统的细胞毒性药物化疗。

目前，FOLFIRINOX 方案和吉西他滨联合白蛋白结合型紫杉醇（nab-紫杉醇）的方案已成为不可切除或转移性胰腺癌的标准治疗。2011 年，Conroy 等对 FOLFIRINOX 方案与吉西他滨单药治疗转移性胰腺癌的疗效进行了对比。他们将 342 名 ECOG 评分为 0～1 的患者随机分成两组，一组接受 FOLFIRINOX（奥沙利铂、伊立替康、亚叶酸钙、氟尿嘧啶）

方案治疗，另一组接受吉西他滨治疗。结果显示：FOLFIRINOX 组的中位总生存期为 11.1 个月，吉西他滨组为 6.8 个月；FOLFIRINOX 组的客观缓解率为 31.6%，吉西他滨组为 9.4%。FOLFIRINOX 组有更多的不良事件，但对于体能状况良好的患者，可作为一种治疗选择。几年后的 2013 年，Von Hoff 等评估了吉西他滨联合 nab-紫杉醇与单用吉西他滨治疗转移性胰腺癌的疗效。他们将 861 名患者随机分配到吉西他滨加 nab-紫杉醇组或吉西他滨组。结果显示：吉西他滨联合 nab-紫杉醇组的中位总生存期为 8.5 个月，吉西他滨组为 6.7 个月。迄今为止，FOLFIRINOX 方案尚未直接与吉西他滨加 nab-紫杉醇的方案进行比较，因此这两种方案都被认为是体能状况良好的转移性胰腺癌患者的一线治疗选择。

二、整合精准医学

上述内容虽然总结了目前所有转移性胰腺导管腺癌的标准治疗，但也有许多尝试将个体化医疗或精准医疗整合到胰腺癌的治疗中。精准医学已经彻底改变了肿瘤学世界，它可以为具有特定基因改变的患者量身定制治疗方案，提高患者的应答率、无进展生存期及总生存期。例如，在非小细胞肺癌（non-small cell lung cancer，NSCLC）中，肺癌突变联盟（Lung Cancer Mutation Consortium，LCMC）使用多重基因分型技术分析了来自 733 名患者的样本，发现其中 466 名患者（64%）有一个可靶向治疗的驱动基因突变。携带一个致癌驱动基因突变并接受一种靶向药物治疗的患者中位生存期为 3.5 年，而没有携带驱动基因突变的患者中位生存期为 2.1 年。由于靶向治疗改善了预后，对驱动基因突变的筛查已成为 NSCLC 治疗流程的标准。

在胰腺导管腺癌中，检测肿瘤特定基因的突变还不是普遍的标准。部分原因是因为迄今为止针对胰腺癌的靶向药物的临床试验都是失败的。然而，这种情况可能正在发生改变。2018 年，Pishvaian 等发表了"了解你的肿瘤"计划的初步结果，这是一项评估胰腺癌患者分子图谱的计划。通过使用二代测序和免疫组化方法对 640 名胰腺癌患者进行了多组谱分析。这些患者来自 44 个州，是通过学术实践和社区实践招募的。肿瘤的分子特征分析显示，50%的患者存在可预测靶向药物治疗反应的突变，27%的患者具有"高度可操作"突变。这些"可操作"的突变常见于 DNA 修复基因（BRCA1/2，ATM 占 8.4%）和细胞周期基因（CCND1/2/1，CDK4/6 占 8.1%）。此外，具有高度可操作性遗传突变的患者（17 名）接受靶向治疗的中位无进展生存期显著延长。靶向治疗患者的中位 PFS 为 4.1 个月，而非靶向治疗患者的中位 PFS 为 1.9 个月。这些发现表明精准医学可能会改变胰腺癌的预后。

此外，Aguirre 等最近报道了一种活检方案，用于对晚期胰腺癌患者进行时间依赖的全基因组测序和 RNA 测序。48%的患者发现了与治疗相关的基因组改变（包括体细胞和胚系），30%（21/71）的入组患者由于基因组数据而经历临床治疗方案的改变。胚系基因组的改变使得 18%的患者转诊进行了遗传咨询；在 15%的患者中，基因组的突变指导了实验药物的选择。这表明精准医学对于胰腺癌的临床决策可能变得越来越重要，应该继续探索。

三、开发靶向药物的挑战

尽管有证据表明精准医学可以改善预后，但开发胰腺癌靶向治疗药物一直非常困难。胰腺导管腺癌（ductal adenocarcinoma of the pancreas）的病理生理学是复杂的。有许多异常的信号通路参与促进肿瘤细胞的生长和增殖。肿瘤抑制基因的丢失经常发生，并且肿瘤微环境主要是免疫抑制的，限制了免疫反应对抗肿瘤的能力。胰腺癌的特征是含有成纤维细胞、透明质酸、胶原蛋白和其他细胞外基质蛋白组成的致密基质，充当保护屏障并限制治疗药物的输送。此外，胰腺癌干细胞具有很强的再生能力，能够分化成各种肿瘤细胞群，从而避开治疗药物。每一个方面都使胰腺癌成为一个可怕的敌人，我们将依次讨论。

PDAC 具有显著的基因组异质性。2008 年，Jones 等对 24 例胰腺癌患者进行了全面的基因分析。发现平均每例包含了 63 个体细胞遗传突变，涵盖于 12 条与胰腺癌发生发展相关的常见信号通路：KRAS、Wnt/ Notch、TGF-β、Hedgehog、Jun-氨基末端激酶、整合素、嗜血细胞黏附、小 GTP 酶、DNA 损伤调控、侵袭、凋亡和调控 G1/S 细胞周期转换。90% 以上的胰腺癌具有 *KRAS* 突变。*KRAS* 是一个原癌基因，它的突变募集其他信号蛋白来促进细胞增殖。*KRAS* 突变导致蛋白质被锁定在 GTP 结合形式，导致 Raf/MEK/ERK 通路和 PI3K/PTEN/AKT/mTOR/GSK-3 通路的组成性激活，从而促进细胞的生长并限制凋亡和衰老。*KRAS* 突变可诱导 TWIST 转录因子的激活，抑制细胞周期抑制剂 p16，促进细胞分裂。此外，EGFR 表达已被证实与 KRAS 驱动的胰腺癌相关。EGFR 信号可以驱动 Ras/Raf/MEK/ERK 通路。EGFR 过表达与胰腺癌患者生存期差和胰腺癌转移相关。EGFR 可以激活 Rap1 信号通路促进癌细胞的迁移。Rap1 信号通路对于 EGFR 介导的胰腺癌转移是必要的。到目前为止，我们尚未成功开发出针对这些通路的靶向药物。

PDAC 中存在肿瘤抑制基因的普遍突变。肿瘤抑制基因 *TP53*、*SMAD4* 和 *CDKN2A* 在超过 50% 的胰腺癌患者中发生突变，有报道称胰腺导管腺癌患者中发生 *TP53* 突变的比例高达 75%。在纪念斯隆-凯特琳癌症中心的 336 例患者中，72% 发现了 *TP53* 突变，18% 发现了 *CDKN2A* 突变。TGF-β 效应子 SMAD4 在 22% 的肿瘤患者中发生突变。这些基因的突变导致细胞增殖抑制的丧失和损伤后凋亡的丧失。Wee1 抑制剂已被用于 *p53* 突变的肿瘤，TGF-β 抑制剂正在开发，由于 TGF-β 能够影响免疫微环境，所以会将其与免疫检查点抑制剂联合应用。

除了驱动胰腺癌发生的体细胞突变外，胰腺导管腺癌以其致密的间质而闻名，这种间质促成了胰腺癌的侵袭性临床表型。如图 6-1 所示，致密的间质由成纤维细胞、透明质酸、胶原以及细胞外基质蛋白、炎症细胞和肿瘤干细胞组成，平均占肿瘤体积的 48%。这些间质成分起保护屏障的作用，可以阻止细胞毒性化疗药物的传递，并抵抗放射治疗的损伤；它还有助于创造一个免疫抑制的肿瘤微环境。活化的 CD8+ T 细胞存在于肿瘤微环境中，但明显少于免疫抑制性炎症细胞的数量。针对间质的治疗方法目前正在开发中，将在本章节后面讨论。

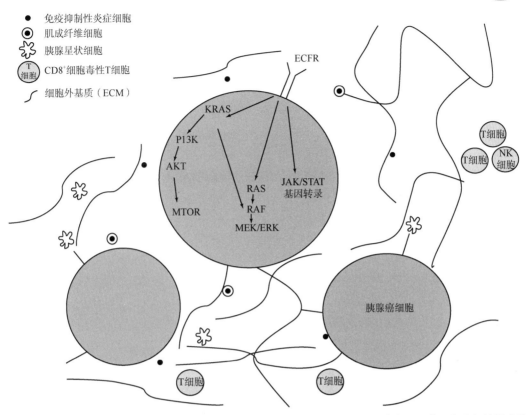

图 6-1　胰腺癌肿瘤微环境具有免疫抑制性，这种免疫抑制性是由免疫抑制性炎症细胞、作为保护屏障的致密间质和隔离在外周的细胞毒性 T 细胞所构成，所有这些都使得靶向药物的开发极具挑战性

另外一些与肿瘤发生有关的重要通路如 Hedgehog 信号通路，在胰腺组织纤维化和间质形成中起重要作用。Hedgehog 信号通路参与多种生理过程，包括体轴形成、血管生成和干细胞稳态维持。胰腺的损伤可导致胰腺星状细胞和肌成纤维细胞的活化，引起细胞外基质的合成与沉积。当 Hedgehog 信号通路功能失调时，细胞外基质成分会过度合成并积累在损伤周围形成屏障。正是这种屏障导致了对化疗和放疗的抵抗。Hedgehog 信号通路参与胰腺星状细胞的活化，从而形成这种物理屏障。

四、失败的靶向治疗临床试验

由于胰腺癌病理生理的复杂性，新型靶向药物的开发存在困难，而且研发出来的靶向药物常初始看起来很有希望，但临床试验的最终结果却不理想。表 6-1 总结了这些临床试验。这就更加彰显了想要寻找显著改变胰腺癌总体生存率的治疗方法的困难程度。例如，已经有许多临床试验研究了 EGFR 靶向药物或能增强 EGFR 靶向治疗的药物。2010 年，Philip 等发起了一项Ⅲ期临床研究，纳入 745 名胰腺癌患者，比较吉西他滨联合西妥昔单抗（cetuximab）治疗对比单用吉西他滨治疗的疗效。cetuximab 是一种嵌合单克隆抗体，在细胞外结合 EGFR，并阻止下游信号转导。

表 6-1　靶向药物临床试验的失败和成功

年份	靶向药物	试验方案	ORR	OS（月）
2004	替吡法尼 法尼基转移酶抑制剂	+吉西他滨	6%	6.9
2010	西妥木单抗 EGFR 抑制剂	+吉西他滨	12%	6.3
2010	贝伐珠单抗 VEGF 抑制剂	+吉西他滨	13%	5.8
2014	西妥木单抗 IGF-1R 抑制剂	+吉西他滨联合 厄洛替尼	12%	7.0
2014	登赛珠单抗 DLL4 抑制剂	无	<1%	NA
2015	维莫德吉 Hedgehog 抑制剂	+吉西他滨	8%	6.9
2016	saridegib Hedgehog 抑制剂	+FOLFIRINOX	67%	研究终止 [a]
2017	尼妥珠单抗 EGFR 抑制剂	+吉西他滨	8.6%	8.6
2017	司美替尼 + MK-2206 MEK 抑制剂 + AKT 抑制剂	无	<1%	3.9
2018	PEGPH20 透明质酸抑制剂	+吉西他滨联合白蛋白 结合型紫杉醇	40%	9.6
2018	鲁索替尼 JAK1/JAK2 抑制剂	+卡培他滨	<5%	3.9
2018	维利帕尼在 BRCA（-）患者 PARP 抑制剂	+吉西他滨联合 顺铂	BRCA（−）：0%	BRCA（−）：11
2018	维利帕尼在 BRCA（+）患者 PARP 抑制剂	+吉西他滨联合 顺铂	BRCA（+）：77%	BRCA（+）：23
2017	帕博利珠单抗在 dMMR 患者 抗 PD-1 单抗	无	53% 12 种肿瘤	未到达终点

胰腺癌临床试验中的靶向药物的客观反应率（ORR）和总生存期（OS）

[a]一项因不良反应停止的吉西他滨联合 saridegib 的 Ⅱ 期临床试验

　　结果显示两组之间的总生存期没有差异。对于可获取组织样本的患者，EGFR 在这些患者中的突变率为 90%。但是，这与治疗获益无关。此外，在 2014 年，Philip 等对 116 名患者进行了 ⅠB/Ⅱ 期试验，对比吉西他滨、厄洛替尼联合西妥木单抗（cixutumumab）与吉西他滨联合厄洛替尼的疗效。cixutumumab 是一种针对 IGF-1R 的人单克隆抗体，而 IGF-1R 与 EGFR 抑制剂的耐药有关。研究发现两组之间的总生存期没有差异。事实上，三联疗法与较高的不良事件发生率相关，包括疲劳、胃肠道症状、转氨酶升高和骨髓抑制。

　　EGFR 仍然是靶向治疗的一个靶点，但是考虑到 *KRAS* 突变对接受 EGFR 抑制剂治疗的结肠癌患者有害,研究焦点已经转移到不常见的 KRAS 野生型胰腺癌。2017 年,Schultheis 等对 196 名胰腺癌患者进行了一项 ⅡB 期试验,对比吉西他滨联合尼妥珠单抗(nimotuzumab)与单用吉西他滨的疗效。nimotuzumab 是一种针对 EGFR 细胞外结构域的人源化单克隆抗体,由于其在靶组织中的浓度较高,被认为具有更好的耐受性。重要的是,研究纳入的是 KRAS 野生型胰腺癌患者(在胰腺癌患者中不到 10%)。联合组的中位总生存期为 8.6 个月,而对照组为 6.0 个月。未来需要进一步验证这一获益微小但十分有前景的治疗方案。

肿瘤微环境是另一个潜在的靶向治疗目标。胰腺癌致密基质包含透明质酸,一种形成细胞外基质的结构。2017 年,Hingorani 等进行了一项 Ⅱ 期研究,将吉西他滨、白蛋白结合紫杉醇和聚乙二醇化重组人透明质酸酶 PEGPH20(一种分解透明质酸的聚乙二醇化透明质酸酶)联用治疗胰腺癌。不幸的是,PEGPH20 出现了意想不到的毒性,这可能是由于透明质酸的广泛分布。动脉和静脉血栓栓塞有所增加,因此研究进行了修正,要求在接受治疗时使用依诺肝素进行预防性抗凝。实验结束后发现应用 PEGPH20 治疗并没有延长总生存期。然而,一项亚组分析显示,透明质酸高表达的患者应答率更高。值得注意的是,评估 FOLFIRINOX 和 PEGPH20 的 SWOG 研究告诉我们,阿司匹林不足以预防继发于 PEGPH20 的血栓栓塞,而该研究也因药物缺乏活性终止。然而,由于 PEGPH20 可能对透明质酸高表达的患者最有益,Ⅲ 期 HALO 301 研究对比了吉西他滨联合白蛋白结合紫杉醇加或不加 PEGPH20 的临床疗效(NCT02715804),结果提示两组生存无差异且联合组不良反应更大。

肿瘤微环境中也存在失调的血管生成。血管内皮生长因子(VEGF)受体的过度表达通常与恶性肿瘤形成新生血管以支持持续增殖的能力有关。胰腺癌没有明显的血管生成,但体外或动物实验研究表明,抑制 VEGF 能够限制肿瘤生长,可能机制是通过使血管正常化来增加化疗药物的渗透。2010 年,Kindler 等进行了一项 Ⅲ 期临床试验,将 535 名胰腺癌患者随机分配到吉西他滨加贝伐单抗(一种针对 VEGF-A 的单克隆抗体)组或吉西他滨加安慰剂组。结果显示两组之间的总生存期没有差异。

肿瘤微环境中存在胰腺癌干细胞。如前所述,Hedgehog 通路对于维持这些肿瘤干细胞和肿瘤微环境非常重要。Hedgehog 通路比较复杂,分为经典和非经典信号转导途径两种。经典途径,Hedgehog 配体蛋白通过一系列步骤诱导 Smo 的释放,Smo 反过来释放 Gli 蛋白,Gli 蛋白转位到细胞核中诱导靶基因的转录。针对 Smo 的抑制剂已经被开发。Catenacci 等对 106 名患者进行了一项 Ⅱ 期试验,这些患者被随机分配到吉西他滨联合维莫德吉(vismodegib,二代环巴胺,Smo 拮抗剂)组或吉西他滨单药组。两组之间的总生存期没有显著性差异。另一种 Smo 拮抗剂 saridegib 的 Ⅱ 期临床试验却显示,与单独使用 saridegib 相比,吉西他滨联合 saridegib 的总生存期更短。接受 saridegib 治疗的患者中位生存期更短,疾病进展速度更快,试验被中止。这导致其他试验,如 saridegib 联合 FOLFIRINOX 的 Ⅰ 期临床研究提前结束。也有很多研究探讨了 Hedgehog 通路抑制剂在临床试验中失败的原因。Lee 等报道,在 3 种不同的基因工程小鼠模型中,药物抑制 Hedgehog 通路会加速 KRAS 驱动的肿瘤的进展,而不是延迟。另外一项研究发现抑制 Hedgehog 通路能够抑制结缔组织增生,但也导致胰腺上皮内瘤变(胰腺导管腺癌的癌前病变)的加速生长。

另外两种被认为参与胰腺癌干细胞生长和维持的信号通路，包括 notch 信号通路和 JAK/STAT 信号通路。Notch 配体 Delta 样配体 4（DLL4）在肿瘤细胞中通常过度表达，导致 notch 信号的持续激活和肿瘤干细胞的生长。一种名为登西珠单抗（demcizumab）的 DLL4 抑制剂被用于 I 期临床试验进行测试，试验纳入了多种恶性实体瘤的患者；结果显示此药总体缓解率较低，进一步的研究也没有显示出任何生存的获益。KRAS 突变的胰腺导管腺癌需要 STAT3（JAK/STAT 信号通路的一员）来促进肿瘤进展和生长。鲁索替尼（ruxolitinib）是一种有效的 JAK1/JAK2 抑制剂。一项 III 期临床试验对比了一线化疗进展后，卡培他滨联用或不联用鲁索替尼的疗效。不幸的是，两组的无进展生存期和总生存期均没有差异。

最后，失调的 RAS 信号通路是胰腺导管腺癌的病理生理学、发展和后期进展的支柱。90%以上的肿瘤都有 KRAS 突变，这一事实说明了这一通路在胰腺癌中的重要作用。不幸的是，迄今为止，针对这一通路的靶向治疗仍未成功。替吡法尼（tipifarnib）是一种法尼基转移酶抑制剂。它通过阻止 KRAS 与其他能够激活结合 GTP 的蛋白质的结合而发挥作用。因此，替吡法尼能够阻止 KRAS 通过 RAS 通路激活下游信号。一项纳入 688 名胰腺癌患者的 III 期临床试验对比了吉西他滨联合 tipifarnib 与吉西他滨联合安慰剂的疗效。两组之间的总生存期没有差异。最近，出现了针对两种下游信号分子的靶向治疗研究。2017 年，在以吉西他滨为基础的方案治疗失败的患者中，进行了一项 II 期临床试验，研究纳入 137 名患者，对比了 MEK 抑制剂司美替尼（selumetinib）联合 AKT 抑制剂 MK-2206 与 mFOLFOX 方案化疗的疗效。使用靶向药物后，总生存期没有改善。由于药物毒性，患者经常需要延迟用药和减量，这可能影响疗效。沙利雷塞（salirasib）是一种 Ras 法尼基转移酶模拟剂和 KRAS 抑制剂，与吉西他滨一起应用时安全，将被进一步评估。

五、成功的靶向治疗临床试验

尽管在 PDAC 靶向治疗的研究中有许多令人失望的地方，但也存在两个值得注意和成功的案例（表 6-1）。第一个是在 BRCA 阳性的胰腺癌中使用聚腺苷二磷酸核糖聚合酶（PARP）抑制剂。在胰腺癌中，胚系 BRCA1 和 BRCA2 突变的发生率为 5%～7%。在普通人群中，具有胚系 BRCA1 或 BRCA2 突变会使罹患 PDAC 的风险增加 2.5～3.5 倍。2018 年，O'Reilly 等公布了一项 I 期临床试验结果，研究了顺铂、吉西他滨联合维利帕尼（veliparib，一种抑制 DNA 单链损伤修复的 PARP 抑制剂）在胚系 BRCA 突变型胰腺癌和野生型胰腺癌患者中的作用。研究人员发现，由于双链修复机制已经受损，这些药物对 BRCA 突变的胰腺肿瘤特别有效。在这个 I 期临床试验中，研究者评估了维利帕尼的安全性、剂量限制性毒性以及 II 期临床试验中和顺铂、吉西他滨（顺铂 $25mg/m^2$、吉西他滨 $600mg/m^2$，第 3 天和第 10 天给予，21 天为 1 个周期）联用时的推荐剂量。中性粒细胞减少症和血小板减少症是 veliparib 的剂量限制性毒性，II 期临床试验中 veliparib 的推荐剂量为 80mg，每日 2 次，第 1～12 天。研究期间有两个 5 级事件。一个 5 级事件被认为与治疗方案有关，另一个是由于出现了急性髓系白血病（acute myeloid leukemia，AML），白血病是已知的、比较罕见的 PARP 抑制剂和细胞毒性化疗药物的副作用。在研究的 17 例患者中,9 例有 *BRCA* 突变,*BRCA* 突变患者的客观缓解率为 77.8%(9 例患者中有 7 例应答)。*BRCA* 野生型患者未见肿瘤缓解。*BRCA* 突变患者的中位总生存期为 23.3 个月,而无 *BRCA* 突变患者的中位生存期为 11 个月。BRCA 阳性患者的中位治疗持续时间为 9.7 个月,而 BRCA 阴性患者的中位治疗持续时间为 2.3 个月。1 例 BRCA 阳性的患者经过 3 年多的疾病控制,仍然存活,目前已经退出了临床试验。这些数据表明对 BRCA 阳性的患者维利帕尼具有显著而持久的疗效。POLO 临床试验的结果显示奥拉帕尼(olaparib)300mg,每日 2 次,与安慰剂组相比 PFS 改善(PFS 为 7.4 个月 vs3.6 个月,*P*=0.004)。

胰腺导管腺癌精准治疗的第二个成功案例是在微卫星不稳定肿瘤中使用免疫疗法。2017 年,Le 等评估了 12 种不同癌症类型(壶腹癌、胆管癌、结直肠癌、子宫内膜癌、胃食管癌、神经内分泌癌、骨肉瘤、胰腺癌、前列腺癌、小肠癌、甲状腺癌和原发灶不明肿瘤)的 86 例患者,所有患者经 PCR 或免疫组化评估均存在错配修复缺陷。这些患者既往均至少接受过一线治疗,并有疾病进展的证据。这些患者均接受帕博利珠单抗(pembrolizumab)治疗,pembrolizumab 是一种 PD-1 抗体,可以抑制肿瘤细胞逃避死亡的能力(通过细胞毒性 T 细胞介导)。疾病控制(完全缓解+部分缓解+疾病稳定)率为 77%(86 例患者中的 66 例)。此研究中不良事件一般为低级别。约 21%的患者出现甲状腺功能减退,使用左旋甲状腺素很容易控制。自身免疫相关的不良事件与 pembrolizumab 的其他临床试验相似。在本试验的 86 例患者中,8 例患者患有胰腺导管腺癌。这 8 人中有 2 人(25%)得到了完全缓解。8 例患者中有 6 例(75%)观察到疾病控制。2017 年,FDA 批准 pembrolizumab 用于任何错配修复缺陷的肿瘤,无论其组织学类型如何。此外,2018 年 5 月《ASCO 转移性胰腺癌临床实践指南更新》建议选择患者进行错配修复缺陷或微卫星不稳定的检测,并使用帕博利珠单抗治疗检测阳性的患者。虽然这一特定患者群体的疾病控制率很高,但不幸的是,总体而言,错配修复缺陷在胰腺癌人群中并不常见。一项研究发现,只有约 0.8%的胰腺导管腺癌患者存在错配修复缺陷。

六、总　　结

晚期胰腺导管腺癌是一种致命的恶性肿瘤,标准治疗只能将生存时间从几周提高到几个月。因此,迫切需要新的治疗策略来提高患者的生活质量和延长生存时间。精准医学可能是做到这一点的一种方法,至少对一部分胰腺癌患者来说是这样的。现有证据表明,PARP 抑制剂对 *BRCA1* 或 *BRCA2* 胚系突变的胰腺癌患者有益,帕博利珠单抗对错配修复缺陷的胰腺癌患者有益。然而,这些靶向药物仅能使约 8%的胰腺癌患者受益。根据"了解你的肿瘤计划",通过扩大潜在的可操作靶点,允许尚未在胰腺癌中进行具体试验的靶向治疗,超过 25%的胰腺癌可能在分子谱方面有高度可操作的发现。与标准细胞毒类药物相比,目前可用的靶向治疗药物已被证明能提高无进展生存期。随着进一步的研究,我们希望可以发现和开发其他的靶点和靶向药物,以便使更大比例的患者可以从这些治疗中受益。

(邵　珊　译　张灵小　校对)

第七章 结直肠癌

Blase Polite

在过去的 20 年里，我们已经看到转移性结肠癌的中位生存期从 12 个月提高到 30 个月以上，治愈的患者比例也在增加。对于 Ⅱ 期结肠癌，我们已经筛选出了预后良好且不能从额外治疗中获益的患者。对于 Ⅲ 期结肠癌，我们已经能够筛选出那些可以接受 3 个月治疗而不是 6 个月治疗的患者，从而避免化疗毒性的增加。下一个 10 年的研究重点是继续识别最有可能从越来越多的靶向治疗中受益的亚组，同时区别出那些不会受益的亚组，并寻找方法将免疫疗法带给越来越多的结肠癌患者。

以下内容并不意味着对结肠癌和直肠癌的所有临床试验进行全面回顾，而是旨在强调我们开始通过精准医学和筛选患者实现"在正确的时间给合适的患者提供最佳治疗（可能是没有治疗）"的目标。

一、流 行 病 学

反思过去 50 年我们进步了多少，就明白了走到今天这一步并非偶然。相反，经过基础科学和临床研究人员、公共和私人资助者、公共卫生专家、一线临床医师以及最重要的是自愿参与研究的患者的不懈努力才有了现在的成功。与 1970 年相比，2016 年结直肠癌死亡率下降了 50% 以上，五年生存率从 1975—1977 年的 50% 提高到 2008—2014 年的 65%。但 50 岁以下人群的发病率正在上升，白种人和黑种人之间的差距在扩大而不是缩小，2019 年将有超过 51 000 人死于结肠癌和直肠癌。虽然我们有许多值得骄傲的事情，但仍有许多工作要做。

二、结直肠癌分类系统

2015 年发布的一份共识评估了来自 18 个结直肠数据集的数据，包括癌症基因组图谱（TCGA）以及其他公开和私有数据集。得出了 4 个共识分子亚型：CMS1（微卫星不稳定免疫激活型，14%），具有高突变的微卫星不稳定和强免疫激活；CMS2（经典型，37%），具有显著的 WNT 和 MYC 激活；CMS3（代谢型，13%），代谢失调；和 CMS4（间质型，23%），伴有转化生长因子 β 活化和血管生成有关。除了 CMS1 对癌症治疗具有明确的预后和预测意义（将在下文中进一步讨论）外，其他三种亚型尚未纳入临床决策，但为结直肠癌个体化治疗道路继续前行打下基础。

三、Ⅱ期结直肠癌

长期以来，我们已经认识到Ⅱ期结直肠癌患者群体是一组异质性的群体，其五年生存率高达 95%，低至 45%。在这种情况下，临床试验的结果未能明确显示化疗的生存优势也就不足为奇了。我们现在知道的是，这些癌症患者中有 20%存在获得性或遗传性缺陷，导致一种或多种错配修复蛋白（MLH1、PMS2、MSH2、MSH6）缺失。多项研究表明，在这种情况下，化疗完全没有益处，甚至带来了危害。此外，这些癌症患者总体预后良好，5 年肿瘤特异性生存率接近 95%。与这类患者不同的是没有这些缺陷、肿瘤侵犯周围器官（T4b 肿瘤）和（或）具有其他高风险特征（如高分级、肿瘤出芽和淋巴或神经血管侵犯）的肿瘤患者，其 5 年疾病特异性生存率低至 40%。对于这类肿瘤患者，普遍认为需要采取积极的多药联合治疗达 6 个月。迄今为止，尚未成功实现通过基因图谱来更精确地预测哪些患者将从治疗中获益，但对这种预测图谱的研究仍在继续。

四、Ⅲ期结直肠癌

自 2004 年公布了具有开创性意义的 MOSAIC 研究结果以来，为期 6 个月的氟尿嘧啶联合奥沙利铂的治疗方案已成为Ⅲ期结直肠癌的标准化疗方案。两项国际临床研究试图在氟尿嘧啶联合奥沙利铂的方案中加用贝伐珠单抗（一种血管内皮生长因子抗体）来增加Ⅲ期结直肠癌治疗的疗效，均告失败。同样令人惊讶的是，两项临床研究中，在 KRAS 野生型的人群中，在上述化疗方案的基础上加用针对 EGFR 受体的单克隆抗体西妥昔单抗也没有显示出获益。尽管这两种靶向药物在转移性结直肠癌中取得了明显的成功。当前和未来研究人员面临的一个挑战是如何更好地理解为什么转移模型不能很好地预测辅助/微转移环境下的疗效，以及如何设计更有效的治疗方法来实现真正的长期治愈。

虽然在氟嘧啶和奥沙利铂为基础的方案中加用靶向治疗药物的临床研究没有成功，但令人印象深刻的是，国际结直肠癌组织合作证明少即是多。IDEA 研究是一项预先计划的、纳入 6 项国际随机临床研究的综合分析，共纳入超过 12 000 名结肠癌患者，绝大多数为Ⅲ期。结果显示：对于低危的Ⅲ期（T_3 和 N_1）结肠癌患者，接受 3 个月治疗的疗效不劣于 6 个月，并节省了患者的时间、减轻了化疗的毒性，节省了患者个人和现行体制的经费。

五、转移性结直肠癌

毫无疑问，针对Ⅳ期结直肠癌患者的治疗是最活跃和个性化的，这使得患者的中位生存期得到了巨大的改善。这些成功归功于过去 20 年在世界各地进行多项临床研究的工作人员的艰苦工作，以及同意参与临床研究的患者及其家属的共同贡献。最值得注意的是，在这些临床研究结果初步发表之后，还得到了许多经验和教训，科学家和临床医师使用存档的组织、血液和患者数据来验证新的假设，并随着科学知识的增长有了新的发现。其中许多临床研究是由公共机构资助的，如美国国家卫生研究院和欧洲卫生机构，这突出了政府在科学和知识进步中的至关重要性。

六、RAS 的故事

没有哪个故事比 RAS 和结直肠癌的故事更能体现个体化医疗时代带来的不断变化的影响。针对 EGFR 的单克隆抗体（西妥昔单抗和帕尼单抗）的临床研究最初用于未筛选的患者群体，或者用于表达 EGFR 的患者群体，结果表明并不能从中获益。针对未筛选患者群体早期关键性试验的回顾性研究表明，KRAS 外显子 2（密码子 12 和 13）的突变提示接受治疗的患者不能获益甚至有潜在的危害。这将治疗的潜在人群缩小到 60% 的转移性结直肠癌患者。随后的工作将突变扩展到 KRAS 的外显子 3 和 4，NRAS 的外显子 2、3 和 4，以及 BRAF V600E 的突变。这进一步将可能从抗 EGFR 治疗中获益的人群缩小到 40%。近年来的研究表明，肿瘤位于右半结肠的患者和 HER-2 扩增的患者也不能从抗 EGFR 治疗中获益（见下文）。因此，从相信所有转移性结直肠癌患者都可以用抗 EGFR 治疗，发展到只有 20% 的全 RAS/RAF、HER2 阴性的左半结直肠癌患者可以用抗 EGFR 治疗，我们用了短短十余年的时间。很少有其他类型的肿瘤在患者选择方面也能具有如此快速的演变。

最后，来自单臂 II 期 CRICKET 临床研究的结果显示：在全 RAS/RAF 野生型患者中，一线抗 EGFR 治疗有效的患者，48%（12/25）在二线进展后检测循环肿瘤 DNA 时发现 RAS 突变。在 RAS 野生型的肿瘤患者中，30% 对抗 EGFR 治疗的再挑战有响应，而在循环肿瘤细胞中发现突变的患者没有一个有响应。如果这一结论在更大的临床研究中得到证实，这将代表一种思维的改变，即结肠癌的突变状态是逐渐演变的过程而不是一个静态的现象。

（一）抗 VEGF 的治疗

贝伐珠单抗仍是转移性结直肠癌生物治疗的重要组成部分。如上所述，几项大型的 III 期临床研究结果表明，非转移性的结直肠癌患者并不能从贝伐珠单抗的治疗中获益。除了肿瘤原发部位之外（如下所述），在临床实践中还没有发现能够用以挑选患者接受贝伐珠单抗治疗的预测标志物。肿瘤似乎不会对转移性疾病中抗血管内皮生长因子的生物疗法产生明显的耐药性。三项涉及抗血管内皮生长因子药物的临床研究检测了在转移性疾病中一线使用贝伐珠单抗治疗后，二线使用贝伐珠单抗、阿帕西普（aflibercept）或雷莫芦单抗（ramucirumab）的疗效。在所有三项临床研究中，与不含抗血管内皮生长因子治疗的对照组比较，继续接受抗血管内皮生长因子治疗的患者的总生存期提高了约 1.5 个月，每项试验的风险比都在 0.8 以内。患者从抗血管内皮生长因子治疗中持续获益的机制仍在研究中。

（二）原发肿瘤部位

CALGB 80405 试验比较了标准化疗加贝伐单抗与相同化疗加西妥昔单抗在 KRAS 野生型转移性结直肠癌患者的疗效。总体试验结果显示，两组患者的总生存没有差异。之后另外分析了肿瘤的位置是否影响治疗效果。胚胎学上，右半结肠和左半结肠来自不同的细胞系（分别是中原肠和后原肠），并且已知具有不同的突变模式，例如，BRAF 突变多发生在右半结肠。结果显示，右半结肠癌的预后更差（OS 19.4 个月 vs 33.3 个月），左半结肠癌中西妥昔单抗疗效似乎优于贝伐珠单抗（$P = 0.01$），但在右半结肠癌中西妥昔单抗疗效较差（$P=0.08$），提示生物制剂与部位之间的相互作用影响（$P=0.005$）。在另外两项Ⅲ期试验的联合分析中也观察到了类似的发现，在接受西妥昔单抗联合标准化疗的左半结肠癌中，中位生存期高达 38 个月。接受贝伐单抗治疗的左半结肠癌患者在随访 28 个月时的中位生存期几乎要短约 1 年。

七、BRAF V600E

BRAF V600E 突变仍然是转移性结直肠癌中最可怕的突变，突变患者的中位生存期刚刚超过 10 个月，而非 BRAF 突变的患者中位生存期超过 2 年。在这里，转化科学家做了巨大的工作。最初的希望是，BRAF 抑制剂能够像在转移性黑色素瘤中一样使 BRAF 突变的结直肠癌患者获益。但 BRAF 抑制剂威罗非尼（vemurafenib）在 BRAF V600E 突变结直肠癌患者治疗中的失败让每个人都停下来，因为它带来了对"异病同治"疗法的质疑。该疗法的观点是：组织起源并不重要，重要的是突变。显然，与黑色素瘤相比，结直肠癌中的 BRAF V600E 突变有所不同。虽然尚未完全阐明，但结直肠癌细胞中广泛使用的旁路途径如 MEK 和 EGFR，被认为是单独使用 BRAF 抑制剂的耐药机制（图 7-1）。早期研究结果表明，针对通路上的多个位点进行靶向治疗有可能成功。SWOG 1406 试验对比了伊立替康联合西妥昔单抗与这两者联用再加用威罗非尼在 100 例 BRAF V600E 突变的转移性结直肠癌患者中的疗效。三药联用组的 DFS 为 4.4 个月，而伊立替康和西妥昔单抗联用组为 2.0 个月（HR：0.42，95%CI：0.26～0.66），另外疾病控制率（PR+SD）分别为 67% 和 22%。BEACON 临床试验三联治疗组的 30 例患者的早期结果显示，EGFR 抑制剂（西妥昔单抗）、RAF 抑制剂（encorafenib）和 MEK 抑制剂（binimetinib）联合使用的有效率为 41%，疾病稳定率（SD）为 45%，疾病控制率（DCR）为 86%。对于既往至少接受过一线（57%）或二线（43%）治疗的预后不良患者，中位总生存期为 15 个月。目前对比三药联用与 EGFR 和 BRAF 抑制剂联用或 EGFR 抑制剂和伊立替康联用的整体临床研究已经完成，我们期待最终结果。

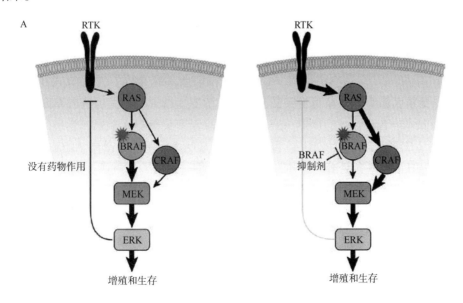

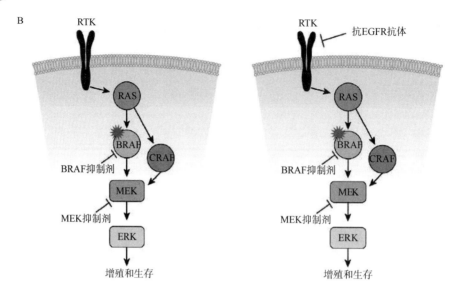

图 7-1　A. BRAF 被抑制后反馈激活 MAPK 信号通路。BRAF 的激活驱动了下游 MAPK 信号通路的传导并增强 ERK 激活。ERK 的激活抑制了 ERK 依赖的受体酪氨酸激酶的激活。然而，当突变的 BRAF 被抑制时，ERK 依赖的负反馈减少，导致受体酪氨酸激酶和下游 RAS 的增强激活。在这些条件下，Ras激活 CRAF，导致 MARK 通路的重新激活。B. 通过 BRAF、MEK 和 EGFR 抑制剂的联合运用来解除EGFR 抑制剂的耐药。EGFR. 表皮生长因子受体；ERK. 细胞外信号调节激酶；MAPK. 丝裂原活化蛋白激酶；MEK. MAPK/ERK 激酶

（一）HER2

HER2 在约 5%的转移性结直肠癌中过度表达。两项已发表的临床试验揭示了 HER2抑制剂在转移性结直肠癌中的作用。HERACLES 试验用曲妥珠单抗联合拉帕替尼治疗了27 例经过多程治疗的 KRAS 野生型的（密码子 12/13）转移性结直肠癌患者（74%的患者在发生转移后至少接受了 4 种方案的治疗）。应答率为 30%，疾病控制率为 59%，中位应答持续时间超过 9 个月。有趣的是，所有对这种治疗方案有反应的患者都是以前对 EGFR抑制剂治疗无反应的人，这表明 HER2 扩增可能导致对 EGFR 抑制剂耐药。在 My Pathways试验的转移性结直肠癌队列中，37 名既往平均接受过 4 种方案治疗的转移性结直肠癌患者接受了帕妥珠单抗（pertuzumab）联合曲妥珠单抗（trastuzumab）的治疗。总体缓解率为38%，疾病控制率为 49%，中位应答持续时间为 11 个月。在 KRAS 突变队列中 HER2 抑制剂缺乏疗效，表明对 HER2 抑制剂最有可能受益的群体是 KRAS 野生型肿瘤。

（二）免疫治疗

在免疫治疗的革命中结直肠癌的疗效虽不如许多其他类型的肿瘤，但有一个特殊的群体能够从中受益。具体来说，那些在错配修复途径中有获得性或遗传性缺陷（dMMR）的患者，似乎能够从免疫治疗中获得实质性的益处。这个群体占所有转移性结直肠癌患者的4%～5%。众所周知，具有 dMMR 的肿瘤患者每种肿瘤存在数千个突变。一个小样本临床研究的早期结果表明，运用帕博利珠单抗治疗具有 dMMR 的肿瘤患者有效率为 40%，20周时疾病控制率为 70%。这些结果使得 FDA 批准了帕博利珠单抗用于具有 dMMR 的转移

性结直肠癌患者。近期，CheckMate 142 试验证实了这一结论，试验中转移性结直肠癌患者接受了至少一种既往治疗并具有 dMMR。74 名患者接受了 pd-1 抑制剂纳武利尤单抗（nivolumab）的治疗，ORR 为 34%（9% CR），DCR 为 69%。12 个月的无进展生存率为50%。在一项非随机平行研究中，119 名患者接受纳武利尤单抗和伊匹木单抗（ipilimumab）治疗，ORR 为 55%（3.4% CR），DCR 为 80%，12 个月无进展生存率为 75%。

（三）非免疫原性肿瘤的免疫治疗

转移性结直肠癌的一个主要研究焦点仍然是如何使 95% 不是 dMMR 的转移性肿瘤对免疫治疗产生响应。早期的尝试是将 MEK 抑制剂考比替尼（cobemetinib）与 PDL-1 抑制剂阿替利珠单抗（atezolizumab）联合使用。这是基于 MEK 抑制剂能够增加 $CD8^+$ T 细胞表达的临床前证据。结果显示 DCR 可达 31%。然而，证实性的 III 期 IMblaze 370 研究未能达到其主要终点总生存期。其他试验，如使用 PD-1 抑制剂帕博利珠单抗联合 MEK 抑制剂比美替尼（binimetinib）的 Keynote 651 试验正在该人群中进行。其他尝试方法包括将免疫治疗与放射治疗联合、用阿扎胞苷等药物调节表观遗传、与新型疫苗疗法联合，当然还有开发下一代的靶向药物去抑制肿瘤的免疫逃逸。

八、总　　结

在过去的 20 年里，转移性结直肠癌的治疗有了显著的发展。21 世纪初期转移性结直肠癌患者的中位生存期为 12 个月，后来经过适当选择的患者中位生存期可超过 3 年，而在接受免疫治疗的 dMMR 肿瘤患者中，甚至有可能长期治愈。未来几十年，我们将把目前的治疗方法细化到具有某类分子标记的更小亚组患者中，这些患者将有望从我们的治疗中获得更大的益处；并开发新的治疗方法来靶向可能尚未被识别的异常分子。使用循环肿瘤细胞来实时监测疾病并指导治疗可能不会太遥远。对于 II 期和 III 期结直肠癌患者，我们继续去识别那些很难从积极治疗或任何治疗中获益的患者。为这一人群寻找新的药物很困难，因为转移环境并没有被证明是未来辅助治疗的良好试验场。在这里，我们将继续期待基础科学向临床的转化来帮助我们。回顾过去，这 20 年毫无疑问是一个伟大的时期，临床发现影响了数百万结直肠癌患者的生活。我们也会回过头来质疑自己是否在正确的时间为适合的患者提供正确的治疗。我们期待精准治疗时代的早日到来。

（赵新汉　邵　珊　译　张灵小　杨　滨　校对）

第八章 肾细胞癌

Yash Dara，Nicholas Salgia，Sumanta K. Pal

精准医学时代，在转移性肾细胞癌（mRCC）存在一个悖论。通过肿瘤基因组图谱（TCGA）研究人员和其他多个组织机构成员的努力，肾细胞癌的生物学特征得到了广泛的描绘。此外，针对肾细胞癌也开发了多种靶向治疗。矛盾之处在于，尽管对于 mRCC 的潜在基因靶点有丰富的认识，但靶向治疗并没有以靶向的方式应用——也就是说，治疗方案的制订并不参考基因组状态。

本章将研究这一悖论，并将深入研究 mRCC 生物学的复杂性。我们将具体讨论不同 mRCC 亚型的生物学研究，包括约占 80% 的透明细胞亚型，以及仍存在治疗困难的"非透明细胞"亚型。

一、RCC 的基因组特征

（一）透明细胞肾细胞癌

如前所述，透明细胞 RCC 是肾细胞癌最常见的亚型。在肾透明细胞癌中存在希佩尔-林道（*VHL*）基因的改变。约 50% 的散发性 RCC 患者有 *VHL* 突变，而另外 10%～20% 的患者显示出高甲基化。*VHL* 与其他多种蛋白形成有泛素连接酶活性的复合物。一般情况下，部分的泛素连接酶可作用于缺氧诱导因子-α（HIF-α）。因此，VHL 的改变会导致 HIF-α 的升高以及血管内皮生长因子（VEGF）和血小板衍生性生长因子（PDGF）水平增加的下游影响。如本章后面所讨论的，针对 VEGF 的治疗是透明细胞 mRCC 治疗的基石。

TCGA 数据库的研究结果对我们理解肾透明细胞癌基因组学做出了很大的贡献。在一项囊括来自多个学术中心的 417 个样本的研究中，最常见的改变是 *VHL* 突变，然后是染色质重塑基因的改变，例如 *PBRM1*、*BAP1* 和 *SETD2*（图 8-1）。*PBRM1* 是 SWI/SNF 染色质重塑复合物的一个组成部分，而 *BAP1* 和 *SETD2* 分别是组蛋白去泛素酶和甲基转移酶。磷脂酰肌醇-3-激酶（PI3K）通路也发现了多种改变，从跨膜受体 EGFR 和 IGF-1R 开始，包括下游的细胞内部分，如 PIK3CA（PTEN 是其负调节剂）。这些突变具有治疗相关性，因为针对雷帕霉素（mTOR）靶点的药物已被批准用于治疗转移性疾病。

问题在于，原发灶的基因分析是否能代表转移灶。TCGA 数据库中，绝大多数被评估的标本都来自原发肿瘤。Gerlinger 及其同事提出了关于肿瘤异质性的问题，他们对 4 名 mRCC 患者进行了详细评估，对患者的原发和转移部位进行多次采样，并对样本的基因数据进行了比较。结果发现,大多数突变(63%～69%)都无法识别。考虑到这一点,de Velasco 及其同事建立了一个大型数据库,通过基因组图谱分析评估 mRCC 患者的原发灶或转移灶。通过对 349 例原发性肿瘤和 229 例肿瘤转移灶的评估发现,*VHL* 突变的频率与 *PBRM1* 和 *SETD2* 非常相似。唯一在转移灶比原发灶更常见的基因是 *TP53*,但其临床意义尚不明确。

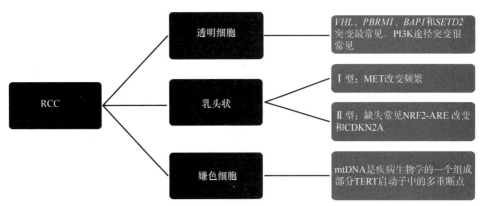

图 8-1　已发表的关于肾细胞癌的基于 TCGA 数据库分析主要结果

　　TCGA 数据库采用的是组织标本,但值得注意的是目前使用血液样本进行基因组的数据检测已被广泛应用。在一项与 Guardant Health 的合作研究中,我们小组最近报告了来自多个中心 220 名 mRCC 患者评估的数据。只有 23%的患者有 *VHL* 突变,突变的频率略低于 TCGA 数据库的报道。尽管如此,大多数(78.6%)个体都检测到了一个或多个基因组的改变。基于血液样本检测的重要意义在于患者接受治疗的同时可以进行基因组图谱的连续测定。我们的小组观察到,一些突变,比如 *VHL* 和 *NF1*,在一线治疗中比二线及后线更常见。

(二)乳头状肾细胞癌

　　乳头状肾细胞癌占所有肾癌的 10%～15%,大致被分为两种主要亚型(Ⅰ型和Ⅱ型)。TCGA 的研究报告了 161 例初始局限期乳头状 RCC 患者的结果。研究的主要发现包括:在Ⅰ型肿瘤中存在 MET 突变;Ⅱ型乳头状 RCC 患者有 CDK2NA、TFE3 和 SETD2 表达频率的改变。此外,NRF2-抗氧化反应元件(ARE)通路的组成-表达有所增加。

　　值得注意的是,TCGA 中 73%的患者是非转移性的,只有 3%的患者有已经证实的转移性病变。这样的人群特征使得将结果推广用于临床的典型肿瘤患者时受到限制。为此,我们最近报道了一组更多样本量的乳头状肾细胞癌患者的特征,他们在常规临床诊疗过程中进行了基因组分析。在 169 名患者中,61%的患者有转移,21%的患者为Ⅲ期。研究结果发现,MET 的改变率高于之前的系列研究,Ⅰ型和Ⅱ型患者分别有 33%和 7%表现突变/扩增的现象。尽管频率较低,包括 *EGFR* 和 *NF2* 在内的一些其他基因中也发现了具有潜在活性的突变。

（三）嫌色细胞肾细胞癌

嫌色细胞肾细胞癌发生率较乳头状肾细胞癌低，估计占肾细胞癌病例的 5%。与乳头状和透明细胞肾细胞癌一样，研究人员利用 TCGA 数据库中各医疗机构收集的 66 个标本对嫌色细胞肾细胞癌基因表型进行了鉴定。研究结果主要是发现了与线粒体功能相关的基因改变以及 TERT 启动子的多次重排。Casuscelli 等最近的一项研究评估了 79 名嫌色细胞癌患者，其中包括 38 名转移性患者。对转移性患者预后的详细分析提示存在 3 个预测分子，存在 *TP53* 突变、*PTEN* 突变或染色体复制失衡提示患者预后不良。

（四）其他罕见亚型肾细胞癌

透明细胞、乳头状细胞和嫌色细胞肾细胞癌构成了绝大多数 RCC 病例。存在其他非常罕见的亚型，如集合管癌（CDC）或肾髓质癌（RMC），还有肉瘤样肾细胞癌亚型——也可以与任何其他组织学亚型混合。Malouf 及其同事对 26 名肉瘤样 RCC 患者进行了详细的基因组学评估。*TP53*、*VHL*、*CDKN2A* 和 *NF2* 的变化最为常见。我们小组在包括 17 名患者的队列中评估 CDC 基因组学。在这个研究中，超过 25% 的患者有 *NF2* 的改变，在 20% 的患者中观察到 *SMARCB1* 的改变，目前越来越多的研究结果提示这种突变可能是针对 EZH2 的新型药物的靶点。

二、基因组学在肾细胞癌中的临床应用

（一）透明细胞癌

通过处理计算，透明细胞癌基因组发现的临床应用很普遍。更确切地说，有多种已获得批准的针对 VEGF 的药物，VEGF（如前所述）上调是 VHL 信号异常的副产物。第一批获得批准用于治疗透明细胞 mRCC 的药物是舒尼替尼和索拉非尼，Ⅲ 期临床试验中分别对比了这两种药物与干扰素-α 和安慰剂的疗效，在 PFS 上比舒尼替尼和索拉非尼显示了明确的优势。在未经选择的人群中，舒尼替尼的无进展生存期可达 1 年以上，总生存超过 2 年。帕唑帕尼是另一种 VEGF 受体酪氨酸激酶抑制剂（VEGF-TKI），在与安慰剂进行比较的 Ⅲ 期研究完成之后很快获得批准。研究最初招募的是经过细胞因子治疗后的患者，但舒尼替尼令人信服的试验数据使得入组标准放宽至未经治患者中。与安慰剂相比，帕唑帕尼可显著延长 PFS（9.2 个月 vs4.2 个月；$P < 0.0001$）。鉴于舒尼替尼和帕唑帕尼的临床疗效相当，COMPARZ 研究头对头比较了这两种药物。这项大型 Ⅲ 期、非劣效性研究对舒尼替尼和帕唑帕尼进行了比较，最终显示，在既往未治疗的患者中，两种药物的 PFS 或 OS 没有显著性差异。

如前所述，TCGA 分析也指出了下游 mTOR 信号通路在 mRCC 中的重要性。2007 年，替西罗莫司（一种静脉注射 mTOR 抑制剂）基于 Ⅲ 期试验获批，研究比较替西罗莫司单独或联合干扰素-α 与干扰素-α 单药治疗既往未治疗、低风险的患者。在 ITT 人群中，替西罗莫司单药治疗对比干扰素-α 显示了 OS 的显著获益。除了替西罗莫司之外，口服的 mTOR 抑制剂依维莫司也在既往经治的 mRCC 患者中进行了详细的研究。Ⅲ 期研究 RECORD-1 比较了单药舒尼替尼或索拉非尼经治或两药均治疗过的患者，接受依维莫司的疗效。该研

究表明，与安慰剂相比，依维莫司的 PFS 有一定的改善，在一段时间内依维莫司也是主要的治疗药物代表。

到此为止所描述的药物只是被批准用于 mRCC 的药物的一部分。除了舒尼替尼、索拉非尼和帕唑帕尼外，还有其他靶向 VEGF 的治疗药物被批准用于转移性透明细胞 RCC。针对 VEGF 的单克隆抗体贝伐珠单抗基于两项试验获得了 FDA 的批准。这两项试验的结果表明贝伐珠单抗与干扰素-α 联合较干扰素-α 单药具有 PFS 的优势。然而，由于联合干扰素-α 治疗相关的副作用（如神经精神副作用、肝毒性等），该方案的临床应用有些受限。阿昔替尼可能是一种相对于舒尼替尼、帕佐帕尼和索拉非尼"更高选择性的"多激酶抑制剂，已有临床研究在既往其他 VEGF 抑制剂经治患者中对其疗效进行了评估。在 AXIS Ⅲ期研究中，阿昔替尼相比索拉非尼具有 PFS 优势，从而获得 FDA 批准。正如我们随后将讨论的那样，阿昔替尼现在已是许多 mRCC 联合免疫治疗方案的基础。

虽然阿昔替尼对 VEGF 受体家族蛋白表现出更高的选择性且更强的亲和力，但潜在的旁路机制信号激活仍有可能削弱其疗效。目前抑制旁路机制信号的其他药物已被研发。例如，临床前模型表明，MET 和 AXL 等分子的上调可能会绕过 VEGF 阻断，产生对 VEGF 靶向治疗的耐药。卡博替尼是一种对 VEGF、MET 和 AXL 有亲和力的多激酶抑制剂。METEOR 是一项Ⅲ期临床研究，对卡博替尼在既往 VEGF 抑制剂经治的患者中的疗效进行了评估。结果显示，卡博替尼相比于依维莫司可显著改善 PFS 和 OS。在未经治疗的患者中，卡博替尼也与舒尼替尼进行了比较。在随机Ⅱ期研究（CABOSUN 研究）中，卡博替尼相对于舒尼替尼可改善中-低危患者的 PFS。

同样，仑伐替尼也靶向 VEGF 受体和成纤维细胞生长因子受体（FGFR）家族。FGFR 通路也被认为代表着一种规避 VEGF 抑制的逃逸机制。一项随机的Ⅱ期研究比较了仑伐替尼单药、依维莫司单药和仑伐替尼与依维莫司联合三种治疗方案的疗效。与依维莫司单药治疗相比，仑伐替尼与依维莫司联合治疗的 PFS 超过了 18 个月，显示出显著的改善。尽管有着不可否认的优势，但这些结果仍需等待Ⅲ期研究结果的验证。

到目前为止，还没有任何优势人群筛选的基因组算法被引入用于这些治疗方法的选择。最近的一项多中心研究在透明细胞 mRCC 患者中评估了 mTOR 靶向治疗，确实发现 TOR 通路的改变（如 *MTOR*、*TSC1* 和 *TSC2* 的突变）与良好的临床反应相关，但这些发现尚未能影响临床实践。

（二）非透明细胞 RCC

目前，非透明细胞 RCC 的治疗规范流程尚未形成。以往临床研究只是将多种非透明细胞肾细胞癌汇集在一起，使用透明细胞肾细胞癌的药物进行探索。正如我们在前面所提到的那样，这样的方法几乎不能认识到这些组织学亚型不同的生物学特性。

由 MD 安德森癌症中心开展的 ESPN 研究就是这样的一个例子。这是一项随机的Ⅱ期研究，纳入非透明细胞 RCC 患者，包括乳头状、嫌色细胞、未分类、易位和显示肉瘤样特征的透明细胞肾癌（超过标本的 20%）。研究将未经治疗的患者随机分组，服用舒尼替尼或依维莫司，在进展时允许交叉。预计入组 108 名患者，但由于无效而提前终止。各治疗组之间的 PFS 或 OS 均无差异。每个组织学亚型中的入组患者十分有限，共有 27 名乳头状细胞癌（最大的亚组）患者，12 名嫌色细胞癌患者和 10 名未分类 RCC 患者入组。由于样本量过少，研究数据难以进行分析解读。

其他几项研究也采用了与 ESPN 研究相同的模式。II 期随机 ASPEN 研究同样采用了舒尼替尼和依维莫司治疗非透明细胞 RCC 患者，但在入组标准上进行限制，只允许乳头状、嫌色和未分化的患者参与。与 ESPN 类似，ASPEN 研究未能得到任何明确的结果，即未能指出抑制 VEGF 或 mTOR 哪一个是治疗非透明细胞 RCC 的标准。

对非透明细胞 RCC 患者的研究更合理的设计是要考虑到这一组人群内的生物学异质性。例如，目前已有研究在乳头状肾细胞癌患者中探索 MET 抑制剂。赛沃替尼是一种有效的、特异性的 MET 小分子抑制剂。最近在一项单臂 II 期研究中对其疗效进行了评估。该研究共入组 109 例患者。在这个队列中，40% 的患者的疾病有 MET 驱动，如 MET 激酶突变、扩增或 7 号染色体拷贝增加。MET 驱动的患者 PFS 明显高于疾病与 MET 无关的患者（6.2 个月 vs1.4 个月；$P=0.002$）。

同样，还有研究在乳头状 RCC 中对克唑替尼进行了疗效评估。在欧洲癌症研究和治疗组织（EORTC）90 101 研究中，I 型 PRCC 患者接受了口服克唑替尼。虽然克唑替尼是一种用于非小细胞肺癌患者的 ALK 抑制剂，但其也有抑制 MET 信号传导的作用。在这 23 名患者中，4 名有 MET 突变。该队列中，2 名患者达到部分缓解（PRs），另外 1 名患者疾病稳定（SD）。在 16 名缺乏 MET 突变的患者中，观察到 1 名 PR，11 名 SD。

研究的汇总数据显示，最近一些针对乳头状 RCC 的临床研究采取了更加独特的研究方案。与之前描述的 ESPN 和 ASPEN 研究将多个组织学亚型集合在一起不同，最近的随机研究是对单个组织学亚型进行评估。例如，SAVOIR 随机研究纳入的是 MET 改变的乳头状 RCC 患者（表 8-1）。具体方案为：未经治疗的转移性乳头状 RCC 患者接受基因组分析，其中具有 MET 突变或扩增的患者被随机分配接受舒尼替尼或赛沃替尼。PAPMET 研究是由西南肿瘤学组（SWOG）领导开展的一项随机、II 期组间研究，比较舒尼替尼与三种公认的 MET 抑制剂——卡博替尼、克唑替尼和赛沃替尼。本研究已经完成了入组目标的 50% 以上。

表 8-1　MET 靶向治疗 RCC 的随机研究

研究	对照	研究药物	主要特点
SAVOIR	舒尼替尼	赛沃替尼	根据 MET 改变选择乳头状 RCC 患者
SWOG 1500	舒尼替尼	卡博替尼	I 型和 II 型乳头状 RCC 患者
		克唑替尼	
		赛沃替尼	

对于不入组临床研究的患者，进行基因组分析可能也有意义。因为罕见肾细胞癌亚型的生物学特征仍未完全确定，仍需找到多重可操作的突变。作者中心的三名乳头状 RCC 患者，缺乏 MET 突变，但却有 ALK 重排。组织学再评估确认这些患者是肾源性恶性肿瘤，并非小细胞肺癌。这些患者接受 RCC 的常规治疗无效，但对阿来替尼都有不错的反应。尽管并不常见，但对这种突变的筛查可能会带来有效的结果。

三、未来的发展方向

至此，我们描述了透明细胞和非透明细胞亚型 RCC 的基因组学，并将生物学数据与临床治疗相联系。另外，值得注意的是本章未对免疫治疗反应生物标志物进行讨论。在过去的 2～3 年里，免疫治疗已经成为晚期 RCC 的主要治疗方法。首先，Ⅲ期研究 CheckMate-025 比较了纳武利尤单抗和依维莫司用于先前经过靶向 VEGF 治疗的患者的疗效，确证了纳武利尤单抗单药治疗的 OS 获益。其次，一系列一线的Ⅲ期研究表明，与单独的 VEGF 靶向治疗相比，双检查点抑制剂联合或 VEGF 靶向治疗联合免疫治疗都更有优势。例如，CheckMate-214 研究比较了纳武利尤单抗与伊匹单抗联合对比舒尼替尼用于初治晚期或转移性肾细胞癌患者的情况，在低中风险患者中显示了生存优势。在最近的 JAVELIN-101 研究显示，阿昔替尼联合 avelumab 治疗与舒尼替尼单药相比具有显著的 PFS 优势。

到目前为止，与免疫治疗疗法相关的生物标记的筛选仍然具有挑战性。最明显的生物标志物，程序性死亡受体-配体 1（PD-L1），在预测纳武利尤单抗二线治疗的疗效方面几乎没有价值。PD-L1 表达高的患者似乎从一线的纳武利尤单抗/伊匹单抗联合中获益更多，但在一线治疗时很少进行 PD-L1 检测。肿瘤突变负荷（TMB）已被提出作为新抗原数量的替代物，并已被证明在非小细胞肺癌等疾病有一些预测价值。然而在 RCC 中，TMB 尚未能显示出这样的预测价值。

尽管如此，RCC 中的生物标志物研究仍在继续。最近的 Immotion150 研究中比较了贝伐珠单抗联合阿特利珠单抗、阿特利珠单抗和舒尼替尼一线治疗的疗效，为生物标志物研究提供了丰富的机会。利用基线的基因组分析，该研究发现了某些血管生成相关的标记特征与对舒尼替尼治疗响应相关，以及 T 效应细胞标记特征与对阿特利珠单抗治疗响应相关。对这些特征进行前瞻性临床研究验证可以提供一种有效的体系来识别对抗血管生成或免疫治疗有反应的患者。

微生物组学也正在成为 RCC 中一种潜在有用的生物标志物。研究小组率先在 RCC 中进行了微生物组学的研究发现，在 20 名接受 VEGF 靶向治疗的患者队列中普氏菌和拟杆菌的增加与腹泻的风险直接成反比。自此，将微生物组学与免疫治疗的活性相联系研究逐渐开展。Routy 及其同事已经建立了某些细菌种类（例如阿克曼菌）与免疫治疗反应之间的潜在联系。然而，在将粪便微生物组群用到临床作为一种预测工具之前，还需要进一步的验证研究。

四、总　　结

如本章所述，mRCC 在新的系统治疗方法方面取得了巨大的进展。与此同时，大量的生物学研究也逐步开展。当这两个发展领域相互联系时，将会发现有价值的预测标记。虽然这些研究漫长而耗时，但其对于优化 mRCC 患者的治疗是必要的。如果没有这些研究结论，临床医师将不得不通过众多数据集的交叉研究来逐步探索精准的临床治疗。

（张灵小　译　蒙　渡　校对）

第九章 前 列 腺 癌

Bertram Yuh，Zijie Sun

作为皮肤癌以外最常见的癌症，前列腺癌（prostate cancer）是威胁男性健康的一个重要疾病。虽然前列腺癌多数生长缓慢无须进行治疗，但仍有部分病例无法治愈并会导致死亡。由于确诊比例远高于实际死亡比例，一些疑问随即产生，比如何时治疗比较合适，以及采取何种治疗方式。近年来关于前列腺癌的研究成果大量涌现，认识逐渐加深，治疗手段呈现诸多进展。精准医学（precision medicine）有望在未来前列腺癌的诊断和治疗中为患者和医务人员提供有效决策指导。

前列腺癌筛查通常借助于常规血检、PSA 检测和直肠指检（digital rectal examination，DRE），但最终确诊依靠腺体活检。然而，由于疾病的多灶性和异质性导致取样限制和预后信息缺乏，所以即使在靶向穿刺情况下，活检仍有可能遗漏。PSA 是前列腺特异性抗原（prostate-specific antigen），良性和恶性前列腺上皮细胞均可产生该蛋白质。基于此特点，PSA 检测对于疾病的诊断不够特异充分，对侵袭性癌的识别缺乏准确性。即使对前列腺癌高危男性（55～69 岁），美国预防医学工作组（US Preventive Services Task Force，USPSTF）在 2018 年的更新声明中 PSA 筛查的推荐级别也仅为 C 级。由于前列腺癌治疗可能会带来显著不良的功能性后果及生活质量问题，所以避免不必要的治疗尤为重要。治疗可能会导致勃起功能障碍和尿失禁，甚至是知道自己患有前列腺癌（无论是惰性癌还是侵袭性癌）都有可能让患者出现焦虑和应激。前列腺癌是最易遗传的常见癌症之一，潜在的可操作突变（actionable mutation）频率高，所以基因组分析已成为前列腺癌研究的一个主要领域。

前列腺癌的精准或个性化管理的目标是：

（1）区分惰性和侵袭性癌症。

（2）根据个性化特点优化治疗。

（3）早期发现侵袭性癌症，以减少治疗影响。

（4）以最小的副作用控制或消除耐药性癌症。

在前列腺癌诊断方面，目前的临床风险分层受限于分层标准本身（取样误差、PSA、DRE 评估等），根据临床风险分层给患者套用预先设定的治疗模式，有时可能是有害的。前列腺癌异质性高，比如中等风险肿瘤在疾病进展方面其侵袭性既可能弱也可能强，这就需要有一个更好的风险分层模式来帮助临床医师做出个体化的疾病管理建议。为了达到这个目的，决策应该建立在准确而且具有疾病特异性的生物标志物之上，尤其是对于具有异质性以及不同分子特征的疾病。研究表明，80%的原发性前列腺癌患者病灶多发，前列腺内不同克隆相关的生物学行为较为复杂。不同克隆的起源可能不同，对治疗的反应也可能存在差异。

2018 年 NCCN 指南建议，对于任何具有强家族史的患者以及没有家族史但临床风险分组较高或转移的患者，应考虑进行生殖系基因检测（germline genetic testing）。在采集前列腺癌患者家族史的过程中，一些特定的癌症如卵巢癌、乳腺癌、胰腺癌（与 BRCA2 有关）或胃肠癌（与 Lynch 综合征有关）的发现可能指向某种未知的遗传种系突变（germline mutation）。种系检测不仅可以帮助患者进行个体化治疗、了解预后，还可以帮助存在恶性肿瘤风险的家族成员尽早就医。指南还建议，如果预期寿命不低于 10 年，可以考虑对低风险或预后良好型中等风险肿瘤进行分子检测，以获得与风险分组无关的预后信息，并更好地估计肿瘤侵袭性，从而指导治疗。

目前，个体化医疗的研究更多集中在转移性癌症尤其是去势抵抗性癌症，追求前列腺癌的最终"治愈"。然而，精准医学在筛查、确定治疗适应证和最佳初始治疗以及优化转移阶段治疗方面也发挥着重要作用。

一、哪些男性应该进行前列腺癌评估

目前，前列腺癌筛查主要依据年龄、种族和家族史，由此产生的宽泛分类没有充分体现前列腺癌的遗传和家族性质。现在已经确认了超过 150 个前列腺癌易感基因位点，而且还在持续发现，通过血液或唾液检测这些位点可以评估基因风险评分。非裔美国男性前列腺癌发病率和死亡率较高，他们可以从多次前列腺癌风险评估中获益。此外，如果家庭成员患有前列腺癌或者伴随 BRCA2 突变或 Lynch 综合征的其他癌症，应该考虑种系突变的可能性。

如果目标群体定为需要治疗的前列腺癌高危男性，那么就不能依靠缺乏鉴别能力的 PSA 检测，而需要考虑活检、仔细审视其他评估方法的优缺点，思考如何区分可能需要治疗的癌症和可能不需要治疗的癌症。研究人员已经做了大量关于新型评估检测的研发工作，以期在活检必要性及时机的决策指导方面发挥较大的实用价值。但是，由于前列腺癌的异质性和检测的局限性，生物标志物的实用性在某种程度上受到了限制，它们通常给出基于人群的风险评估，而不是真正的个体化预测。因此，它们最好用作风险评估和风险分层评估，为个体患者预测癌症风险或高级别/侵袭性癌症风险。以下测试方法用以实现此目的。

（一）4k 评分

4k 评分法包括 4 个激肽释放酶（kallikrein）（总 PSA、游离 PSA、完整 PSA 和人类激肽释放酶 2）的血清浓度以及患者年龄、DRE 结果和既往活检结果等临床信息。多项研究表明，在未做过活检或活检为阴性的男性参与者中，4k 评分可以提高前列腺癌特别是高级别癌的检测准确性。值得注意的是，Canary 前列腺主动监测研究表明，4k 评分对于将癌症级别重新划分为 Gleason 7 级或更高级别并未显示出更高的预测价值，提示 4k 评分可能在癌前诊断阶段比在癌症阶段中更有价值。

（二）前列腺健康指数

前列腺健康指数（prostate health index，PHI）由总 PSA、游离 PSA 和血清[-2]proPSA（PSA 前体异构体，在癌组织中普遍存在）计算而来。在一项对 956 名无前列腺活检史男性的多中心研究中，PHI 优于 PSA 和游离 PSA 百分比。

（三）前列腺癌抗原 3 检测

前列腺癌抗原 3（prostate cancer antigen 3，PCA3）检测是一种基于尿液（DRE 后采集）的前列腺癌特异性检测。该检测用于评估既往活检阴性的男性是否需要重新活检。在有至少一次阴性活检史的男性中，PCA3 评分＞25 与活检阳性风险增加有关。此外，如果首次活检 PCA3 评分＞60，其癌症阳性预测值上升到 80%；对于重复活检，如果 PCA3 评分＜20，其阴性预测值为 88%。尽管 PCA 检测有助于发现癌症，但其检出临床有意义癌症的能力一直存在争议。相比之下，PHI 对临床有意义癌症的检出能力更好。

（四）SelectMDx

SelectMDx 检测通过分析多种临床因素以及尿液中 HOXC6 和 DLX1 的 RNA 水平，来评估前列腺癌和临床有意义的前列腺癌（Gleason≥7）的风险。该检测采用 DRE 操作以后的尿液，结合血清 PSA、PSA 密度、DRE 结果、年龄和前列腺癌家族史等临床指标进行分析，诊断高级别前列腺癌的 AUC 值可高达 0.90。

（五）ExoDx Prostate Intelliscore

ExoDx Prostate Intelliscore（EPI）是一种基于尿液的外泌体 RNA 检测方法，用于预测活检中罹患 Gleason 7 或更高级别前列腺癌的男性。外泌体是由细胞释放的囊泡，前列腺癌细胞所分泌的外泌体多于良性前列腺细胞。EPI 已在符合以下标准的男性队列中被验证：年龄≥50 岁，PSA 2～10 ng/ml，未做过活检。该检测提高了活检 Gleason 7 及以上级别癌症的预测准确性。

（六）ConfirmMDx

ConfirmMDx 是一种检测 DNA 甲基化的表观遗传学检测方法，为既往活检阴性的男性决策是否需要再次活检。由于癌症存在场效应，癌症特异性 DNA 甲基化可以发生在远离肿瘤实际位置的组织中。该方法使用既往活检阴性的组织来评估后续活检发现癌症的风险。研究显示，与标准临床危险因素相比，ConfirmMDx 是前列腺癌检测的一个独立显著的危险因素，并且高级别癌症表观遗传异常改变更频繁。

二、哪些癌症患者应该考虑治疗以及治疗积极程度

前列腺癌的生物学行为极为多变，但是有一部分患者癌症生长缓慢，可能永远不需要治疗或者可以安全地延迟治疗。治愈性治疗可能会带来明显的功能性副作用，因此治疗决策应谨慎定夺，根据个体情况量身定制。对于侵袭性较低的癌症患者，可能难以决定是否立即进行消除癌症的治疗，因为他们不知道自己的病况是否真的值得立即治疗。基因组检

测等精准医学技术尚未在主动监测（active surveillance）中得到广泛研究。Reichard 等提出使用分子风险分析来代替早期重复确诊性前列腺活检。这些技术在替代病理评估及随时间推移的临床评分方面的具体作用还需要进一步研究。

（一）Decipher

Decipher 通过测量 22 个 RNA 生物标志物来确定转移情况。前列腺活检后高 Decipher 评分与转移和前列腺癌死亡相关。一项对近 1000 名前列腺切除术后患者的荟萃分析显示，在不同人口特征、病理和治疗亚组中，Decipher 是转移的显著预测因子。在高危队列中，Decipher 评分可以指导根治性前列腺切除术后放疗的时机选择或观察等待的决策。分子诊断服务计划（molecular diagnostic services program）推荐 Decipher 应用于根治性前列腺切除术后以下情况：①边缘阳性的 pT2 肿瘤；②任何 pT3 肿瘤；③PSA 不断升高（高于最低值）。在一项分析中，研究者利用 Decipher 构建了一个基于临床基因组的风险组分类模式，更准确地将局限病灶患者分为低、中、高风险组，值得关注。

（二）术后放疗结局评分

GenomeDx 公司研发的术后放疗结局评分（post-operative radiation therapy outcomes score，PORTOS）使用 24 基因检测组套来预测根治性前列腺切除术后放疗的反应，目前正处于前瞻性验证阶段。Decipher 还被用于初级放射治疗，并被发现与发生远处转移时间有关。

（三）Promark

Promark 通过免疫荧光染色检测 8 种蛋白质，用于预测 Gleason 3+3 或 3+4 级男性患者在根治性前列腺切除术时不良病理（Gleason≥3+4，≥T_3，≥N_1，或≥M_1）的可能性。风险评分越高，不良病理的阳性预测值就越高，因此 Promark 可以帮助患者和医务人员判断选择主动监测的安全性。

（四）Prolaris

Prolaris 通过 RT-PCR 检测前列腺活检或切除组织 46 种基因来检测细胞周期进程（cell cycle progression，CCP）。Prolaris 活检评分可为患者提供更多信息来选择主动监测还是治疗。该评分在临床风险组内的百分位分布包含在检测报告中。CCP 被证明是前列腺癌死亡率的一个独立预测因子。分子诊断服务计划推荐，在已经做过活检的情况下，应用 Prolaris 检测对至少有 10 年预期寿命的极低危、低危和预后良好型中危癌症患者进行评估。前列腺切除术后进行 Prolaris 检测可评估生化复发、转移和前列腺癌死亡风险。CCP 评分结合术前 PSA、Gleason 评分和其他病理因素（手术切缘、囊外扩张、精囊浸润和淋巴结浸润）用以评估 10 年生化复发风险。多因素分析显示，在采用外射束治疗作为主要治疗方法时，CCP 与生化复发相关。

（五）Oncotype Dx 基因组前列腺评分

Oncotype Dx 基因组前列腺评分（genomic prostate score，GPS）是基于 RT-PCR 的 17 种基因 RNA 表达的测试分析。在一项 431 名男性患者的验证研究中，GPS 与根治性前列腺切除肿瘤病理升级（升至 Gleason 主要分级 4 级、任何 5 级或 pT3）显著相关，并且与平均随访 5 年的生化复发时间显著相关。分子诊断服务计划推荐，在已经做过活检的情况下，应用 GPS 对预期寿命至少 10 年的极低危、低危和预后良好型中危癌症患者进行评估。

（六）精准影像

精准医学时代影像学技术也更加精进，致力于提供高成本效益的鉴别诊断能力，更好地区分具有进展倾向及需要治疗的癌症和惰性疾病，从而在前列腺疾病全程管理中发挥积极作用。利用先进影像学技术完善前列腺活检诊断信息方面，多参数 MRI 研究最为广泛。多中心、非劣效性 PRECISION 试验将 500 名未做过活检的患者随机分配至 MRI 组（联合或不联合活检）或超声引导活检组，结果显示 MRI 组活检次数较少，而有临床意义病灶检出率较高、无临床意义病灶检出较少。消除前列腺活检需求是影像学检查的一个宏大目标，但目前多参数 MRI 尚未达到这个水平。活检之前进行 MRI 检查需要进行更多社会范围内的可及性、可行性和成本验证以证明其价值。

三、去势抵抗性前列腺癌的精准医疗

随着前列腺癌从局限性病灶发展至转移性非去势性再到转移性去势抵抗性阶段，每个肿瘤的突变数量以及体细胞突变（somatic mutation）和种系突变的发生率明显增加。根据美国国家癌症研究所（National Cancer Institute）的定义，体细胞突变指的是受孕以后发生的 DNA 改变，可以发生在除生殖细胞（精子和卵子）之外身体的任何细胞中，因此不会传递给下一代。种系突变是指影响生殖细胞的突变，可以传递给下一代。一项重要研究表明，与局限性前列腺癌相比，转移性前列腺癌的种系突变率更高（11.8%），其中 BRCA2 最常见（5.3%）。目前 NCCN 指南推荐对所有罹患转移性前列腺癌的男性进行种系检测。

去势抵抗性前列腺癌（castration-resistant prostate cancer，CRPC）是指在血清睾酮浓度已经达到去势水平（<50ng/dl）的情况下，仍然出现生化、临床或影像进展。随着我们不断了解前列腺癌的发生和转变方式以及各种药物策略的影响方式，转移性 CRPC 的最佳管理方式也一直在快速发展及改变。学者们研究了大量通路，持续的研究成果令人振奋，但仍有很多谜底有待揭开。该领域研究意义重大，因为前列腺癌死亡几乎总是由转移导致的。尽管可用药物种类增加，CRPC 仍然是一种致命性疾病。

与乳腺癌等其他实体器官肿瘤相比，推进 CRPC 精准医疗存在诸多挑战。采集晚期患者的转移性肿瘤组织较为困难，尽管 Sailer 等介绍了一种特殊的方法可以提高取材成功概率。对于重症患者，骨和软组织活检可能不可行或不易取得。此外，为了从患者样本中得到有意义的信息，应优先研发适合且先进的方法。新一代测序（next-generation sequencing，NGS）尤其依赖于高质量组织样本。而且，由于前列腺癌具有明显的异质性和多灶性，一次活检可能不具有代表性。

为了获得前列腺癌的诊断或预后信息，液体活检（liquid biopsy）成为骨或组织活检的替代方法。从癌变病灶脱落进入患者血流中的细胞被称为循环肿瘤细胞（circulating tumor cells，CTCs），其可能来源于前列腺或转移部位。现在 CTCs 已被用于评估治疗后的预后，并作为指导治疗的生物标志物。例如，通过评估 CTCs 中雄激素受体剪接变异体的存在，可以预测个体对阿比特龙（abiraterone）或恩杂鲁胺（enzalutamide）等治疗的敏感性。研究表明，CTCs 的存在与不良预后相关，是 CRPC 患者的独立预后因素。细胞分离和核酸提取的困难是 CTCs 检测面临的挑战，而这可能会影响结果。游离 DNA可以作为前列腺癌生物标志物的替代选择，它是由核酸小片段组成，与细胞无关。游离 DNA 可能有助于患者随访，可重复检测用于随访疾病变化及评估治疗反应。

为了更精确地辨别 CRPC，学者们对该疾病的基因组学进行了大量研究。抵抗癌症—前列腺癌基金会（Stand Up to Cancer-Prostate Cancer Foundation）、癌症基因组图谱（the cancer genome atlas，TCGA）和其他组织已经确定了前列腺癌的分子亚型和潜在的靶点改变。2015 年，TCGA 对 333 例前列腺癌进行了综合分子分析，建立了前列腺癌的分子分类系统。前列腺癌发生去势抵抗涉及的基因组变化包括基因融合、扩增、缺失、DNA 拷贝数改变，以及 DNA 甲基化和染色质重塑（通常同时发生）的表观遗传变化。NGS、表观遗传学、蛋白质组学和转录组学等方法都被用于靶向评估和治疗。由于前列腺癌的瘤内异质性和多灶性，用 NGS 的方法继续识别新的体细胞突变，从计算的角度来说尤其重要。这些分析方法有望对前列腺肿瘤生物学进行详细评估，突显该病遗传基础，并发现潜在的新型治疗靶点。在一项对 150 名转移性 CRPC 患者的研究中，近 90% 的患者具有潜在的体细胞或生殖细胞靶点改变。超过 70% 的患者雄激素受体通路异常，提示 CRPC 仍然依赖雄激素受体信号。

（一）雄激素信号通路

前列腺癌的雄激素依赖性已被公认，仍然是当前治疗和研究的关键靶点。相对而言，针对雄激素受体（androgen receptor，AR）的靶向治疗是控制前列腺癌最初的精准治疗手段。前列腺癌患者发生的分子改变常常涉及雄激素依赖性基因。传统雄激素剥夺治疗（androgen deprivation therapy，ADT）使用 LHRH 激动剂/拮抗剂和抗雄激素，是前列腺癌的主要治疗方法。在癌症晚期阶段，拮抗 AR（恩杂鲁胺）或抑制雄激素合成通路（阿比特龙）的疗法仍有效，可改善患者总生存率。大多数患者最初对 ADT 治疗有应答，但数年后会产生耐药性从而进展成为 CRPC，中位生存期约为 14 个月。相关机制包括 AR 突变、过度表达、被其他信号激活和非 AR 途径等。即使在去势抵抗情况下，许多肿瘤还是受激素驱动，标准治疗仍将 ADT 与其他治疗联用。

还有一种已经试验的雄激素相关疗法是双极雄激素疗法（bipolar androgen therapy，BAT），这种方法将 ADT 与睾酮注射进行结合，使患者睾酮水平进入由高到低的周期循环。一项研究纳入了 30 名恩杂鲁胺治疗后出现进展的转移性 CRPC 男性患者，其中 30%的患者对 BAT 疗法有 PSA 应答，一半患者对恩杂鲁胺再使用有应答，并且整体治疗耐受性良好。

一些正在临床试验阶段的新的 AR 靶向治疗可能会进一步改善治疗效果，比如 orteronel（TAK-700）和 seviteronel（VT-464）。阿帕鲁胺（apalutamide）和达洛鲁胺（darolutamide）也是正在研究的更强的 AR 拮抗剂。

研究发现，恩杂鲁胺或阿比特龙耐药性与 AR 剪接变异体（如 AR-V7）有关。AR 剪接变异体是野生型 AR 的截短形式，激活不依赖配体。检测这些变异体或许能够预测哪些男性将会对恩杂鲁胺和阿比特龙耐药，从而需要考虑化疗等替代治疗。AR-V7 主要通过循环肿瘤细胞和 RT-PCR 来检测，RNA 原位杂交检测方法也有报道。

（二）前列腺肿瘤发生的其他通路

重现性基因融合于 2005 年被首次描述，是前列腺肿瘤发生的驱动因素。TMPRSS2-ERG 融合基因是最常见的分子改变，见于约 50%的前列腺癌患者，属于 ETS 转录因子家族。然而，现有关于 TMPRSS2-ERG 的预后或癌症侵袭性数据互相矛盾，其对预后的预测能力不强。斑点型 POZ 蛋白（speckle-type POZ protein，SPOP）基因突变已被发现是前列腺癌最常见的点突变之一，发生率为 6%～15%，但其作用尚不清楚。发生率<5%的较为少见的突变包括 FOXA1 和异柠檬酸脱氢酶-1（IDH1）的突变，与早发性前列腺癌有关，具有 DNA 高甲基化和肿瘤血管生成增加的特征。

其他常见的突变包括肿瘤抑制基因 *PTEN* 和 *TP53* 功能的丧失，发生率为 40%～60%。PI3K-AKT 通路调节前列腺癌细胞的增殖和存活，该通路 PTEN（在 49%患者中发生改变）缺失与疾病特异性死亡率相关。多项关于 PI3K 异构体抑制剂的试验目前正在进行中。

MYC 癌基因编码 c-MYC，这是一种参与调节细胞周期、蛋白质合成和代谢的转录因子。前列腺癌越到晚期，MYC 扩增越增加，发生率可达 46%。

部分 CRPC 从雄激素依赖性转变为雄激素非依赖性，被称为神经内分泌癌、侵袭性变异癌或间变性癌，患者生存期通常不到 1 年。AR 非依赖性的产生可能与 FGF/MAPK 信号通路有关，发生于 10%～20%ADT 耐药的患者中。多数患者不表达 AR 或 PSA，更多检测到一些神经内分泌标志物（如突触素、嗜铬粒蛋白或 CD56）。多数患者过表达 N-myc（40%）和 Aurora A 激酶（76%）。目前已经有了 Aurora 激酶抑制剂靶向治疗，AMG 900 的 I 期试验显示该药在 12 例接受过治疗的转移性 CPRC 男性患者中显示出有限的抗肿瘤活性，其中多数患者达到了稳定状态。

DNA 损伤修复（DNA damage repair，DDR）基因组改变发生在至少 20%的转移性 CRPC 中。一项纳入 451 名患者的研究发现 27%的患者携带 DDR 基因种系或体细胞突变，种系 DNA 修复缺陷导致癌症易感性增加，并且在高级别癌（6%）和转移癌（11.8%）中富集。肿瘤具有 DNA 修复通路缺陷，对 PARP 抑制治疗或铂类化疗（如卡铂和顺铂）产生敏感性。DNA 修复通路涉及许多参与修复不同类型 DNA 损伤的重要基因，正在进行的 *BRCA2*、*BRCA1*、*ATM* 和其他突变研究将帮助明确这些基因影响治疗的机制以及联合治疗是否有益。

聚二磷酸腺苷核糖聚合酶[poly-（adenosine diphosphate）-ribose polymerase，PARP]是一类参与 DNA 损伤后碱基切除修复的酶。PARP 抑制剂（PARP inhibitor，PARPi）对携带 DDR 基因缺陷的肿瘤具有抑制 DNA 损伤修复的作用，比如携带 *BRCA2* 突变的肿瘤对 PARPi 特别敏感。PARP 还具有转录调控作用，调节抑癌基因和癌基因的功能。PARP 参与调控 ETS 转录因子家族如 TMPRSS2:ERG 基因融合，具有该基因融合的癌症可能对 PARPi 更加敏感。

评估奥拉帕尼（olaparib）疗效的 TOPARP 2 期试验所纳入的 50 例既往接受过治疗的 mCRPC 患者（几乎所有患者曾接受过多西他赛和阿比特龙治疗）中，33% 的患者有应答，而其中携带 DDR 突变的患者应答率为 88%（14/16）。维利帕尼（veliparib）、芦卡帕尼（rucaparib）、尼拉帕尼（niraparib）、他拉唑帕尼（talazoparib）等其他 PARPi 以及与 ADT、放疗、靶向药物或免疫治疗的联合疗法也正在试验中。此外，CHD1 缺失可能会增加 PARPi 敏感性，CHD1 基因编码染色体结构域解旋酶 DNA 结合蛋白-1，也许可作为前列腺癌患者分层标志物。

（三）免疫治疗

针对前列腺癌免疫系统的 sipuleucel-T 疗法已被 FDA 批准，利用了从患者身上获得的成熟的自体抗原呈递细胞。虽然该疗法被证明可有效延长生存期，但迄今为止其主要用于疾病负担较轻、症状较轻的患者。

有研究使用免疫检查点抑制剂（immune checkpoint inhibitor）治疗 CRPC。机体免疫检查点监测免疫系统，并可以阻止免疫细胞杀死癌细胞。当这些检查点被抑制时，免疫系统会被激活从而攻击肿瘤。伊匹单抗（ipilimumab）是一种靶向针对 CTLA-4 的单克隆抗体，几项随机试验显示伊匹单抗治疗转移性 CRPC 患者并未优于安慰剂。纳武单抗（nivolumab）是一种阻断 PD-L1 的单克隆抗体，一项联合纳武单抗和伊匹单抗治疗 AR-V7 阳性的转移性 CRPC 患者的研究显示，15 名受试者中 4 名具有临床获益。

2017 年，FDA 批准使用抗 PD1 抗体帕博利珠单抗（pembrolizumab）治疗不可切除或转移性微卫星高度不稳定性（microsatellite instability-high，MSI-H）或错配修复（mismatch repair）缺陷的实体瘤患者，这些患者在先前治疗中出现了进展并且没有满意的替代治疗方案。因此，建议对转移性患者进行肿瘤 MSI 检测，以确定帕博利珠单抗的适用性。KEYNOTE-028 研究中有 23 名男性患者接受了帕博利珠单抗治疗，总体应答率为 17%，治疗耐受性较好。PD-L1 抑制剂阿替利珠单抗（atezolizumab）和阿利库单抗（avelumab）也在研究中，尽管它们的最佳患者群体还不清楚。

四、前列腺癌精准医疗的未来

快速发展的科学认知和技术改变了前列腺癌管理模式。我们比以往任何时候都更加意识到许多前列腺癌是惰性的。更精准地确认有进展性前列腺癌风险的男性以及具体检测方案和时间框架，有望减少该疾病的社会心理和经济负担。对于需要治疗的局限性癌症，精准影像、放疗和手术治疗以及新型疗法的进步致力于最大限度地减少功能损害。在晚期疾病状态下，更加完善的肿瘤基因组分类有望大幅度改善生存结局。过去 10 年，许多新型治疗方法改变了前列腺癌的临床预后，而且未来还会出现更多疗法。基因分型分析不断发现更多参与前列腺肿瘤发生的基因位点，这可能有助于确定特殊治疗的靶点。基础和临床研究应深入开展以提高精准医学管理。活体单细胞生物标记技术被更快更广泛地应用于实体肿瘤中，增强了发现不同信号通路的能力。

精准医疗的可推广性也是一个需要考虑的问题，该过程中的任何步骤，例如组织获取、基因组分析、基于分析结果的干预以及随访，都可能受到资源可及性的限制。基因组测序的成本以及新药物或临床试验的成本和可及性不可忽视，我们应该在具有成本效益的标准化途径的前提下，尽力获得足够的基因组信息来指导决策。个体化诊疗应该围绕这一点有序展开。在过度诊疗与遗漏潜在致命前列腺癌之间的中间地带，正是精准医疗的适用所在。

（雷福茜　张　力　译　罗敏娜　校对）

第十章 膀 胱 癌

Tanya Dorff，Petros Grivas

据估计，2018 年美国有超过 81 000 人罹患膀胱癌，并导致近 17 240 人死亡。尿路上皮癌是膀胱和上尿路(输尿管、肾盂)肿瘤中最常见的组织学类型，此外还有腺癌/腺样癌、小细胞癌、鳞状细胞癌和混合癌等组织学类型。尿道上皮组织可以发生尿路上皮癌，但是腺癌或鳞癌更常见一些而且临床表现不同。本综述主要讨论膀胱和上尿路的尿路上皮癌。也许因为部分与吸烟有关，膀胱癌通常比其他实体肿瘤有更高的肿瘤突变负荷，突变谱包括一系列影响不同途径的基因，包括由二代测序(NGS)检测到的许多潜在可操作的变化(如 *FGFR*、*PIK3CA*、*MET*、*ERBB2*)(表 10-1)。综合方法检测基因谱变化非常重要，平行转录组学或 mRNA 表达检测的数据也有助于膀胱肿瘤分子表征的识别。例如，TCGA 数据库中，有 21.4% 的样本发生了 *FGFR3* 基因改变，大部分是突变；还有 11% 的样本是基因融合或重排。在 *ERBB2* 基因中，扩增和突变的发生差不多。基因改变类型和表达模式与临床治疗选择之间的关系还有待评估，但整合生物信息学分析加深了人们对癌症进展驱动机制的理解。

TCGA 发现肌层浸润性尿路上皮癌中最常见突变的是 *TP53*(48%)、*KMT2D*(28%)、*KDM6A*(26%)、*ARID1A*(25%)和 *PIK3CA*(22%)基因，*E2F3*、*PPARγ* 和 *MDM2* 最常见的是扩增，*CDKN2A* 缺失常见(22%)，*FGFR3* 融合发生率是 2%。表观遗传学及基因表达联合分析发现 158 个基因表达沉默同时肿瘤抑制基因启动子高甲基化缺失。

表 10-1　膀胱尿路上皮癌中选择基因组、蛋白质组和表观遗传学改变的频率

作者	技术方法	样本数量，疾病分期	发现	频率(%)
Agarwal, et al. Cancer 2018	ctDNA NGS	294, 转移性下尿路尿路上皮癌	*TP53* 突变	48
			ARID1A	17
			PIK3CA	14
			NF1	10
			TERT	10
			FGFR2	10
			FGFR3	10
			MET	9
			*BRCA*1	9

作者	技术方法	样本数量，疾病分期	发现	频率（%）
Robertson, et al. Cell 2017	组织 WES，甲基化，RNA-seq，蛋白质组学，微生物	412	*TP53* 突变	48
			KMT2D	28
			KDM6A	26
			ARID1A	25
			PIK3CA	22
			RB1	17
			FGFR3	14
			ATM	14
			ERBB2	12
Desai, et al. Cancer 2016	组织 DNA NGS	48，肌层浸润性膀胱	*TP53* 突变	53[a]
			ARID1A	29
			KMT2D	27
			CDKN2A	25
			RB1	20
			ERBB2	18
			PIK3CA	16
			ERCC2	15
			BRCA2	15
Ross, et al. Cancer 2016	组织 DNA NGS	295，混合型	*TP53* 突变	55.6
			CDKN2A	34.2
			CDKN2B	26.8
			ARID1A	25.8
			MLL2	23.4
			KDM6A	21.7
			FGFR3	21.4
			PIK3CA	20.0
			RB1	18.6
			ERBB2	16.6
Pietzak, et al.	组织 NGS	105，非肌层浸润性膀胱癌	TERT 启动子	73
			FGFR3	49
			突变	38
			KDM6A	26
			PIK3CA	23
			STAG2	21
			ARID1A	21
			TP53	

续表

作者	技术方法	样本数量，疾病分期	发现	频率（%）
Robertson, et al. Cell 2017	组织RNA-seq，WES，全基因组序列	412	HPV	2.7
			HHV4	1.45
			HHV5	1.45
			多瘤病毒	0.24

NGS. 下一代测序；WES. 全外显子组测序

a. 这些数字是根据图表显示的估计值

　　微生物分析发现少数肿瘤（2.6%）存在 HPV 基因组整合。总之，最常受影响的 3 个主要通路是细胞周期调节因子（93%）、PI3K 信号通路（72%）和染色质重塑基因，尤其是组蛋白修饰物（89%）。通过聚类分析，发现了 5 个主要的分子亚型。腔面乳头型（35%）特征表现为 *FGFR3* 突变、*FGFR-TACC3* 融合、Hedgehog 信号、临床特征乳头状组织学和低 CIS 评分。腔面浸润型（19%）表现为上皮-间充质转化（EMT），PD-L1 和 CTLA4 中度表达。基底-鳞状细胞亚型（35%）表现为 PD-L1 和 CTLA4 高表达，临床上多见于女性，具有鳞状组织学特征。神经细胞亚型（5%）表现为神经内分泌基因表达，而管腔亚型（6%）表达管腔标志物。由于膀胱癌存在多种组织学类型混杂，分子亚型如何在不同的组织学类型中表现仍有待回答。最近的一项配对研究指出，尿路上皮癌和混合性膀胱鳞癌转录图谱存在明显差异，提示在分子水平存在明显的肿瘤异质性。此外，另一项膀胱小细胞癌的研究报道，根据不同的预后和识别的治疗靶点将患者分为 4 个不同亚组，揭示了这种罕见膀胱癌的生物特性。

　　多数基因组图谱检测都是用肿瘤组织进行的，研究证明对尿路上皮癌患者血中循环肿瘤（ct）DNA 进行测序可以发现晚期尿路上皮癌患者的基因突变、扩增和融合，例如使用 G360 平台检测 73 个癌症相关基因。循环肿瘤（ct）DNA 测序结果与肿瘤组织测序结果基本一致，提示 ctDNA 测序与肿瘤组织基因测序可以互补，当肿瘤组织不能获得时，ctDNA 测序可以作为一种替代方法。

　　该研究还发现，上尿路和下尿路肿瘤之间基因组改变的类型和频率是相似的。然而，另一项 22 名晚期尿路上皮癌患者回顾性研究显示，肿瘤组织与 ctDNA 标本配对进行基因测序，结果符合率很低，导致结果差异的原因可能有肿瘤的时空异质性、克隆进化、来自治疗的压力和选择、检测方法的差异、生物信息学、技术后勤、生物标本年限和收集等因素。最近的一项研究评估了 124 名晚期尿路上皮癌患者的临床预后和可用的 ctDNA 数据，发现 RAF1 和 BRCA1 对预后有潜在的负性影响，还有待其他研究进一步评估。

　　本章将重点讨论精准肿瘤学在非肌层浸润性膀胱癌（NMIBC）、顺铂化疗敏感性预测以及新型靶向治疗临床试验铂类耐药患者筛选等多种情况下的应用潜能。目前面临的挑战是设计前瞻性研究评估基因组发现在治疗决策、疗效预测和预后标志物发现中的应用。研发有临床应用价值的生物标志物从而筛选合适的患者是必要的策略，但这需要精心设计临床试验和严格验证，要努力将看似无限的变化转化为易理解、可检验的临床假说。在一些前瞻性随机临床试验中，已经将分子检测纳入研究。正在进行的相关研究见表 10-2，其中一些会在后面的对应部分中列举。由于本综述内容有限，当前新技术方法迅速发展、新理论结果不断涌现，希望读者关注新的文献进展。

表 10-2　正在进行的分子靶向临床试验

临床试验	药物	人群	选择靶向的分子
NCT03473756 （FORT-2）	罗加替尼、阿替利珠单抗	转移性尿路上皮癌，一线	*FGFR1* 或 *FGFR3* 的 mRNA 表达
NCT03123055 （FIERCE-22）	沃凡妥单抗（B-701）、帕博利珠单抗	铂类化疗后的转移性尿路上皮癌	*FGFR3* 表达
NCT02546661 （BISCAY）	AZD4547、AZD1775、奥拉帕利、vistusertib、司美替尼、度伐利尤单抗	转移性尿路上皮癌（铂难治性）	*FGFR* 突变或融合，*RB1/CDKN2A* 失活，*DRD* 基因，TSC1/mTOR
NCT03640348	PRS-343、阿替利珠单抗	转移性膀胱癌	*IHC/FISH* 检测 *HER2Neu+*
NCT02675829	恩美曲妥珠单抗	转移性膀胱癌	*HER2* 基因的 mRNA 扩增
NCT03397394 （ATLAS）	鲁卡帕尼	转移性尿路上皮癌，既往1～2线治疗	未经选择的人群
NCT03047213	sapanisertib	铂治疗后转移性尿路上皮癌	*TSC1* 或 *TSC2* 突变
NCT02465060 （NCI-MATCH）	阿法替尼，克唑替尼，达拉非尼和曲美替尼，他塞利昔布，帕妥珠单抗和曲妥珠单抗，sapanisertib，GSK2636771，维莫德吉，地法替尼，舒尼替尼，AZD4547，达沙替尼，AZD5363，比美替尼，哌柏西利，纳武利尤单抗，LOXO-101，AZD1775	转移性尿路上皮癌（及其他）	*EGFR/H2N* 突变，*MET* 扩增/缺失，*ALK* 易位，*BRAF* 突变，*PI3KCA* 突变，*PTEN* 缺失，*mTOR/TSC1/TSC2* 突变，*SMO/ PTCH1* 突变，*NF2* 突变，*cKit* 突变，*FGFR* 改变，*DDR2* 突变，*Akt* 突变，*NRAS* 突变，*CCND1/2/3* 扩增，*CDK4/6* 扩增，*MMR*，*NTRK1/2/3* 融合，*BRCA1/2*

一、非肌层浸润性膀胱癌（NMIBC）

大多数膀胱癌患者（75%）被发现时为早期，即 T_a、T_{is} 或 T_1。对于 NMIBC 患者来说，连续的膀胱镜检查令人烦恼。虽然肿瘤分期、分级等临床因素已被纳入危险因素；但还有临床行为改变、肿瘤复发和进展为 MIBC 等危险因素。危险分层和非侵入性监测手段有待改进。包括基因组学在内的精确肿瘤学工具有望帮助填补这些临床需求。NGS 检测 NMIBC 标本，其结果与 MIBC 高度一致。在一项含 105 例低级别和高级别 NMIBC 的研究中，最常见的基因改变是 *TERT* 启动子（73%）、*FGFR3*（49%）、*KDM6A*（38%）、*PIK3CA*（26%）、*STAG2*（23%）、*ARID1A*（21%）和 *TP53*（21%）。重要的是，*ARID1A* 突变与卡介苗治疗后较差的无复发生存相关。鉴于卡介苗治疗在 NMIBC 中的重要性，能预测卡介苗治疗反应的标志物有临床意义。

在小规模的 T_1 膀胱癌临床验证试验中（ *n*=80 ），发现一个 24 基因检测组套可明显将患者区分为进展/复发和无复发。虽然这些检测工具需要更多前瞻性验证，但对临床试验的设计还是有帮助的。由于肿瘤异质性和相对较低的复发率而受到限制的卡介苗替代试验和卡介苗升级试验可以通过基因检测筛选出适合的高危患者参与试验。

除了基于传统 DNA 的研究外，由于 microRNAs 可能有致癌性，所以也经常被研究。在对 182 例膀胱肿瘤（117 例 NMIBC）的 miRNA 研究中，miR221/222 cluster 水平与复发密切相关（HR：2.182；95%CI：1.006～4.732，P=0.048），多因素分析提示 miR221/222 cluster 是一个显著的独立预测因子。

除了预后评估外，分子检测有望在无创监测复发方面发挥作用，它较膀胱镜监测具有痛苦小、费用低的优势。肉眼血尿患者可以检测尿液中的游离 DNA 进行初步诊断。对 475 名接受膀胱镜和 CT 尿路造影检查的肉眼血尿患者进行了 TERT 和 FGFR3 基因突变及 3 个关键位点甲基化联合检测，其敏感度为 97%，特异度为 76.9%，阴性预测值为 99%。另一组研究了 272 名患者的 3 个甲基化位点，甲基化评分的敏感度为 97.6%，特异度为 84.8%。在有近 1000 名患者参加的最大规模的前瞻性研究中，检测敏感度 57%（在 285 例复发中检测出 163 例），特异度 59%，对侵袭性肿瘤有更好的检测能力（45%的 T_a 与 88%的 T_1）。

在诊断和选择最佳基因组合时需要灵敏度高，必要时包括甲基化状态检测（表观遗传学），事实上可能需要更大的基因组合。因为 NMIBC 和肌层侵袭性膀胱癌的复发都需要检测，而它们可能存在基因组、转录组和表观遗传特征的差异。

二、局限性肌层浸润性膀胱癌

在这种情况下，基因组检测有多种潜在应用：①预测预后，更好地了解复发风险，制定个性化的监测强度和时间表；②挑选出或多或少可能从新辅助化疗获益的患者，以降低患者因无效治疗而进展的风险和（或）确定需要克服的耐药机制；③识别对新辅助治疗有强烈反应的患者，可能免除根治性膀胱切除术（有待强有力的研究验证）。

（一）复发预测

多个团队在研究个体复发可能性的预测。Mitra 等利用 225 名接受膀胱切除术而未进行新辅助化疗的 T_2～T_4 或 $T_{any}N_{1～3}$ 尿路上皮癌患者，开发了一个 15-生物标志物 RNA 分类方法，并在来自 4 个外部数据集的 341 名患者样本中进行了验证。预测复发的 AUC 为 0.88，该基因组分类还通过标准临床模型（包括国际膀胱癌术后列线图）增强了预后预测。还使用管腔内/基底分子亚型分类评估了在没有化疗的情况下的分层；基底型肿瘤的预后最差，而 I 类管腔肿瘤预后最好。

（二）根据新辅助化疗的获益对患者进行分层并选择首选化疗方案

以顺铂为基础的联合化疗可提高 5%～15%的绝对 OS，但是由于其毒性导致许多患者只进行单纯膀胱癌根治术。对化疗不能获益的患者，明确化疗指征有利于化疗的选择和减少不必要的化疗毒性。虽然单基因变化分析进展有限，但通过基因表达谱分析将肿瘤分为腔内型和基底型可转化为看得见的临床应用。例如，初步数据显示，上述腔内浸润亚型表现出 EMT 特征，可能对以铂为基础的化疗更具耐药性。大多数研究使用传统分类方法如 PAM BASE47 评估治疗反应的相关性。然而，一些研究扩展了分类系统，包括了更多亚型。

Lund 分类包括浸润亚型和其他如细胞周期和细胞黏附基因表达、细胞角蛋白图谱和 FGFR3 表达的不同分子亚型，是独立于病理分级的划分方法。MD 安德森增加了另一种类似 p53 的亚型。为了简化分子分类方法；荟萃分析发现仅 *GATA3* 和 *KRT5/6* 两个基因的表达，就可以将膀胱肿瘤分为管腔型和基底型；当然还有待进一步研究。国际膀胱癌网络（IBCN）最近召开了一次相关会议以便达成新的"共识"，目的是整合不同的分子分类方法，形成一个简化、通用、可行的模型。

GenomeDx 设计了一个基因组亚型分类，基于之前来自多种分类方法的共识将尿路上皮肿瘤分为 4 类：管腔型、管腔浸润型、基底型和 claudin-low 型。223 名患者接受新辅助，基底型肿瘤患者预后明显改善，3 年总生存为 77.8%，未化疗的总生存为 49.2%。值得注意的是，在同样的亚型中化疗的病理反应表型对预后仍然很重要；有病理反应的管腔型肿瘤患者的 3 年 OS 为 95%，而无病理反应的管腔型肿瘤患者的 3 年 OS 为 58%。尽管存在局限性，但在进一步验证后，化疗获益的个性化预测对患者及其医疗团队做出更佳决策有立竿见影的影响。最近，关于基底亚型肿瘤进一步分型的数据越来越多，可更好地筛选出能从顺铂新辅助化疗中获益的患者。

密集（剂量密集）甲氨蝶呤+长春碱+多柔比星+顺铂（MVAC）和吉西他滨+顺铂（GemCis）两种不同的化疗方案，疗效相当。因此，为具体患者选择更有效治疗方案的工具将是有价值的。一些初步报告发现，膀胱癌患者使用含吉西他滨的化疗后，核糖核苷酸还原酶亚单位 M1 的表达与生存之间存在相关性。在肺癌中，初步数据显示 RRM1 和 ERCC1 水平可分别预测吉西他滨和铂类化疗的疗效，但不幸的是，一项随机临床试验发现，根据 RRM_1 和 $ERCC_1$ 的表达为患者选择治疗没有带来生存获益。这说明对基因组改变还需要更广泛评估，发现疗效预测评估标志物。Theodorescu 博士及其同事开发了一种称为 COXEN（共表达外推法）的检测方法，用来鉴别细胞对化疗药物敏感的标志物并构建成数学预测模型，利用模型筛选新的肿瘤患者对化疗是否敏感。不幸的是，在 SWOG 试验（S1314）中，该方法未能预测 MVAC 或 GP 方案治疗的反应，但对病理降期有预测作用。

（三）预测较高的病理完全缓解率

管腔型和基底型亚型分型的主要目的是筛选新辅助化疗获益的患者，基因组检测的另一个临床应用是筛选出哪些患者耐药，哪些患者能持续完全缓解而可能避免根治性膀胱切除术。对于第一点，亚组内个体肿瘤的异质性程度可以通过表观遗传修饰来解释。用 MeDIP-Chip 检测 98 个尿路上皮癌样本，并结合甲基化模式与 Lund 分类方法，结果显示根据甲基化模式亚组分型与不同亚组分型高度一致。表观遗传学变化与化疗耐药的相关性还在进一步探讨中；在细胞培养实验中发现，microRNA 沉默导致顺铂耐药，逆转 microRNA 沉默有潜在治疗可能。甲基化是否导致先天耐药或获得性耐药需要在有临床注释的组织样本中确定，并进一步进行前瞻性验证。

关于第二点，长期以来人们认为，DNA 损伤反应缺陷会使患者对烷化剂（如顺铂）更敏感，这个推测已经在尿路上皮癌中进行了广泛的研究，并接近临床应用。与单个基因如 ERCC1 的相关性研究没有获得值得进一步研究的显著结果。一项针对 ERCC2 的研究确实发现 48 名患者的 ERCC2 突变与病理完全缓解之间存在显著关联，优势比为 8.3

（95%CI：1.4～91.4）。最近，有研究者评估了 ERCC2 有害突变导致的功能改变在临床的应用。另一项研究分析了 34 名接受剂量密集型 MVAC 新辅助治疗的患者，确定了一组与病理完全缓解密切相关的 3 个基因 ATM、*FANCC* 和 *RB1*。有临床试验评估这些基因改变在新辅助治疗中的作用。一项在局部 MIBC 中根据风险选择治疗方法的开放性 Ⅱ 期临床试验正在进行（NCT02710734；RETAIN）。经尿道膀胱肿瘤切除术（TURBT）的每个基线标本进行测序，同时患者接受以顺铂为基础的新辅助化疗，根据基因组特点和化疗后 TURBT 结果，患者将接受积极监测或膀胱内治疗、放化疗或手术治疗，以 2 年无转移生存率为主要终点。在一个 Ⅱ 期临床试验（A031701）中，对局限性 MIBC 患者给予剂量密集性吉西他滨/顺铂的治疗，然后对存在 DNA 损伤反应基因有害改变的肿瘤患者手术中保留膀胱的情况进行评估（NCT03609216）；主要终点是保留膀胱组的 3 年无事件生存率。另一项试验是评估吉西他滨/顺铂联合 nivolumab 在局限性 MIBC 中的作用（NCT03558087）；主要终点是确定临床完全缓解率和该指标预测进一步临床获益的能力（接受膀胱切除术的患者的病理完全缓解和积极监测患者的 2 年无转移生存率）。目前，接受以顺铂新辅助化疗患者应接受临床试验外的根治性治疗。此外，具有更大深度和广度的基因测序也可能发展为经 CLIA 认证的商用分析检测。

在放化疗的背景下，因为 DNA 修复状态可能影响治疗反应，*ERCC2*、*BRCA1* 或 *PALB2* 的改变与低复发率相关，采取更为传统的保留膀胱策略是合理的。但研究结果的意义受到样本量小的限制。MRE11 核浆比预测根治性放疗疗效是有前景的，值得进一步评估；然而，这是基于免疫组织化学，而不是单纯基因组的研究。

三、进展期/转移性尿路上皮癌

在进展期疾病的治疗中，生物标志物对于选择化疗和免疫治疗至关重要，例如，对于不适合顺铂治疗患者的一线治疗。FDA 和 EMA 基于对两项正在进行的，在不适合顺铂化疗的患者中比较免疫治疗、化疗以及免疫联合化疗一线治疗的 Ⅲ 期试验数据安全性监测审查的原因，要求免疫组织化学检测 PD-L1（在美国不适合使用卡铂的患者，不需要 PD-L1 检测）。PD-L1 检测可能需要与其他生物标志物一起进行评估，以选择更有可能从免疫治疗中获益的患者。另一个重点关注的领域包括与靶向治疗相关的特定基因组改变，包括 FGFR、HER（ERBB）、PARP 和其他抑制剂。

由于与烟草的密切关系，尿路上皮癌具有很高的突变负荷，一个最为重要的问题是：吸烟和不吸烟患者的尿路上皮癌突变谱是否不同？在一项对 83 名患者样本的研究中，发现不吸烟者的 DNA 损伤反应基因（ATR）、细胞周期（CDKN1B、CDKN2B）和 mTOR 信号（TSC1）的变异更为频繁。相反，吸烟者在其他 DNA 损伤反应基因（BRCA2）、表观遗传部分（EP300）和其他可靶向信号转导介质（FGFR3）中变异更频繁。研究与铂类化疗反应的关系还发现：与不吸烟者相比，目前吸烟和以前吸烟者的患者对铂类化疗有更高的缓解率（分别为 37.5%、47% 和 19%）。有趣的是，该研究组的另一项研究表明，ATM/RB1 突变可能是一个预后不良生物标志物，并与较高的突变负荷相关。一项回顾性研究也支持上述结果，利用 MSK-IMPACT 分析鉴定出 34 个 DNA 损伤反应基因，结果显示接受铂类化疗且有上述基因改变的患者无进展生存期和总生存期更长。上述发现需要进一步的前瞻性研究验证，以及需要阐明 DNA 损伤反应基因改变在进展期尿路上皮癌免疫治疗和化疗中的预测性和（或）预后性的作用。

（一）对免疫治疗的反应

靶向疗法可以巧妙地识别出具有特定基因突变的敏感患者，但是要找出对免疫疗法敏感的患者，更加复杂也更具有挑战性。针对突变增加以及免疫系统识别新抗原这一主题，已经出现了几种可能预测成功的因子。例如，在多个数据集中，肿瘤突变负荷与尿路上皮癌对免疫检查点抑制剂的反应有关。由 DNA 错配修复缺陷造成的微卫星不稳定性不仅与突变有关，还可能会产生抗原改变，甚至是结直肠癌和其他实体瘤对免疫检查点抑制剂反应的有力预测因子。一份病例报道：PD-1 和 PD-L1 抑制剂联合治疗使错配修复缺陷的尿路上皮癌患者达到完全缓解，这强调了评估错配修复状态/微卫星不稳定性为基因组分析的重要部分。DNA 损伤反应基因的改变和对检查点抑制剂的反应之间关系越来越多，这与肿瘤突变负荷是免疫治疗反应的重要预测因子这一概念相符合。60 名尿路上皮癌患者接受免疫检查点抑制剂治疗，DNA 损伤反应基因发生突变导致功能改变的患者中免疫检查点抑制剂治疗的客观缓解率为 80%，而未发生突变的患者则为 18.8%。随着越来越多的基因组分类方案的使用，越来越复杂的关联也在显现。从几个关键的免疫检查点抑制剂临床试验中发现，管腔/基底分型可能是治疗反应的预测因子。

在 IMvigor210 试验中，铂类预处理组（组 2）中，luminal Ⅱ 分子亚型可能会有更高的反应应答。在 CheckMate 275 试验中，基底分子亚型的患者对 nivolumab 的应答和存活都更高一些。对被归类为 luminal Ⅱ 或 Lund "遗传不稳定" 又或两者兼有的患者的双重评估显示，对阿替利珠单抗疗效的预测会更为复杂。此外，研究发现 TGF-β 信号在肿瘤分型和治疗反应率中一些差异的解释中发挥重要作用。此外，数据还阐释了尿路上皮癌中基质介导的免疫治疗耐药来源，并且为 PD-1 和肿瘤微环境因子双靶点提供了理论依据。归根结底，由于宿主特征（包括微生物群、抗生素使用、过敏、辐射暴露等）、肿瘤微环境（血管、炎症反应等）和肿瘤（新抗原、抑制性检查点上调等）之间存在复杂的相互作用。想要建立一个足够的免疫治疗反应预测模型可能还需要更全面的方法。最近发表的一项研究提出了一种 "癌症免疫图谱"，其中包括了身体状况、肿瘤异质性、浸润的免疫细胞、肿瘤对免疫效应物的敏感性、肿瘤抑制代谢、抑制性检查点，以及作为这种癌症生物标志物开发框架的免疫抑制剂。

（二）对靶向治疗的反应

管腔乳头型、管腔浸润型和基底分子亚型中的相关临床差异很可能导致 FGFR 靶向治疗的不同反应（在管腔 Ⅰ 亚型中频率较高）。FGFR1-3 激活突变或易位（融合）和（或）过度表达相对常见；特别是如果选用过度表达作为筛选条件，将近 50% 的晚期尿路上皮癌患者将被认定为 "阳性"。因此，大多数 FGFR 抑制剂的临床试验通常基于个体基因组改变来选择患者，而不是使用更广泛的基因特征，尽管在未来研究中这可能是一种更有价值的方法，因为进一步划分可能有额外的潜在意义。此外，最近一项应用广谱 FGFR 酪氨酸激酶抑制剂-罗加替尼的试验中，只有 PIK3CA 或 RAS 编码基因阴性的患者才有反应，FGFR

突变的患者使用该药似乎是一种成功的策略，并成为患者的一种新的治疗选择。广谱 FGFR 酪氨酸激酶抑制剂-厄达替尼治疗携带 FGFR 2/3 激活突变或融合的尿路上皮癌患者产生了 42% 的客观应答率。这导致 FDA 在 2019 年 4 月加速批准厄达替尼，而Ⅲ期试验还并未进行。在另一相似研究中，BGJ398（另一种广谱 FGFR 抑制剂）对同样接受过铂类药物的晚期尿路上皮癌并 FGFR 基因突变患者的客观缓解率为 25.4%。若使用 FGFR 1、2 或 3 的 mRNA 表达来筛选尿路上皮癌患者，则广谱 FGFR 抑制剂罗加替尼的客观应答率为 24%。其中一位骨转移患者达到完全缓解。

值得注意的是，生物标志物分析的差异可能导致 FGFR 抑制剂的反应率也会不同；然而，决定性的Ⅲ期试验的结果还未得出。FGFR 靶向药物将被研究用于尿路上皮癌的辅助治疗中，且目前还在开展对除尿路上皮癌以外的其他肿瘤患者进行研究（"FUZE" 试验；NCT03834220）。另一个有趣的现象涉及 FGFR 抑制剂的更高反应率，luminal Ⅰ 分子亚型对免疫检查点抑制剂的应答率可能是更高；在这种情况下，人们正在探索联合策略来评估抗 FGFR 药物和免疫治疗药物之间的潜在协同效应。也很必要评估各种基因组改变对功能的影响和耐药机制。

鉴于 ERBB2（HER2Neu）在乳腺癌和胃食管交界癌/胃癌中的成功，ERBB2（HER2Neu）靶点是在尿路上皮癌中探索的另一种靶向治疗策略。在一项早期试验中，在铂为基础的化疗上并加用曲妥珠单抗，却因 FISH 实验证实的 IHC ERBB2（又名 HER2）低表达而受阻，这一项研究中只有 13% 的患者呈"阳性"。一项临床试验纳入了 44 名 HER2 过度表达的患者（IHC、FISH、血清检测），并研究了曲妥珠单抗与卡铂、紫杉醇和吉西他滨的联合应用，其 ORR 高达 70%。作为一项单臂Ⅱ期试验，添加抗 HER2 靶向治疗的真正益处尚不清楚，而且其毒性分析显示出现了两例治疗相关的死亡；Ⅲ期试验也因此夭折。

75% 以上的尿路上皮癌中表皮生长因子受体（EGFR，又名 ErbB1）呈现过度表达。在基底亚型膀胱癌样本中，EGFR 通路被激活的更普遍一些。一项纳入 20 名随机膀胱癌患者选用新辅助剂厄洛替尼方案的研究，其中 25% 为 pT_0 期和 10% 为 $pT_{cis} \sim T_1$ 期，这表明了其具有潜在的活性。也有研究评估了尿路上皮癌中西妥昔单抗的单用和联合化疗的使用。一项对 39 名随机接受西妥昔单抗或联合紫杉醇治疗患者的研究发现，单用西妥昔单抗的 11 名患者没有反应，但联合治疗的患者有效率为 25%，其中有 3 名患者达到 CR。最后，一项 gem/cis+/-西妥昔单抗的随机试验发现，西妥昔单抗的加用增加了毒性，却没有发现临床获益。就像结直肠癌和肺癌的试验那样，未来的试验纳入患者选择标准可能更基于基因组改变的分子选择，而不是 IHC 结果。

也有研究报道更广泛地针对 ERBB 受体家族的药物。双重 EGFR/HER2 抑制剂拉帕替尼在 59 名未经选择含铂耐药的难治性尿路上皮癌患者中进行了研究，仅有 1 名患者达到 PR。还有一项铂类化疗后选用维持性拉帕替尼治疗的试验随机选择了 232 名 HER1 或 HER2 过度表达的转移性尿路上皮癌患者，不幸的是其结果为阴性，在 PFS 或 OS 方面没有优势。阿法替尼是 ERBB 受体家族的抑制剂；在未选定的铂类化疗不敏感晚期尿路上皮癌患者中，该药治疗的客观反应也不佳，但在 6 名 HER2 和（或）ERBB3 基因改变的患者中，有 5 名获得了临床获益，例如，PFS>3 个月。值得注意的是，一名同时具有 HER2 扩增和 ERBB3 突变的患者的反应持续了 10 个月以上，但由于心脏毒性又不得不停止治疗。根据这些结果，美国正在进行一项基于 ERBB 受体家族基因组突变患者的临床试验，而法国也正在进行一项类似的试验。新型抗 HER2 药物也在开发中。根据作用机制的不同，例如，基于基因组改变的抑制剂（被称为信号通路"驱动力"）与抗体-药物结合物的作用机制不同，而与不同的生物标志物可能更相关。例如，在前一种情况下，蛋白质表达可能不是最佳的选择工具，而在后一种情况下它可能就是了；但还需要前瞻性研究验证这一假设。

雄激素和雌激素都可以影响膀胱癌的发生和进展，至少在雌激素受体（ER）阳性的情况下，它们与肿瘤的 luminal 分型是相对独立的。一项对 188 例膀胱肿瘤的研究发现，在 42% 的原发肿瘤和 71% 的转移瘤中雄激素受体（AR）表达阳性，在 27% 的原发肿瘤和 64% 的转移瘤中 ERα 表达阳性，在 49% 的原发肿瘤和 71% 的转移瘤中 ERβ 表达阳性。ERβ 的表达与高级别病理和复发风险相关。在细胞系和异种移植模型中，已发现抑制 ER 可诱导膀胱癌细胞凋亡和缓慢增殖。另一方面，在膀胱癌细胞系中，AR 的表达与顺铂耐药性相关，这增加了同步铂类化疗联合靶向 AR 治疗的可能性，可能是一种有益的策略。在细胞培养中发现 AR 拮抗剂苯扎鲁胺对 AR 过表达的膀胱癌细胞有效，因此也开展了一项苯扎鲁胺与吉西他滨联合顺铂方案化疗共同使用的临床试验（NCT02300610）。鉴于 AR 和 ER 在尿路上皮肿瘤发展中的假定作用，也在开展研究针对类固醇激素受体的预防方法；基于基因组学的患者选择可能也会与该研究相关。

在多达 27% 的尿路上皮癌中会出现 PI3K/Akt 通路的改变，并与 FGFR3 突变有关。控制 PI3K/AKT 上游 mTOR 信号的 TSC1 失活也较为频繁，约 14.5%。现已开展了在随机患者群体中使用单药西罗莫斯的临床试验，但反应不佳。类似地，在另一项尿路上皮癌患者试验中，除了一名携带失活 TSC1 突变的患者表现出显著的反应外，西罗莫斯也几乎没有作用。由于前期临床研究已经确定了 mTOR 在化疗耐药中的作用，人们也曾尝试将这些药物与联合化疗共同研究，但该研究因毒性过大而被限制。一种可能的策略是在 TSC1 失活突变，或缺失，又或其他预测敏感性的基因组改变患者中使用依维莫司单药治疗；我们还需要选择恰当患者，进行更大规模的试验。

关于化疗、免疫治疗和潜在的靶向治疗的选用顺序相关的一个中心和首要问题是接受以铂类为基础的化疗和其他治疗后，肿瘤突变负担是否会发生变化。初步数据显示，在接受铂类化疗后，尽管在匹配的生物标本中已经存在特定基因的变化，但总体肿瘤突变负担或拷贝数没有显著变化。现阶段还需要进一步包括肿瘤组织（可能还有无细胞 ctDNA）的荟萃分析评估来充分验证这一发现，但这些数据也引发了一个问题，即免疫治疗在一线方案或铂类化疗后的挽救治疗中是否更有效。实施用相关临床试验样本的艰苦转化研究可能会阐明深层次的重要见解，例如可用于预测不同疗效预后的基因组特征。

四、总　结

二代测序技术加深了我们对尿路上皮癌分子驱动机制和治疗靶点的理解，有利于基于基因表达谱的分子亚型在临床上的广泛应用。临床试验正在前瞻性验证与化疗和（或）免疫治疗效果相关的预测信号。精确地估计获益可能会影响整体治疗决策。对免疫检查点抑制剂能否获益的预测，发展迅速，而对于适合顺铂（在美国是卡铂）化疗的进展期尿路上皮癌患者，有必要通过免疫组织化学检测 PD-L1 蛋白的表达状态。基因组变异很常见，评估靶向治疗的临床试验根据肿瘤组织和（或）ctDNA 测序可能为特定基因改变的患者带来更多治疗选择，现在 FDA 批准厄达替尼治疗 FGFR 2/3 改变的患者。在"精准肿瘤学"时代，生物标志物的发现和验证策略似乎与识别治疗靶点和开发相应药物开发并行不悖。

（刘士鑫 董桂兰 译 荣庆林 校对）

第十一章 卵 巢 癌

Kathy Pan，Mihaela C. Cristea

据估计，卵巢癌（ovarian cancer，OC）是 2018 年美国女性癌症死亡的第五大原因，也是妇科癌症死亡的主要原因。具有上皮组织的癌症构成了发达国家卵巢癌的绝大多数。在上皮性卵巢肿瘤中，70%为高级别浆液性癌（high-grade serous carcinomas，HGSC），10%为子宫内膜样癌（endometrioid carcinomas，EC），10%是透明细胞癌（clear cell carcinomas，CCC），3%为黏液性癌（mucinous，MUC），＜5%为低级别浆液性癌（low-grade serous carcinomas，LGSC）。多达 25%的卵巢癌与遗传易感因素有关，最常见的是乳腺癌相关基因（breast cancer-associ- ated gene，BRCA）突变和 DNA 错配修复（mismatch repair，MMR）基因（*MLH1*、*MSH2*、*MSH6* 和 *PMS2*）突变导致的 Lynch 综合征。也可以看到分子途径中的体细胞突变，包括 *TP53*、*KRAS* 和 *BRAF* 等。

一、种系突变测试

在未经筛选年龄或家族史的侵袭性卵巢癌女性患者中，15%～18%的人群被发现存在 *BRCA* 突变。*BRCA1* 突变与 40%～60%的卵巢癌累积风险相关，而 *BRCA2* 突变与 16%～18%的风险相关。预防性输卵管卵巢切除术显著降低了 BRCA 携带者的癌症风险并减少死亡，但建议在生育完成后进行手术治疗。

0.4%～2%的女性侵袭性卵巢癌患者有 Lynch 综合征。该综合征也被称为遗传性非息肉病性结直肠癌（hereditary nonpolyposis colorectal cancer，HNPCC），会增加罹患多种癌症的风险，尤其是结直肠癌和子宫癌症，但它也与 6%～24%的卵巢癌累积风险相关，具体由特定的错配修复基因所影响。患有 Lynch 综合征的妇女进行预防性输卵管卵巢切除术可显著降低卵巢癌的风险，但目前尚缺乏死亡率降低的相关数据。与通常为经典型 HGSC 的 BRCA 相关卵巢癌相比，Lynch 综合征相关的癌症通常是非浆液性的，更可能是子宫内膜样癌或透明细胞癌。

BRCA 突变的种系突变检测可以通过单序列基因或多序列基因检测完成。随着二代测序技术的进步，多序列基因检测已经变得越来越便宜和方便。单序列基因检测可能会遗漏一些突变，虽然多序列基因检测具有弥补检测遗漏突变的优势，但对于一些中等程度外显子突变（例如 *ATM*、*CHEK2*）的检测管理及其临床意义并未达成共识，这种未知的变异可能使患者的咨询及医师的临床决策复杂化。

自 2010 年以来，种系 BRCA 检测已被指南批准用于所有患者。尽管有这一指南建议，但接受检测的合格女性比例有限。一项利用全国健康访谈调查数据的研究显示，在

449 640 名卵巢癌的妇女中，15.1% 与医师讨论过基因检测，10.1% 进行过基因检测。这一数据的得出主要源于医师缺少向患者提示基因检测的指导作用，并且导致"主流的"基因检测数据模型由肿瘤诊所得出。

历史上，Lynch 综合征的检测是从家族史筛查开始的，筛查参照阿姆斯特丹标准或 Bethesda 指南。阿姆斯特丹标准对 Lynch 综合征的诊断有特异性（99%）但不敏感（28%～45%），而 Bethesda 指南对 Lynch 综合征的诊断更敏感（73%～91%）但不那么特异（77%～82%）。此外，这些标准是参照 Lynch 综合征最常见的癌症（如结直肠癌、子宫内膜癌）制定的，因此在卵巢癌中意义不大。

Lynch 综合征的评估也可以从对肿瘤组织的检测开始。免疫组化检测错配修复（MMR）蛋白缺陷，而 PCR 确定微卫星不稳定性（MSI-H）的存在。许多二代测序同样包括 MSI 检测。在肿瘤中发现 MMR 缺陷或 MSI-H 后，进行种系检测以诊断 Lynch 综合征。尽管美国国立综合癌症网络（National Comprehensive Cancer Network，NCCN）出台的指南推荐在复发肿瘤中进行 MMR 或 MSI 评估，但与指南推荐的结直肠癌普遍检测 MMR 和 MSI 相比，卵巢癌并没有进行强制检测。

二、体细胞突变测试

尽管对患病率的估计各不相同，体细胞 BRCA（sBRCA）突变并不罕见。在 235 名未经筛选的卵巢癌患者中，19% 的卵巢癌患者和 23% 的高级别浆液性肿瘤患者检测到 BRCA 突变；可得到种系 DNA 的 28 名女性患者中，39.3% 的 BRCA 突变被认为是体细胞突变。多聚（ADP-核糖）聚合酶（PARP）抑制剂治疗复发的高级别卵巢癌试验表明，与安慰剂相比，多聚（ADP-核糖）聚合酶（PARP）抑制剂可改善无进展生存期，尤其是在种系 BRCA（gBRCA）或 sBRCA 突变的女性患者中。此外，还检测了基因组杂合性缺失（genomic loss of heterozygosity，LOH），这是同源重组缺陷（homologous recombination deficiency，HRD）的标记，是 PARP 抑制的潜在靶点。2016 年 12 月 19 日，鲁卡帕尼（rucaparib）获得 FDA 的加速批准，用于经 FoundationFocus CDxBRCA 伴随诊断检测到存在有害 gBRCA 或 sBRCA 突变的晚期卵巢癌。2018 年 4 月 6 日，FoundationFocus CDxBRCA LOH 技术作为 rucaparib 的伴随诊断获批，用于评估 BRCA 突变的基因组 LOH。

随着针对 MSI-H 肿瘤免疫治疗的出现，MSI 检测在非结直肠癌中的应用越来越广泛，尤其是在 2017 年 5 月 23 日 FDA 加速批准帕博利珠单抗（pembrolizumab）用于难治性 MSI-H 或 MMR 缺陷的实体肿瘤患者标准治疗之后。一项包含 977 例卵巢癌的 18 项研究的荟萃分析显示，12% 的未筛选癌症是 MSI-H。MSI-H 卵巢癌更可能是非浆液性的，包括透明细胞型、黏液型和子宫内膜样型，而不是浆液性肿瘤。

三、BRCA 和 MMR 以外的突变

除了 BRCA 和 MMR 通路的突变外，卵巢癌中还存在其他关键分子通路的突变，并与临床病理特征相关。受影响通路包括 Ras/Raf/MEK/ERK、PI3K/AKT/mTOR 和 ErbB 家族。NCCN 卵巢癌指南指出识别罕见类型卵巢组织中分子改变的价值，透明细胞型、黏液型、

交界性和低级别（1级）肿瘤，作为确定潜在治疗靶点的重要手段。

在卵巢癌中，肿瘤抑制基因 *TP53* 的突变很常见。一项对 142 例不同组织学亚型的原发性上皮性卵巢癌的回顾性分析显示，58.7%的浆液性癌和 52%的透明细胞癌存在 *TP53* 突变。*TP53* 突变经常与高级别浆液性癌相关。事实上，一项对 123 例高级别浆液性癌（包括输卵管癌和原发性腹膜癌以及卵巢癌）的研究发现，几乎 100%的肿瘤中存在致病性 *TP53* 突变。PIK3CA 扩增以及 RB1 和 CDKN2A/B 缺失已在高级别浆液性癌中被确认。PTEN 和 NF1 缺失也已被确认。因此，可以考虑将高级别浆液性癌的分子表型分析扩展到 BRCA 和 MMR 之外。

另一方面，低级别肿瘤更可能存在丝裂原激活蛋白激酶（mitogen-activated protein kinase，MAPK）通路突变，包括 KRAS 和 BRAF。一项研究中显示，53%的浆液性交界性肿瘤和低级别浆液性癌以及 50%的黏液性交界性肿瘤中检测到 *KRAS* 突变。

对于黏液型卵巢癌，多达 57%的肿瘤中检测到 *TP53* 突变，65%存在 *KRAS* 突变。18% 的黏液型卵巢癌表现为 HER2 过表达或扩增，而这与 *KRAS* 突变几乎是相互排斥的。

四、分子靶点的临床应用

肿瘤个体化治疗的目标是识别肿瘤发生和进展的特定途径，并通过药物干扰上述途径从而达到抑制癌细胞生长的目的。靶向治疗的优点在于特异性杀伤肿瘤细胞，同时最大限度地减少"脱靶"副作用。

与其他恶性肿瘤相比，卵巢癌中发现的驱动基因较少。尽管在驱动突变、致癌途径、临床特征和化疗应答方面存在明显差异，但无论其组织学亚型如何，卡铂-紫杉醇双药联合已经成为一线治疗和铂敏感复发卵巢癌患者的主要治疗方案。

然而，PARP 抑制剂为 BRCA 缺失卵巢癌的靶向治疗提供了一个绝佳的靶向治疗范例。我们将概述卵巢癌靶向治疗的现状并展望未来前景。

五、BRCA 缺陷型卵巢癌中 PARP 抑制剂及研究进展

PARP 是一个核酶家族，参与单链断裂检测及修复（SSB）——这是一种常见的基因组损伤。PARP 抑制会导致持续的 SSB，已被证明会使复制叉停止和崩解，从而导致 DNA 双链断裂（DSBs）。DNA 双链断裂是一种剧毒性损伤，可导致遗传不稳定。

BRCA 1 和 *BRCA 2* 基因通过无错误的同源重组途径编码修复 DSBs 的蛋白。BRCA 缺陷的细胞会失去剩余的野生型（wt）等位基因，从而导致同源重组 DNA 修复缺陷。这似乎是癌变过程中的必要步骤。有关 *BRCA* 突变和 PARP 抑制之间合成致死率的概念为一些早期临床研究提供方向，例如检测 PARP 抑制剂在 *BRCA* 突变相关癌症（包括 OC）中的作用。

自 2014 年以来，FDA 已在 3 种不同的情况下批准 3 种 PARP 抑制剂用于 OC 治疗。

1. 作为治疗复发性 BRCA 相关 OC 的单药疗法[奥拉帕利（olaparib）和 rucaparib]。

2. 对铂类敏感型复发性卵巢癌患者在末次铂治疗[尼拉帕利（niraparib），olaparib 和 rucaparib）]后达到部分或完全缓解后的维持治疗。

3. 对一线铂类化疗有完全或部分反应的种系/体细胞 BRCA 突变 OC 患者的维持治疗。

（一）复发性 *BRCA* 突变型（brcam）进展期卵巢癌的单药治疗

olaparib 是 2014 年批准的首个 PARP 抑制剂，用于治疗三线及以上化疗无效的种系 *BRCA* 突变（gBRCAm）进展期 OC 患者。在该患者群体中，ORR 为 34%（95% CI：26～42），中位 DOR 为 7.9 个月。BRACAnalysis CDx（Myriad 遗传实验公司）同时被批准作为其伴随诊断试验。

根据 Study 10 和 ARIEL2 试验，rucaparib 于 2016 年 12 月 19 日获得 FDA 的加速批准，用于治疗接受≥2 次化疗的具有有害 *gBRCA* 突变或 *sBRCA* 突变（sBRCAm）的晚期 OC 患者。FoundationFocus CDxBRCA 被批准作为检测 sBRCAm 的伴随诊断试验。Study 10 证实了 rucaparib 对先前接受过 2～4 线治疗的铂敏感型 gBRCAm OC 患者有很好的疗效，ORR 为 59.5%。

ARIEL2 试验第一部分为：在三类分子亚组的复发性铂敏感型高级别卵巢癌患者中评估 rucaparib 疗效，三类分子亚组分别为：种系/体细胞 *BRCA* 突变组、BRCA 野生型并高 LOH 组、BRCA 野生型并低 LOH 组，基因组杂合性缺失（genomic loss of heterozygosity，LOH）；ARIEL2 试验第二部分，针对铂敏感型、铂耐药型以及铂难治型卵巢癌的研究正在进行中。

ARIEL2 试验第一部分研究的目的是在没有种系/体细胞 *BRCA* 突变的肿瘤中确定 rucaparib 敏感性的分子预测因子。LOH 被定义为缺少备用等位基因，并使用 Foundation Medicine T5 二代测序方法进行评估，14% 为 LOH 高的截断值。根据实体瘤临床疗效评价标准（response evaluation criteria in solid tumor，RECIST），定义 *BRCA* 突变、高 LOH 和低 LOH 的 ORR 值分别为 80%、29% 和 10%。BRCA 突变组的中位无进展生存期（PFS）高于 LOH 低组（12.8 个月 vs 5.2 个月，HR：0.27，95% CI：0.16～0.44，$P<0.000\,1$），另可见高 LOH 组与低 LOH 组的差异（5.7 个月 vs 5.2 个月，HR：0.62，95% CI：0.42～0.90，$P=0.011$）。尽管 BRCA 野生型高 LOH 组和 BRCA 野生型低 LOH 组之间的 rucaparib 活性存在差异，但这些结果并未将 LOH 确立为对 PARP 抑制剂反应的生物标志物，FDA 也未将对 rucaparib 的批准扩展到种系/体细胞 *BRCA* 突变的卵巢癌之外应用。然而，olaparib 获批用于已经过≥3 种化疗方案的难治性种系 *BRCA* 突变卵巢癌患者，与之相比 FDA 批准 rucaparib 在≥2 次化疗后更早使用这种 PARP 抑制剂，并将符合条件的患者人群扩展到体细胞 *BRCA* 突变卵巢癌患者。

olaparib 与 rucaparib 这两种药物均为每天给药 2 次，有类似的副作用，包括胃肠道症状（恶心/呕吐、食欲缺乏、排便习惯改变）、疲劳、骨髓抑制、转氨酶升高和肌酐升高。骨髓增生异常综合征（myelodysplastic syndrome，MDS）和（或）急性髓系白血病（acute myeloid leukemia，AML）被认为是罕见的（0.5%～2%），但与 PARP 抑制剂相关的严重副作用，之前接触过铂类药物、拓扑异构酶 II 抑制剂、蒽环类药物或烷基化剂（如同步乳腺癌患者中的环磷酰胺）可能会增加这些血液系统恶性肿瘤的风险。与其他靶向药物相比，肺炎发生的风险低（<1%）。

（二）复发性铂敏感卵巢癌患者的维持治疗

2017 年 3 月 27 日，基于Ⅲ期 NOVA 研究，FDA 批准 niraparib 应用于经二线及以上铂类化疗后获得完全或部分缓解的复发性卵巢上皮性、输卵管性或原发性腹膜癌女性的维持治疗。根据 BRAC 分析测试（Myriad Genetics），参与者以 2 : 1 的比例随机分为 niraparib 维持组或安慰剂组，并被纳入种系 BRCA 队列与非种系 BRCA 队列。基于 myChoice HRD 检测（Myriad Genetics）中发现的 HRD 的存在，将非种系 BRCA 队列进一步分为亚组。

与安慰剂组相比，niraparib 维持治疗后的所有患者亚组 PFS 均有所改善，但受益的大小取决于肿瘤的分子特征。在种系 BRCA 队列中，中位 PFS 分别为 21.0 个月和 5.5 个月（HR：0.27，95% CI：0.17～0.41）；在非种系 BRCA 阴性/HRD 阳性队列中，中位 PFS 为 12.9 个月 vs 3.8 个月（HR：0.38，95%CI：0.24～0.59）；而在整体非 BRCA 患者中，中位 PFS 为 9.3 个月 vs 3.9 个月（HR：0.45，95%CI：0.34～0.61；三种比较均 $P<0.001$）。NOVA 研究中还发现骨髓抑制，尤其血小板减少被确定为潜在的 3 级或 4 级不良事件，需要在治疗前 4～6 周进行每周一次的全血细胞计数评估。2017 年 8 月 17 日，基于Ⅲ期 SOLO-2 和Ⅱ期 19 项试验，olaparib 获批用于维持治疗，患者类型为接受≥2 个铂类化疗后获得完全或部分缓解的复发性卵巢上皮性癌、输卵管癌或原发性腹膜癌女性，无论 *BRCA* 突变状态如何。

SOLO-2 试验招募了存在种系 *BRCA* 突变的女性，并在铂类化疗后将她们随机分配到 olaparib 维持治疗组和安慰剂组。这项研究的主要终点是研究者评估的 PFS。olaparib 组的中位 PFS 为 19.1 个月，而安慰剂组为 5.5 个月（HR：0.30，95%CI：0.22～0.41，$P<0.000\ 1$）。

在双盲Ⅱ期 Study19 试验中，无论 BRCA 状态如何，铂类化疗后女性患者被随机分配到 olaparib 维持治疗组或安慰剂组。olaparib 维持治疗组中位 PFS 有所增加（8.4 个月 vs 4.8 个月，HR：0.35，95% CI：0.25～0.49，$P<0.001$）。

基于Ⅲ期 ARIEL3 试验，rucaparib 也于 2018 年 4 月 6 日获得 FDA 批准，应用于复发性上皮 OC、输卵管或原发性腹膜癌女性的维持治疗，这些患者无论 *BRCA* 突变状态如何，应用≥2 线铂类化疗后均获得完全或部分缓解。这些患者以 2 : 1 的比例被随机分为 rucaparib 维持治疗组和安慰剂组。主要终点是研究者评估的 PFS。在意向治疗人群中，与安慰剂相比，rucaparib 组的中位 PFS 增加（10.8 个月 vs 5.4 个月，HR：0.36，95%CI：0.30～0.45，$P<0.000\ 1$）。在占研究人群 35% 的种系/体细胞 BRCA 突变队列中，中位 PFS 分别为 16.6 个月 vs 5.4 个月（HR：0.23，95%CI：0.16～0.34，$P<0.000\ 1$）。在 HDR 阳性队列中，包括同源重组基因中 BRCAm 和非 BRCAm 的女性（占研究人群的 63%），中位 PFS 为 13.6 个月 vs 5.4 个月（HR：0.32，95%CI：0.24～0.42，$P<0.000\ 1$）。

在 SOLO-2 和 ARIEL3 试验中，olaparib 和 rucaparib 的安全性与先前报道的一致。

总之，基于上述临床试验结果三种 PARP 抑制剂已被 FDA 批准用于对铂治疗有反应的复发性铂敏感卵巢癌的维持治疗。这些临床试验的一致性发现包括：

1. 抑制 PARP 可以改善 PFS（与观察相比），但到目前为止，还没有证据表明它可以改善 OS。

2. 无论 BRCA 状态和组织学亚型如何，均可向患者提供 PARP 抑制剂的维持治疗，并将铂敏感作为临床获益的"生物标志物",在这种情况下,可以看见 PFS 的改善。然而,基于肿瘤的分子特征,在种系/体细胞 *BRCA* 突变的患者中发现了很好的结果,这将导致临床获益增加。HRD 正在成为一种可能的反应生物标志物。在 BRCA 野生型 HRD 阴性的患者中,PARP 抑制剂的益处不大。

3. 尽管最初取得了令人印象深刻的结果,但大多数患者最终会对 PARP 抑制剂产生耐药性,而产生耐药性的机制尚不清楚。在 olaparib 和 rucaparib 治疗复发性 BRCA 相关卵巢癌的治疗试验中,这种现象得到了更好的理解。

(三)PARP 抑制剂用于 *BRCA* 突变的进展期卵巢癌一线维持治疗

2018 年 12 月 19 日,FDA 批准 olaparib 用于种系/体细胞 *BRCA* 突变的晚期上皮性卵巢癌、输卵管癌或原发性腹膜癌患者的维持治疗,这些患者对一线铂类化疗有完全或部分反应。该批准是基于Ⅲ期 SOLO1 试验,该试验将符合条件的患者以 2:1 的比例随机分配至 olaparib 片剂(300mg,每日 2 次)组或安慰剂组。主要观察终点是 PFS。41 个月的中位随访时间过后,接受安慰剂的患者 PFS 仅为 13.8 个月,而接受 olaparib 的患者中位 PFS 尚未达到,但似乎比安慰剂组长了约 3 年(HR:0.30,95%CI:0.23~0.41,$P<0.001$)。在该研究报道时,卵巢癌数据仍不完全。现在还不知道是否有更多的卵巢癌女性可以通过一线治疗治愈。另一项Ⅲ期临床试验 PRIMA,对铂类辅助化疗有反应的新诊断的晚期卵巢癌患者进行了评估。本研究的主要目的是评估 HRD 阳性肿瘤患者和总体人群的无进展生存期(PFS)。无论 HRD 状态如何,接受 niraparib 治疗的患者 PFS 明显长于接受安慰剂治疗的患者。作者的结论是,niraparib 在整个人群中的临床受益不仅仅是由 *BRCA* 突变患者亚组驱动的。目前尚不清楚 PRIMA 研究是否将扩大 niraparib 用于维持治疗的一线适应证。

六、联合治疗中的 PARP 抑制剂

骨髓抑制的增加一直是 PARP 抑制剂联合化疗方案的限制因素,这表明其他药物(如检查点抑制剂、抗血管生成药物或特定的靶向药物)可以与 PARP 抑制剂联合使用,而不产生重叠毒性。

ESMO 2019 报道了 olaparib 联合贝伐珠单抗(bevacizumab)作为新诊断的晚期卵巢癌患者维持治疗的Ⅲ期 PAOLA-1/ENGOT-ov25 试验(Isabelle Ray-Coquard 等,2019 年 ESMO 摘要)。olaparib 联合 bevacizumab 组的中位 PFS 为 22.1 个月,安慰剂组为 16.6 个月(HR:0.59,95%CI:0.49~0.72,$P<0.0001$)。在 *BRCA* 突变患者中,olaparib 提供了显著的临床获益:分别为 37.2 个月和 21.7 个月(HR:0.31,95%CI:0.20~0.47)。最近发现的一项关于维利帕尼(veliparib)联合一线化疗和作为卵巢癌维持治疗方案的研究证实了该方法的有效性和安全性。新诊断的Ⅲ期或Ⅳ期高级别浆液性卵巢癌患者以 1:1:1 随机分配至 3 组,这三组分别为:在辅助化疗期间和之后接受安慰剂(对照组)、化疗联合 veliparib 后安慰剂维持治疗(仅 veliparib 联合应用组)或化疗联合 veliparib 后 veliparib 维持治疗(veliparib 全程应用组)。在化疗期间,随机接受 PARP 抑制剂的患者接受较低剂量的 veliparib 每日 2 次,每次 150mg,以缓解骨髓抑制。在维持治疗期间,患者接受

高剂量单药 veliparib 300mg，每日 2 次，持续 2 周（过渡期），然后再每日 2 次 400mg。该研究表明，与对照组相比，在意向分组患者及具有 *BRCA* 突变和 HRD 阳性患者中，veliparib 改善了整个组的 PFS。在仅 veliparib 联合应用组，PARP 抑制剂并没有改善 PFS。虽然 veliparib 没有被 FDA 批准用于卵巢癌，但如果与化疗联合使用并应用于维持治疗，该药物显示出了很好的疗效。正在进行的 III 期 ATHENA 试验（NCT03522246）正在研究 rucaparib 和纳武单抗（nivolumab）作为 III/IV 期卵巢癌前期铂类治疗后的维持治疗。女性被随机配 rucaparib 与 nivolumab，rucaparib 与安慰剂，nivolumab 与安慰剂，或仅安慰剂的四组之一。主要终点为 PFS，结果将根据 HRD 进行分层。

TOPACIO/KEYNOTE-162 试验（NCT02657889）是一项在 *BRCA* 突变型和野生型复发性卵巢癌或晚期三阴性乳腺癌女性患者中进行 pembrolizumab 联合 nivolumab 的 I/II 期研究。2018 年年会上，美国临床肿瘤学会（ASCO）报告了 60 例可评估患者的初步结果，ORR 为 25%。

西地尼布（cediranib）是一种泛 VEGFR 抑制剂，在铂敏感环境下与 olaparib 联合可改善 PFS。正在进行的 II 期 OCTOVA 试验（NCT03117933）旨在针对 *BRCA* 突变型、铂难治性 OC 患者，进行 olaparib 阳性联合 cediranib 与紫杉醇化疗的疗效对比。

Wee 1 是一种蛋白激酶，可在 G2-M 过渡时期维持细胞周期停滞，以便在有丝分裂之前进行 DNA 修复。Wee1 抑制剂 adavosertib（AZD1775）在早期试验中已经证明了单药活性，特别是在 *BRCA* 突变型患者中。一项随机 II 期研究将评估 WEE 1 抑制剂 AZD1775 联合或不联合 olaparib 的治疗疗效，该研究的研究对象为 PARP 抑制剂有效的女性复发性卵巢癌患者（NCT03579316）。

七、MAPK 通路

MAPK 通路（RAS-RAF-MEK-ERK 通路）的异常激活是包括低级别浆液性卵巢癌（LGSC）在内的许多癌症的共同特征。司美替尼（selumetinib）（AZD6244）是一种 MEK1/2 抑制剂的强效选择性抑制剂，在 GOG239 试验（一项 II 期临床试验）中对卵巢、输卵管或腹膜复发性低级别浆液性卵巢癌患者进行了评估。该靶向药物在 LGSC 中耐受性良好并显示出良好的活性，缓解率为 15%（完全或部分缓解），中位 PFS 为 11 个月，6 个月的疾病稳定率为 63%。在一项探索性分析中，*KRAS* 或 *BRAF* 突变状态与对 selumetinib 的应答无关。这些发现表明 MAPK 通路抑制剂在低级别浆液性癌中有必要进行进一步研究。

一项对比比美替尼（binimetinib）（MEK1/2 的强效抑制剂）与医师选择化疗药物[聚乙二醇脂质体多柔比星、紫杉醇或拓扑替康（topotecan）]的随机 III 期研究已在复发性 LGSC 患者中启动，这些患者之前至少接受过一次铂类药物化疗且化疗次数不超过 3 次。一项计划中的中期分析显示，PFS 的危险比超过了预定的无效边界，这导致主办方终止了该研究。

旨在纳入包括 LGSC 在内的罕见 OC 的临床试验，对于改善对化疗反应欠佳的子宫内膜样卵巢癌亚型的预后是至关重要的。

八、卵巢癌中 PI3K/AKT/mTOR 通路

临床前研究表明，PI3K/AKT/mTOR 通路在 OC 中经常被激活，特别是在透明细胞型和子宫内膜亚型中。一项 II 期临床试验（GOG 170-I）显示，对于持续性或复发性上皮性 OC 或原发性腹膜恶性肿瘤患者，西罗莫司（temsirolimus）单药治疗仅表现出适度有效性（9.3% 的部分缓解和 24.1% 的 PFS ≥6 个月）。卵巢肿瘤表现出 mTORC1 活性的患者较肿瘤未显示 mTORC1 活性的患者有更高的缓解率（PFS ≥6 个月比例，30.3% vs 11.8%；反应率，11.8% vs 5.9%）。

基于这一结果，在卵巢癌透明细胞亚型中进行了一项 II 期研究（方案 GOG0268），研究结果普遍表现 PI3K/AKT/mTOR 激活。本研究评价了 temsirolimus 联合卡铂（carboplatin）和紫杉醇治疗后利用 temsirolimus 进行巩固治疗作为 III～IV 期卵巢癌透明细胞癌亚型的一线治疗方法。与历史对照组相比，该方案在 12 个月时未见有 PFS 统计学改善。

一项 I 期临床试验在紫杉烷类和铂耐药或难治性上皮细胞性卵巢癌中评估了 AKT 抑制剂哌立福新（perifosine）联合多西紫杉醇的应用。在 PI3K/AKT 通路被激活的情况下，治疗似乎更有效，这表明 AKT 抑制剂的临床开发需要根据确定的 PI3K 通路突变状态进行适当地患者选择。

一项 II 期篮式研究对 *PIK3CA* 突变或不突变的复发性妇科肿瘤患者予以 perifosine 单药治疗进行研究，但未达到预期效果。作者得出结论，PTEN 表达的缺失可能可以预测 perifosine 治疗的临床疗效，而与 *PIK3CA* 突变的相关性在妇科肿瘤中存在差异，*PIK3CA* 突变的卵巢癌患者和 *PIK3CA* 野生型子宫内膜癌患者的疗效中等，而 *PIK3CA* 野生型和突变型宫颈癌患者的疗效无差异。

总的来说，PI3K/AKT/mTOR 抑制剂在 OC 中仅表现出适度的单药活性，这表明可能需要与其他靶向药物（如 MEK 或 PARP 抑制剂）进行联合试验以改善临床反应。

九、总　　结

OC 是一种异质性疾病，具有不同的组织学亚型和激活通路。与其他恶性肿瘤类似，分子检测改变了 OC 治疗的方式，从分子突变的筛选到药物选择再到个性化治疗。

PARP 抑制剂的开发是临床应用的一个成功例子。这些药物具有预测性生物标志物（种系/体细胞 *BRCA* 突变、HRD），显著的临床疗效使得这些药物在新诊断的 OC 和复发性疾病中得到了广泛的临床应用。

虽然化疗仍然是 OC 治疗的基础，但治疗规范正在从一刀切的方法向个性化治疗发展。今后我们应该将研究重点放在生物标志物驱动的试验、新药物的识别以及理解耐药机制的新方法上。

（张　勇　于　萍　译　刘士鑫　校对）

第十二章 癌症基因组学

Jeffrey N. Weitzel，Thomas P. Slavin

2020年6月，一名在48岁时就诊为雌激素受体阳性的转移性乳腺癌患者（现55岁），来找你讨论她的肿瘤基因组学特征和治疗方案，同时也想了解家族风险和预防措施。作为给她评估的一部分，你进行了肿瘤突变测试，该测试表明存在 *BRCA2* 突变，并建议进行聚腺苷二磷酸-核糖聚合酶[poly（ADP-ribose）polymerase，PARP]抑制剂治疗。该患者53岁的弟弟 PSA（前列腺特异性抗原）升高，他还有两个20多岁的女儿。国外一家 DNA 检测机构的测试报告显示，患者两个女儿的心血管疾病和阿尔茨海默病的风险增加了，但没有提到 *BRCA2* 突变。

基因组学的科技进步正在彻底改变我们进行基因组癌症风险评估（genomic cancer risk assessment，GCRA）、靶向治疗、癌症筛查和预防的方法，以实现精准医学的愿景。前文所述的情景正是基于如今可用的遗传和基因组测试项目。基因组咨询的特点给肿瘤学家带来的挑战包括：以精准治疗为目的的肿瘤测序，需要认识到发现种系突变的可能意义，关注个体和家庭，癌症易感性相关的常见和罕见基因组标志物检测的新兴作用，肿瘤学家在沟通非肿瘤患者健康风险方面的作用，以及了解不同检测方法的局限性。在 GCRA 的发展和管理过程中吸取的经验教训有助于了解将基因组学技术融入到医疗实践中所面临的挑战。

一、遗传性癌症的遗传学/基因组学：数十年的发现和破译

如今，在精准医学中，对疾病的分子学认知为疾病常见的基因组根源和治疗弱点提供了信息。遗传学领域通常是单一基因的研究，而基因组学的演化领域指的是针对个人的多项（或全部）基因的研究。

人类癌症易感性模型的关键里程碑包括视网膜母细胞瘤的"Knudson 二次打击模型"的推导，以及它对于一项发现的验证："肿瘤抑制基因"在种系中为杂合突变，但在肿瘤基因组中等位基因则同时突变或缺失。许多高基因表型的（基因型导致特定表型的可能性）癌症综合征与遗传性的致病基因的突变（表12-1）有关。

表12-1 遗传性癌症综合征及与之相关的基因、肿瘤和特征

遗传性癌症综合征	相关基因（OMIM#）	通常关联的肿瘤	独有特征或机制（以常染色体为主，除非特别标注）
共济失调-毛细血管扩张症	*ATM*（607585）	白血病、乳腺癌（杂合子）、胰腺癌	共济失调、毛细血管扩张症（AR）杂合子的中度癌症风险

续表

遗传性癌症综合征	相关基因（OMIM#）	通常关联的肿瘤	独有特征或机制（以常染色体为主，除非特别标注）
Cowden 综合征	*PTEN*（601728）	乳腺癌、甲状腺癌、结直肠癌和子宫内膜癌	巨头畸形，小脑发育不良性神经节细胞瘤，肢端角化病，毛鞘瘤，乳头状瘤丘疹，甲状腺肿，自闭症谱系障碍
家族性腺瘤性息肉病（FAP）/典型和衰减型	*APC*（611731）	结直肠癌、胰腺癌、胃癌和甲状腺癌、硬纤维瘤、中枢神经系统肿瘤、肝母细胞瘤	骨瘤、牙齿异常、先天性视网膜色素上皮细胞肥厚和良性皮肤病变
Gorlin 综合征（痣样基底细胞癌综合征）	*PTCH1*（601309）	多发性基底细胞癌、成神经管细胞瘤、卵巢纤维瘤	掌点凹，巨头畸形和突出的前额角化细胞性牙源性肿瘤，心脏和卵巢纤维瘤
Li-Fraumeni 综合征	*TP53*（191170）	肉瘤、中枢神经系统肿瘤，儿童肾上腺皮质癌，成人乳腺癌	肿瘤（体细胞）致病性变异常见，但种系综合征罕见
遗传性乳腺癌和卵巢癌	*BRCA1*（113705） *BRCA2*（600185）	乳腺癌、卵巢癌和前列腺癌，黑色素瘤，胰腺癌	*BRCA2* 中的双等位基因突变导致范科尼综合征（AR）
	BARD1（601593），*BRCA1*，*BRCA2*，*PALB2*（610355），*RAD51D*（602954），*BRIP1*（605882）	乳腺癌，卵巢癌，三阴性乳腺癌	包括高风险和中度风险的基因
	ATM，*BRCA2*，*CHEK2*（604373），*PALB2*	男性乳腺癌、前列腺癌	男性乳腺癌的总风险小于 10%，而前列腺癌的总风险大于 20%
遗传性弥漫性胃癌	*CDH1*（192090）	弥漫性（印戒细胞）胃癌、小叶性乳腺癌、结直肠癌	监测效果有限；降低风险的胃切除术是非常规的但会常被选择
幼年性息肉病综合征	*BMPR1A*（601299），*SMAD4*（600993）	结直肠癌、小肠癌，胰腺癌和胃癌	错构瘤性息肉和遗传性出血性毛细血管扩张症
Lynch 综合征	*MLH1*（120436），*MSH2*（609309），*MSH6*（600678），*PMS2*（600259），*EPCAM*（185535）	结肠和小肠肿瘤、子宫内膜、胃、肝胆、子宫内膜、卵巢、胰腺和输尿管肿瘤	错配修复表达缺失是常规肿瘤检测；微卫星不稳定性是免疫治疗的重要标志物
黑色素瘤胰腺癌综合征	*CDKN2A*（600160），*CDK4*（123829）	胰腺癌，黑色素瘤	多原发性黑色素瘤，胰腺癌风险＞20%
多发性内分泌肿瘤 1 型（MEN1）2 型（MEN2）	*MEN1*（131100），*RET*（164761）	甲状旁腺和垂体肿瘤；胃肠道胰腺内分泌肿瘤、类癌和肾上腺肿瘤甲状腺髓膜癌、嗜铬细胞瘤	家族性孤立性甲状旁腺功能亢进、面部血管纤维瘤、胶原瘤、脂肪瘤、脑膜瘤、室管膜瘤和平滑肌瘤 2b 型常为新发；黏膜皮肤神经瘤、胃肠道症状、肌张力减退、马凡体
MUTYH 相关息肉病（MAP）	*MUTYH*（604933）	结直肠癌（息肉）和小肠癌	携带者的结肠风险可能略有增加（AR）
家族性黏膜皮肤色素沉着胃肠道息肉病（Peutz-Jeghers 综合征）	*STK11*（602216）	结肠癌、乳腺癌、卵巢癌、胰腺癌、胃癌、子宫内膜癌和宫颈癌	色素沉着的病变；Peutz-Jeghers 息肉
Von Hippel-Lindau 综合征	*VHL*（608537）	血管母细胞瘤，肾透明细胞癌，嗜铬细胞瘤，内淋巴囊肿瘤	视网膜血管瘤，肾、胰腺和生殖器囊肿

AR. 常染色体隐性遗传

在快速发展的以预防为中心的医学领域，精准 GCRA 在临床实践中的整合是一项重大成就。基因型和表型的相关性很明显，同一基因的不同位点发生的突变可能与不同的临床表现相关（例如，MEN2A 中的某些 RET 突变和家族甲状腺癌有关）。此外，随着多基因风险评分（PRS）的新兴和应用，基因之间、基因与单核苷酸多态性（SNPs）之间、基因或 SNPs 与环境暴露之间的相互作用正在被阐明。几个基因中的一个种系突变可能表现出非常相似的临床表型（例如 BRCA1、BRCA2 和 PALB2 都与乳腺癌有关），这代表了遗传异质性的观点。

随着经济的发展，高通量基因组技术（下一代测序，NGS）促进了罕见和常见的中等或低外显率的遗传变异的发现，虽然用的是"猎枪"的方法，但它们也被用于设计多基因面板，涵盖广泛的表型，并帮助解决遗传异质性。另一个影响是在临床可操作的基因中发现与被查询的表型无关的偶然的致病基因突变。

高基因表型癌症的易感基因突变相对罕见，除了某些遗传分离株中的"创始人突变"（如德系犹太人）。近期对数千人群的数十万个 SNPs 的扫描发现，基因突变大部分表现为常见但非常低风险的标志物。

我们从癌症遗传学中可以看到临床试验的准确性至关重要。单个基因型的分析失败可能就会导致灾难性的结果。不同的实验室可能对同一突变进行不同的分类，这使得情况更加复杂。遗传学另一个要点是临床应用的重要性，因为这涉及临床护理与第三方赔偿。

二、遗传学/基因组学癌症风险评估实践中的演变模型

GCRA 是一种跨学科的医疗实践，它使用越来越多的遗传和基因组学工具来识别有遗传性癌症风险的个体和家庭。如本文所述，GCRA 的实践包括对高危个体的管理，以便他们能够对高危癌症早期筛查、手术和化疗预防风险的管理，以及对癌症的基因靶向治疗做出明智的选择。

识别和破译特定个体或家庭中癌症的遗传易感因素是复杂的，有相当多的心理、社会和伦理问题需要考虑。因此，GCRA 已成为一种专业的临床实践，需要遗传学、肿瘤学相关的知识以及患者或家庭咨询技能；它通常比其他临床服务更耗时。

然而，快速扩张的基因检测要求（例如，所有乳腺癌、转移性前列腺癌、胰腺癌、卵巢癌、TNBC 等），对肿瘤或无细胞/肿瘤 DNA（cfDNA）进行二代基因测序的时识别癌症的易感性种类基因突变时不同的途径与有限的经验丰富的检测者之间的矛盾日益严峻。尽管如此，美国临床肿瘤学会（ASCO）、国家癌症遗传学协会（NSGC）、肿瘤护理学会（ONS）和其他医疗机构已经制定了专业准则，概述了癌症风险咨询、风险评估和基因检测的实践标准。综合性的 GCRA 需要与患者进行一次或多次咨询会晤，并且可能因实际操作和可用资源而有所不同。

（一）谱系，GCRA 实践的基本工具

与大多数几乎只关注个体的医学领域相比，遗传学的焦点往往是家庭。但是，从家族史中获取、标化和记录关系数据面临诸多挑战。谱系图仍然是家庭关系数据中最简洁、信

息最丰富的来源。对于下面描述的大多数验证过的预测模型而言，谱系图也是重要的数据来源。获得准确和详细的家族史是遗传咨询和癌症预防的基石。

谱系图应该使用标准化的命名法，并定期更新出生间隔、死亡和新的诊断，因为家族史是一个动态的衡量标准。使用一致的命名便于临床医师之间的沟通，并可能减少医疗错误。谱系图的使用有助于：①识别疾病传播模式；②识别遗传性癌症综合征；③描绘可能限制遗传综合征识别的家庭结构上的差距；④偶然发现的、低或中度外显率的基因的发现及其与 PRS 评分的相关性；⑤对家族其他个体中已识别的突变进行级联检测；⑥家庭癌症风险咨询；⑦家庭沟通问题或障碍。

让临床医师获得和（或）查看家族史常常是一个挑战，然而，从临床获得的信息与精准医学的目标具有全球相关性，包括锚定临床表型和促进级联测试。此外，家族史是高外显基因风险的修饰因子，也是中度外显基因和 PRS 的重要独立危险因素。尽管当前的实施存在重大限制，它对于 EHR 仍然是重要的有意义的使用标准，它主要依赖于对家族史的描述性或分类性陈述，而不是谱系。虽然仅基于个别患者特征（例如癌症发病年龄）的指南和标准可能是促使遗传基因检测的可行基础，但要充分利用突变概率和经验风险模型，以及综合 PRS 模型和级联测试，必须有准确和完整的家族史。因此，EHR 必须容纳家庭谱系中描述的多代关系数据。此外，EHR 家族史如果与强大的临床决策支持工具相互作用，对医疗质量的影响最大。

（二）发展鉴别诊断

获取一个谱系后，癌症风险的评估过程包含了基于家庭中的癌症类型对癌症综合征的鉴别诊断的考虑，对每种综合征的恶性和良性临床特征也都有很好的综述。遗传性乳腺卵巢癌综合征由 *BRCA1* 或 *BRCA2* 突变引起，通常涉及乳腺癌和（或）卵巢癌，但也可能包括前列腺癌或胰腺癌；Lynch 综合征由错配修复基因引起，主要涉及结肠癌和子宫内膜癌，但也可能包括卵巢癌、胃癌和其他癌症。一些患有乳腺癌和具有不同寻常特征的家庭可能需要考虑罕见的综合征；30 岁以下的发病者可能是 Li-Fraumeni 综合征，头围大、甲状腺结节的患者要考虑 Cowden 综合征，皮肤黏膜色素沉着可能是 Peutz-Jeghers 综合征的一个特征。为了确认家族中的癌症并区分癌症的亚型，可能还需要对病理报告进行回顾。

尽管越来越广泛的多基因组套检测（multigene panel testing，MGPT）的增加和指南中不断扩大的 GCRA 纳入标准在一定程度上消除了识别特定病例中所有可能综合征的必要性，因为各自的基因可能被包括在 MGPT 中，但供应商的几乎所有可用的测试平台的临床敏感性仍有局限性。因此，该技术的一部分是辨别何时临床表型会"推翻"一个无信息的测试结果，并需要根据综合诊断进行治疗。在某些情况下，应考虑在目标基因覆盖更彻底的实验室中更新或重新测试。有趣的是，MGPT 也引发了对潜在表型的广泛讨论，例如针对与某个给定的综合征或者基因没有传统关联的其他癌症进行观测时（图12-1），观察到和克隆造血有关的体细胞致病性突变干扰了种系检测。

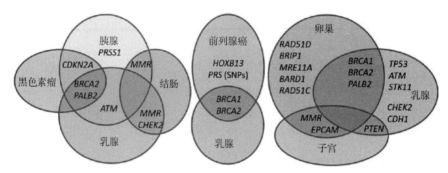

图 12-1　在多基因组套中通常包含的基因的重叠表型

（三）用于评估突变概率和实验风险的模型

几种工具可用来估计和检测癌症可能的易感突变概率，例如个人携带 BRCA 或 Lynch 综合征相关突变的概率，包括 Couch、Penn 2、BRCAPRO、Tyrer-Cuzick、BOADICEA、MMRPRO、Wijnen、MMRPredict 和 PREM。从历史上看，在基因检测成本高的时代，计算突变的概率可以帮助临床医师确定谁是检测的合适候选者，而突变概率为保险公司提供了支持性证据。然而，现在模型的最大效用是在不知情的基因测试后量化实验风险的能力，进一步迭代正在纳入快速发展的 PRS 模型。尽管如此，人们越来越关注特定疾病类别，如所有卵巢上皮癌、所有转移性前列腺癌、所有胰腺癌，以及所有嗜铬细胞瘤或副神经节瘤患者，而不是依赖于有时令人困惑的多种指南。通过 IHC 对所有结直肠癌（以及较小程度的子宫内膜癌）的 Lynch 综合征进行普遍筛查或错配修复蛋白表达的微卫星不稳定性检测已在大多数病理部门实施。NCCN 指南在乳腺癌基因检测方面越来越具有包容性，最近，美国乳腺癌外科医师协会宣布，所有乳腺癌患者都应进行诊断性基因检测。然而，《临床肿瘤学杂志》上一篇相关文章中的一些说法被几乎不相关的突变内容（例如 MUTYH）混淆了，并且，提供基因检测的供应商同时担任论文中的资深作者，人们对于其中固有的利益冲突表示担忧，也对进行检测提出了更多的要求。此外，还存在临床基础设施限制、医疗保健经费的限制以及随之而来的患者经济的损害和不平等、中低风险基因特异性管理中未被充分重视的细微差别（图 12-2）。例如，尽管 *BRCA1/2*、*PALB2* 和 *TP53* 等高外显率基因有明确的循证管理指南，但验证大多数多基因组套其他中度和低风险基因的外显率和相关癌症的证据仍然有限。在高外显基因携带者中，除了加强监测外，降低手术风险的干预可能也是合理的，而只有后者才可能对低外显率基因有保障。同样，BRCA 阴性检测结果在母亲有 *BRCA1* 突变（例如，接近人群的风险）的女性中具有极好的阴性预测值，尽管在同样的情况下，中低风险基因的女性仍存在相当大的残余家庭风险。

国家综合癌症网络（NCCN）每年都会发布指南，以帮助临床医师确定哪些患者适合进行检测。决定进行基因检测应该基于临床判断和医疗需要，而不是仅仅基于概率模型。

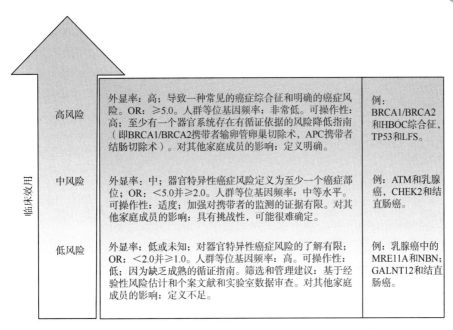

图 12-2 关于在多基因组套测试中的单个基因的临床效用的框架

（四）个人和家族史（绝对风险）的解释和风险预测模型的使用

在没有确定的基因突变的情况下，个体咨询其患癌症的风险时，需要仔细考虑患者的个人和家族史。目前有几种可以对乳腺癌进行经验性风险评估的模型，包括 Gail、Claus、BRCAPRO、Tyrer-Cuzick 和 BOADICEA。所有这些模型都包含乳腺癌的一级亲属，但除此之外，它们与已知的乳腺癌危险因素的结合有很大不同。一些模型已被调整，包括来自 SNP 基因组套的新兴多基因风险评分。一些已发表的工具也可用于评估结肠癌、卵巢癌、肺癌、黑色素瘤和其他癌症的风险，尽管很少得到验证。

对癌症风险的数值估计可能对筛查和预防性治疗提供指导建议。例如，美国癌症协会建议对 Claus，BRCAPRO，Tyrer-Cuzick 或 BOADICEA 模型计算的乳腺癌风险超过 20%的妇女进行乳房磁共振检查。同样，FDA 已批准根据 Gail 模型计算五年乳腺癌风险大于 1.66%的妇女使用他莫昔芬进行预防性化疗，该人群被观察到降低了 50%的乳腺癌风险。风险评估在指导结直肠癌筛查建议方面也发挥了作用。例如，对于 50～60 岁被诊断为结直肠癌患者的一级亲属 NCCN 建议从 40 岁开始，每 5 年进行一次结肠镜检查。癌症风险的经验性计算可以根据患者的个人和家族史量身定制。

（五）多学科团队风险管理的作用和临床效用

临床效用是 GCRA 的核心概念。因 MEN2A 而进行的"预防性"甲状腺切除术后，能发现甲状腺髓样癌微观病灶有 BRCA 相关的遗传性乳腺癌和卵巢癌背景下进行的降低卵巢癌风险的卵巢切除术标本中发现微观病灶。Lynch 综合征或遗传性弥漫性胃癌的背景下，预防性子宫切除术标本中显微镜下能发现癌灶。GCRA 和降低风险的手术现已成为精准预防的公认方法。根据手术和 MRI 筛查疗效的前瞻性数据，在预防性乳房切除手术和加强监测之间做选择往往是困难的。有证据表明，*在 BRCA 检测后的降低风险的预防性手术中*，记录到了特异性死亡率和全因死亡率的降低。关于 *BRCA* 基因在 DNA 修复中作用的深入了解为 *BRCA* 突变相关的癌症带来了第一个靶向治疗方法。目前至少有 4 种 PARP 抑制剂具备 FDA 对乳腺癌或卵巢癌的适应证。同样地，结肠镜筛查也已被证明对 Lynch 综合征结肠癌的早期发现和（或）预防有效。甚至在这些研究证明死亡率下降之前，在对乳腺癌、卵巢癌和结肠癌进行遗传风险评估后，已有了正式的循证学文献证明了现有的干预措施的有效性。

GCRA 的另一个关键方面是遗传咨询和风险管理团队的多学科参与。遗传咨询师是遗传风险评估和测试生物学和心理学的大师级专家，他们越来越多地与肿瘤学家、医学遗传学家和其他医学专家合作，提供遗传性癌症风险管理。对 GCRA 熟练参与者的迫切需求使更多的联盟医疗保健工作者（如高级执业护士和医师助理）参与进来。

除了上述公布的专业社会准则外，自 1999 年以来，NCCN 每年发布更新的指南，指出何时应推荐一个人进行遗传学评估。然而，多项研究记录了 GCRA 的覆盖面相对有限，因此有许多举措探索替代交互模式，从远程遗传学和简单视频到越来越复杂的人工智能工具。

在可提供服务的地方，主要的系统性障碍是财政拮据，因为缺乏或没有足够的医疗保险覆盖基因咨询、基因检测和后续护理，许多患者无法获得所需的服务。为了就基因咨询、检测、风险降低干预措施和生活方式做出明智的选择，促进家庭内部信息的有效传播，患者必须了解遗传学/基因组学信息如何影响其个人和家庭的健康。有效传递风险信息方面面临的挑战是确保患者了解用于讨论风险的数字和图形，即使对于受过高等教育的患者来说，这可能也很困难。

与其他保健服务类似，少数群体不太可能获得或接受 GCRA，部分原因是缺乏足够的保险和对歧视的恐惧。

尽管面临上述挑战和障碍，GCRA 在促进癌症筛查、预防和有针对性的治疗方面的核心临床效用和有效性值得努力开发，以获得充足的为临床服务的机会。

（六）GCRA 服务的产生

癌症风险评估服务的初始交互模型出现在学术医疗保健环境中，GCRA 由一个多学科团队进行，该团队包括遗传顾问、高级执业护士和医师（通常是医学遗传学家或肿瘤学家）。商业基因检测供应商直接面向消费者和供销市场的营销促进了社区对服务的接受。一些替代实践模式已经将 GCRA 服务扩展到更广泛的社区肿瘤学家群体。利用学术项目与社区提供者合作的经验和多学科性质的社区实践模式更具吸引力。

高通量方法包括改进基因教育，为新诊断出乳腺癌的患者做好基因检测的准备，互动视频和人工智能或机器人也越来越多地进入临床试验的测试。一种基因测试实验室使用的可促进家庭成员进行廉价级联测试的网络模型，能够产生 48% 的有风险的一级亲属。

一些交互模型可能不能充分处理 GCRA 过程中固有的重要细微差别，这些细微差别为患者护理的几个方面提供信息，如最佳检测策略、无信息测试结果的适当解释、交替的遗传病因的考虑，以及社会心理和家庭沟通动态。

据目前估计，在一般个体的"个人基因组"中，有 50～100 个与遗传性疾病有牵连的突变可以被识别。要解释这些发现，需要极大地提升人类参考序列的注释，目前需要广泛的人工分析和正交验证，并从数据中推断出临床意义。认识到胚系变异在癌症诊断和治疗谱中的重要作用，对肿瘤和胚系突变进行配对分析，并展示应用、产出和传统再测试咨询方法面临的挑战（图 12-3）。

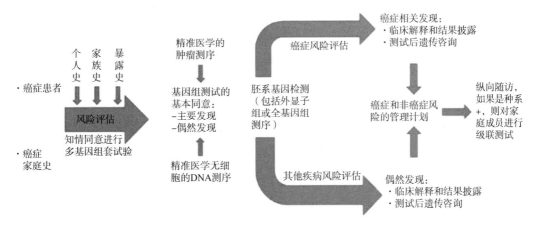

图 12-3　在精准医学中进行遗传性癌症风险评估的变量

根据胚系或体细胞肿瘤谱来制订癌症治疗方法是一个不同于 GCRA 的过程，尽管如本章开头的例子所示，相同的途径可能涉及疾病易感性和靶向治疗。对于 GCRA 来说，分析单个胚系或癌症衍生基因组序列所产生的解释、咨询和医疗影响可能需要更多的人力投资和更多的潜在责任。

（七）准备扩大基因组学工作队伍

尽管有基因技术的进步和市场驱动的压力，医学的主要利益相关者仍强烈建议预测性基因检测应该由受过适当培训的医疗保健提供者在检测前和检测后咨询的背景下进行。然而，美国乳腺外科医师协会最近发表的一份政策声明呼吁对所有乳腺癌患者进行基因检测，这表明特定外科医师对他们是否拥有必要技能的自我反思是足够的。

大多数有经验的 GCRA 从业者都获得了肿瘤学或遗传学的许可和（或）认证。专业协会和一些学术机构提供癌症遗传学研讨会、讲习班和基于网络的 GCRA 资源。在医疗中心开发一个多模式课程（部分由 NCIR25 资助），结合 12 周的远程和面对面的跨学科团队培训，然后对社区临床医师提供持续的基于实践的支持。迄今为止，遍布美国所有 50 个州和 27 个国家的 1000 多名社区临床医师已经完成了该课程，并进入相关的临床癌症基因组学实践社区，以持续学习和获得实践支持。

三、总 结

过去 10 年来基因组学的快速进展，加上测序技术成本的下降，加速了精准医学的到来。基因组学技术的飞速发展已经超过了临床实践的步伐。推进对影响遗传/基因组咨询/检测的因素的转化行为的研究以及在风险评估后推荐初级或二级预防干预措施非常重要。

交互模型需要针对下一代的互动式教学和咨询辅助工具进行补充，用更高效的方法收集和解释家族史以及基因组和环境风险信息，这些方法的新整合，用于培训多学科癌症基因组风险评估和管理团队及继续教育，以促进基因组信息医疗团队。为了最有效地将基因组研究的快速进展应用于精准的癌症护理和预防，需要对提供者和消费者进行知识传播和实施研究、监管保护和专业教育。

致谢：感谢临床癌症基因组学实践社区的参与者分享有关基因组癌症风险评估的挑战和见解，同时还要感谢 Kar Wing Kevin Tsang 对工作上的帮助。

四、术 语

等位基因：同一基因的不同形式。人类通常会继承一个来自父母双方的每个基因（等位基因）。不同的等位基因会产生遗传特征的变化，例如眼睛颜色或血型。

新发突变：家庭成员中首次出现的突变。新发突变是由父母一方的生殖细胞（卵子或精子）中的突变或胚胎发生早期突变引起的。

表观遗传：不是由于基因 DNA 序列变化而引起的基因表达上的修饰（例如 DNA 甲基化）。

外显子组：人类基因组中 1%的功能最相关且最有可能引起显著表型（物理、生化或生理表达），由称为外显子的短 DNA 片段组成，外显子组为蛋白质提供了遗传蓝图。

遗传异质性：由于不同的等位基因（等位基因异质性，例如 *BRCA1* 中的不同突变导致乳腺癌和卵巢癌的高风险）或不同基因的突变（位点异质性，例如 *BRCA1* 或 *BRCA2* 导致乳腺癌和卵巢癌的风险）导致特定情况的表达变化。

遗传隔离：由于共同祖先而具有相似遗传背景的群体，通常是由于地理隔离、文化选择或其他机制。这有时会导致"创始人"突变（特定人群中常见的突变，例如三种特定的 *BRCA* 基因突变，在德系犹太人中，大多数与 *BRCA* 相关的乳腺癌和卵巢癌都是由基因突变引起的）。

基因组：生物体的整套遗传物质（指令），包含构建和维持生物体所需的所有信息。

基因组学：全基因组结构和功能的研究，包括基因及其 mRNA 和蛋白质产物的特征和结构，不同物种的基因和蛋白质之间的关系，表观基因组机制和药物遗传学。

全基因组关联研究（GWAS）：一种检查整个人类基因组的遗传标记的方法，旨在制订检测、治疗和预防疾病的策略。

基因型-表型相关性：特定遗传特征（基因型）和由此产生的身体特征、畸形或异常模式（表型）之间的关联。

生殖 DNA：技术上是指生殖细胞（卵子和精子）中的 DNA 序列。然而，实际上也指从有核血细胞中提取的 DNA，因为生殖细胞 DNA 是体内所有其他细胞的 DNA 来源。生殖 DNA 是可遗传的，并结合到后代的 DNA 中。

杂合子：特定基因的两个不同等位基因，在同源（相似）染色体上占据的基因位置。

同源性：一对特定的染色体，一个遗传自母亲，另一个遗传自父亲，包含相同顺序的相同基因位点。

轨迹：基因或基因拷贝（等位基因）在染色体上的位置。

孟德尔：指的是生物学家格雷戈尔·孟德尔（1822—1884 年），他被认为是经典遗传基本定律的奠基人。孟德尔遗传方式有常染色体显性、常染色体隐性、X 连锁显性和 X 连锁隐性。

外显率：具有某一基因特征的个体将表现出相关特征或表型的比例[例如，*RET* 基因突变几乎 100%具有外显性，因此几乎所有突变携带者都会在没有预防性干预（甲状腺切除术）的情况下发展为甲状腺癌。

遗传药理学/基因组学：设计和提供药物的遗传学/基因组学方法。

启动子甲基化：一种 DNA 序列的表观遗传修饰，可调节特定基因的表达。

单核苷酸多态性（SNPs）：当基因组序列中的单个核苷酸（A、T、C 或 G）与该位置的常见核苷酸不同时，就会发生 DNA 变异。一些 SNPs 与疾病有关，而许多其他的 SNPs 则是基因组的正常变异。

（王俊利　翟振华　译　吴　芳　校对）

第十三章　三阴性乳腺癌

Ritika Vankina，Yuan Yuan

三阴性乳腺癌（TNBC）约占乳腺癌的 15%，其特征是雌激素受体（ER）、孕激素受体（PR）和人类表皮生长因子受体 2（HER2）表达缺失。美国 TNBC 的年发病人数约为 4 万，其中有 2 万人在初次诊断时已处于疾病晚期。目前 TNBC 的标准治疗仍是细胞毒类药物化疗，唯一获得 FDA 批准的靶向治疗药物是奥拉帕利，用于治疗 BRCA 相关的 TNBC。即使前期进行了积极的化疗，仍有很高比例的 TNBC 患者面临早期肿瘤转移和死亡的风险。转移性 TNBC 接受一线治疗后，中位总生存期为 6～13 个月，中位无进展生存期（PFS）为 3～4 个月。对于复发或难治性 TNBC 患者，目前尚无标准的化疗方案。

本章我们将讨论 TNBC 化疗耐药的分子机制和潜在的靶向治疗选择。TNBC 临床侵袭性强，具有高度的染色体不稳定性和广泛的肿瘤间和肿瘤内异质性。根据 mRNA 特征、基因组改变和蛋白质表达，可将 TNBC 分为不同的亚群。TNBC 生物学的关键特征包括高增殖活性、免疫浸润的增加、基底样和间充质表型，以及同源重组缺失，这与 BRCA1 或 BRCA2 功能缺失有关。约 10% 的 TNBC 表达管腔标志物，如雄激素受体，并具有较低的增殖活性。这些生物学亚型之间相互重叠，目前不能整合成一个统一的 TNBC 生物学模型。分子分析已经发现了一些治疗干预的潜在靶点，并带来非常有前景的临床治疗策略。包括针对磷脂酰肌醇 3-激酶/蛋白激酶 B/雷帕霉素靶蛋白（PI3K/AKT/mTOR）、DNA 修复机制的药物、免疫检查点抑制剂、雄激素拮抗剂和针对 trop-2 受体或叶酸受体的抗体偶联药物。这些临床策略将在本章中进一步讨论。

一、分子异质性

根据差异基因表达图谱，TNBC 可以分为多种分子亚型，包括基底细胞样 1 型（BL1）、基底细胞样 2 型（BL2）、免疫调节型（IM）、间充质型（M）、间充质干细胞型（MSL）和管腔雄激素受体型（LAR）（表 13-1）。

表 13-1　TNBC 分子亚型和潜在治疗靶点

分子亚型	基因组学改变	潜在的治疗靶点
基底细胞样 1 型（BL1）	细胞周期	PARP 抑制剂
	DNA 修复（ATR-BRCA 通路）	卡铂，顺铂
	增殖	其他化疗药物

续表

分子亚型	基因组学改变	潜在的治疗靶点
基底细胞样 2 型（BL2）	生长因子信号通路（EGFR、MET、NGF、Wnt/β-连环蛋白、IGF-1R） 糖酵解、糖异生 肌上皮细胞标志物表达	mTOR 抑制剂 生长因子抑制剂
免疫调节型（IM）	免疫细胞呈递及处理（CTLA4、IL-12、IL-7 通路、抗原处理/呈递） 髓样癌基因特征（预后良好的罕见 TNBC）	PD-1/PD-L1 抑制剂 其他免疫检查点抑制剂
间充质型（M）	细胞运动 细胞分化 生长因子信号转导（NOTCH、PDGFR、FGFR、TGFβ） EMT	mTOR 抑制剂 靶向 EMT 治疗 CSC 靶向治疗 AXL 抑制剂
间充质干细胞型（MSL）	低增殖 血管生成基因 类似于间充质型	PI3K 抑制剂 抗血管生成治疗 Src 拮抗剂
管腔雄激素受体型（LAR）	雄激素受体 管腔基因表达 分子顶浆分泌亚型	抗雄激素阻断 CDK4/6 抑制剂 免疫检查点抑制剂

数据来自 Lehmann 等和 Collignon 等。

AXL. 酪氨酸蛋白激酶受体 UFO；CSC. 肿瘤干细胞；EGFR. 表皮生长因子受体；EMT. 上皮间质转化；IGF-1R.胰岛素样生长因子受体；IL. 白细胞介素；MET. 肝细胞生长因子；mTOR. 雷帕霉素靶蛋白；NGF.神经生长因子；PARP. 多聚 ADP 核糖聚合酶；PD-1. 程序性死亡受体 1；PD-L1. 程序性死亡受体-配体 1；PI3K. 磷脂酰肌醇 3 激酶

这些亚型被重新修订并分为 4 种亚型，分别是 BL1、BL2、M 和 LAR 型。Burstein 等同样描述了 4 种 TNBC 亚型：管腔/雄激素受体型（LAR）、间质型（MES）、基底样/免疫抑制型（BLIS）和基底样/免疫激活型（BLIA）。BL1 亚型以细胞周期和 DNA 损伤标记物高表达为特征，目前主要采用化疗药物、铂类和 PARP 抑制剂进行治疗。BL2 亚型富含 MET 和 EGFR 等生长因子。M 亚型具有生长因子信号的特征，NOTCH、PDGFR、FGFR 和 TGFβ 上调，可用 FGFR 和 NOTCH γ-分泌酶抑制剂治疗。LAR 亚型具有强烈的 AR 信号传导和 *PIK3CA* 突变，可使用 AR 拮抗剂、PI3K 抑制剂和 CDK4/6 抑制剂进行治疗。不同 TNBC 亚型对新辅助化疗的反应率不同，BL1 型患者的反应率最高（51%），BL2 型（0%）、LAR 型（10%）和 M 亚型的反应率较低。LAR 亚型（约占 TNBC 的 16%）是抗雄激素治疗的潜在适宜人群，正在研究其基因表达特征，以预测患者对雄激素受体抑制剂的反应。综上所述，基因表达分析表明，免疫标记、雄激素受体表达、间充质表型、干细胞标记和基底样标记均与 TNBC 的亚分类相关。尽管取得了一些进展，但由于基因特征的复杂性，TNBC 分子亚型并没有在临床实践中被常规使用。

二、PI3K/AKT/mTOR 通路

癌症基因组图谱（TCGA）的分析表明，PI3K 信号通路是 TNBC 中最常见的激活通路

之一，主要通过 *PIK3CA* 或 *ATK1* 的突变、PTEN 的改变或丢失激活。非基底样亚型（如 LAR、M 和 MSL）表现出相对较高的 *PIK3CA* 活化突变，并在体外研究中表现出对 PI3K 抑制剂的敏感性。此外，mTOR 抑制剂依维莫司在基底样 TNBC 中表现出活性。然而，因为单独使用 PI3K 抑制剂可引起多种反馈机制的原因，其作为治疗的有效率非常低。

PI3K 抑制剂与化疗药物联合应用可能存在潜在协同作用，一项联合应用艾立布林和依维莫司治疗转移性 TNBC 的 I / I B 期研究（NCT02120469）就是这一策略的代表。此研究共入组 25 例患者，其中 8 例（32%）部分缓解，11 例（44%）病情稳定，6 例（24%）出现进展。80%（20/25）经 RECIST 评估进展或出现了明显的临床进展，中位的至进展时间为 2.7 个月[95%可信区间（2.2，4.6）]。截至分析时，共有 16 名受试者死亡，中位 OS 为 6.3 个月[95%可信区间（5.3，未达到）]。两名患者仍在治疗中。

另一种针对 PI3K 通路的策略是围绕 AKT 进行的。capivasertib（AZD5363）是一种高选择性的、口服的、小分子 AKT 抑制剂，在 TNBC 模型中已经显示出了临床前活性，特别是在 PI3K 或 AKT 激活，和（或）PTEN 缺失的模型。PAKT 研究是一项随机 II 期研究，主要观察 capivasertib（AZD5363）联合紫杉醇一线治疗 TNBC 的疗效和安全性。研究纳入既往未经治疗的转移性 TNBC 女性，随机分配（1∶1）接受 capivasertib+紫杉醇或安慰剂+紫杉醇治疗。紫杉醇 90mg/m² 第 1 天、第 8 天、第 15 天静脉滴注，capivasertib 400mg 或安慰剂，第 2～5 天、第 9～12 天、第 16～19 天口服，每日 2 次，28 天为 1 个周期。ITT 分析显示，capivasertib 组的中位 PFS 为 5.9 个月，而安慰剂组的中位 PFS 为 4.2 个月（HR：0.75，95%CI：0.52～1.08，*P*=0.06）。capivasertib 组中位 OS 为 19.1 个月，安慰剂组中位 OS 为 12.6 个月（HR：0.64，95%CI：0.40～1.01，*P*=0.02）。在 *PIK3CA/AKT1/PTEN* 突变亚组，capivasertib 加紫杉醇的中位 PFS 为 9.3 个月，安慰剂加紫杉醇组的中位 PFS 为 3.7 个月（HR：0.30，95%CI：0.11～0.79，*P*=0.01）。联合方案腹泻不良反应的发生率约 12%，整体耐受性良好。

ipatasertib（GDC-0068）是一种新的选择性 ATP 竞争性 AKT 小分子抑制剂，优先选择活性磷酸化的性 AKT（pAKT），并在具有 AKT 活化的细胞系中有效。ipatasertib 与紫杉烷类或其他化疗药物（吉西他滨、铂、5-FU、多柔比星）在体外试验中表现出协同作用。目前，紫杉醇（80mg/m²，第 1、8、15 天，每 28 天为 1 个周期）联合 ipatasertib（400mg 每日，服用 3 周休息 1 周）的方案正在转移性 TNBC（NCT02162719）和 TNBC 新辅助治疗（NCT02301988）中进行研究。Lotus 研究是一项安慰剂对照、双盲 II 期研究，研究口服泛 AKT 抑制剂 ipatasertib 联合紫杉醇一线治疗转移性 TNBC。初步结果显示，紫杉醇 80mg/m²（第 1、8、15 天）联合 ipatasertib（400mg 第 1～21 天口服）4 周方案耐受性良好，3 级以上腹泻发生率 23%、3 级中性粒细胞减少发生率 18%。研究共入组 124 名患者，ipatasertib 联合紫杉醇组的中位 PFS 为 6.2 个月，安慰剂联合紫杉醇组为 4.9 个月（*P*=0.037）。然而，在 *PI3K/AKT1/PTEN* 基因突变亚组（*n*=42），PFS 的差异更加显著（9.0 个月 vs4.9 个月，*P*=0.041）。在 mTNBC 的 PDX 模型中，卡铂联合 ipatasertib 在肿瘤抑制中显示了协同作用（Ruan 等，未发表数据）。基于这些发现，将在 I / II 期研究中对卡铂联合 ipatasertib 方案的临床疗效进行验证。综上所述，针对 PI3K/AKT/mTOR 通路治疗 TNBC 的药物的研发正在持续进行，可能使携带 *PI3K/AKT/mTOR* 突变的肿瘤患者获益。

三、*BRCA* 基因突变

约 19.5% 的 TNBC 患者携带胚系 *BRCA1/2* 突变。BRCA1 和 BRCA2 蛋白是 DNA 双链断裂时同源重组修复所必需的。携带 *BRCA1/2* 突变的肿瘤，BRCA1/2 功能缺失，从而导致 DNA 修复缺陷。聚腺苷酸二磷酸核糖聚合酶（PARP）抑制剂可以通过两种途径来抑制有 BRCA1/2 缺陷的肿瘤：①抑制 PARP1 和 PARP2 的催化活性；②PARP 捕获（PARP 抑制剂与 PARP 蛋白结合，使其不易与 DNA（脱氧核糖核酸）分离，从而阻止 DNA 的修复、复制和转录）。

奥拉帕利一种口服 PARP 抑制剂，已被 FDA 批准用于治疗具有 BRCA1/2 胚系突变的转移性乳腺癌。一项随机、开放标签的 III 期研究在既往接受不超过两线化疗的 *BRCA* 胚系突变、HER2 阴性转移性乳腺癌患者中对比了奥拉帕利单药治疗与标准治疗的疗效。入组患者以 2∶1 的比例随机分配，接受奥拉帕利片（300mg 每日 2 次）或医师选择的单药化疗（卡培他滨、艾立布林或长春瑞滨 3 周方案）。奥拉帕利组的中位无进展生存明显长于标准治疗组（7.0 个月 vs 4.2 个月；疾病进展或死亡 HR：0.58，95%CI：0.43～0.80，$P<0.001$）。奥拉帕利组的客观缓解率为 59.9%，标准治疗组为 28.8%。奥拉帕利组 3 级或以上的不良事件发生率为 36.6%，标准治疗组为 50.5%，由于不良反应而停止治疗的比率两组分别为 4.9% 和 7.7%。基于这项研究的结果，FDA 批准奥拉帕利用于 BRCA 胚系突变的转移性乳腺癌患者。

他拉唑帕利是一种正在研发中的、有效的口服 PARP 抑制剂，用于治疗各种人类癌症。EMBRACA 是一项在 BRCA 胚系突变的晚期乳腺癌患者中，将他拉唑帕利与医师选择的治疗（PCT）进行比较的 III 期随机研究。研究结果分别在 2017 年的 SABCS 和 2018 年的 AACR 大会上进行了报道。EMBRACA 研究达到了其主要研究终点，独立评审委员会（BICR）评估证实他拉唑帕利在延长 PFS 方面优于化疗，疾病进展或死亡风险降低 46%（HR：0.54，$P<0.000\ 1$）。他拉唑帕利的总体反应率比医师选择的治疗（PCT）增加了一倍多，耐受性良好，非血液学毒性较低，导致治疗停止的不良事件很少。在他拉唑帕利新辅助治疗的研究中，20 名 BRCA1/2 胚系突变的早期乳腺癌患者接受了 6 个月他拉唑帕利（1mg 每天 1 次口服），随后进行手术。乳腺癌残余肿瘤负荷（RCB）评分是与新辅助化疗后存在残余肿瘤相关的长期预后关键指标。在 20 名患者中，RCB 0 分者约 53%。最常见的 1/2 级毒性包括恶心、疲劳、中性粒细胞减少、脱发、头晕和呼吸困难。目前，正在进行一项他拉唑帕利新辅助治疗的单臂研究，以进一步评估 PARP 抑制剂单独应用的疗效和安全性（NCT03499353）。新型 PARP 抑制剂尼拉帕利联合帕博利珠单抗治疗 TNBC 患者的研究（TOPACIO NCT02657889）中，TNBC 总体的缓解率为 29%。在 12 例 *BRCA* 突变患者中，缓解率达到 67%，中位 PFS 为 8.1 个月。尽管入组的例数较少，但结果仍然令人鼓舞。

四、预测 PARP 抑制剂反应的生物标志物

除了 BRCA1/2 胚系突变外，具有同源重组缺陷（HRD）的肿瘤也可能对 PARP 抑制

剂有反应。HRD 评分已被纳入临床研究中，用于预测对 PARP 抑制剂的疗效。"BRCAness"亚型的肿瘤、BRCA1 甲基化的肿瘤、BRCA1 mRNA 表达水平低、具有同源重组缺陷突变特征和具有基底表型的肿瘤也可能对铂类敏感。在Ⅲ期 TNT 研究中，Tutt 等评估了卡铂和另一种不同机制的药物多西他赛在未经选择的晚期 TNBC 患者中的疗效。主要终点为客观缓解率（ORR），在 gBRCA-BC 和 BRCAness 亚组中分析了预设的生物标志物与治疗之间的关系。在未选择的人群中（376 名受试者；188 名卡铂组，188 名多西他赛组），卡铂并不比多西他赛更有效（ORR 分别为 31.4% 和 34.0%；$P=0.66$）。而在 gBRCA-BC 的受试者中，卡铂的 ORR 是多西他赛的 2 倍(68%vs S33%；生物标志与治疗相互影响分析，$P=0.01$)。在 BRCA1 甲基化、BRCA1mRNA 低表达或 Myriad HRD 评分较高的三阴性乳腺癌患者中没有观察到这种获益。非基底亚型与基底样亚型相比，多西他赛的缓解率显著较高。因此，*BRCA* 突变预示晚期转移性三阴性乳腺癌患者可从含铂化疗方案中获益，但是 BRCA1 甲基化、BRCA1 mRNA 表达、同源重组缺陷人群不能预示铂类化疗的获益。目前尚不清楚 PARP 抑制剂是否对 HRD 或 BRCA 甲基化的 TNBCs 有疗效。

五、铂类在 TNBC 中

为阐明 DNA 修复机制，目前已有数项临床研究验证铂类在 TNBC 中的疗效。相当高比例的 TNBC 表现出 BRCAness 样特性，提示对铂类高度敏感。TNBC 已被证明对铂等损伤 DNA 的药物很敏感。一项Ⅱ期前瞻性随机研究探索了顺铂（75mg/m^2 每 3 周）和卡铂（AUC6 每 3 周）在转移性 TNBC 患者（$n=376$）中的疗效。研究共纳入 86 名患者，总体缓解率为 25.6%，但在携带胚系 BRCA1/2 突变的患者中，缓解率增加到 54.5%。利用同源重组缺陷（HRD）分析，研究提出所谓的"基因组瘢痕"可能作为同源重组缺陷的评价指标。HRD 大片段迁移分析和 HRD 基因组杂合性缺失分析两种 HRD 分析方法被用来描述类 BRCA 的基因组不稳定性。在 2014 年圣安东尼奥乳腺癌研讨会上公布的 TNT 研究中，HRD 评分较高的患者对含铂方案的治疗反应更好，即使患者没有胚系突变也是如此。Ⅱ期的 Gepar-Sixto 和 CALGB40603 研究将卡铂加入蒽环/紫杉醇方案当中。在这两项试验中，加入卡铂后，pCR 率分别从 37% 提高到 53%、从 41% 提高到 54%。在 GeparSixto 研究中，Ⅱ～Ⅲ期的 TNBC 或 HER2 阳性乳腺癌患者接受周疗的紫杉醇和脂质体多柔比星，加或不加周疗卡铂；所有 TNBC 患者均接受贝伐单抗（$n=595$）。在 TNBC 亚组中，加入卡铂的 pCR 率从 37% 增加到 53%。在没有 *BRCA1/2* 突变的患者中卡铂的效应更强。联合卡铂的 TNBC 组无病生存率为 85.8%，不联合卡铂的为 76.1%（危险比 HR：0.56，$P=0.035\,0$）。

TNT 研究将卡铂单药与多西他赛单药在转移性 TNBC 患者中进行了比较。在携带 BRCA1/2 胚系突变的 TNBC 患者中，卡铂组的 ORR 和中位 PFS 优于多西他赛组。在整体人群中，两个治疗组的反应率没有差异；然而 *BRCA1/2* 突变肿瘤亚组对卡铂的反应率明显高于多西他赛（ORR 68.0%vs33.3%）。有趣的是，HRD 评分的增加与两治疗组的反应率增加相关。这些研究发现支持在未来的 TNBC 研究中使用含卡铂的方案作为化疗的主要方案。在一项旨在避免多柔比星及其潜在心脏毒性的 COH 新辅助研究中，卡铂 AUC6 q4 周×4 个周期联合白蛋白结合紫杉醇 100mg/m^2 每周×16 个周期，pCR 率（仅限 RCB 0）为 51%

（未公布的数据）。目前，许多基于卡铂的免疫治疗联合研究正在转移性 TNBC 和 TNBC 新辅助治疗中进行。

六、雄激素受体（AR）靶向治疗

AR 是常见的细胞表面受体之一，在所有类型的乳腺癌中都有表达。基于 AR 抗体或免疫组织化学（IHC）标准选用的差别，AR 的表达率为 12%～55%。在一项纳入 13 项研究、2826 例 TNBC 患者的荟萃分析中，24% 的患者为 AR 阳性。

最近的 II 期研究对 AR 阳性的 TNBC 使用了 AR 抑制剂进行治疗，包括恩杂鲁胺、比卡鲁胺和阿比特龙。在使用比卡鲁胺的 II 期研究中，激素受体（HR）阴性的乳腺癌患者中有 12% 的检测 AR 表达阳性。6 个月的临床获益率（CBR）为 19%，无进展生存期为 12 周。在另一项 II 期研究中，118 例 AR 阳性的 TNBC 患者接受 AR 抑制剂恩杂鲁胺治疗，其中 57 例患者可评估临床疗效。在 16 周时，观察到临床获益率为 38.7%。在雄激素受体相关基因特征阳性的肿瘤患者中这种表现更明显。Bonnefoi 等报道了 30 例 AR 阳性（IHC 检测≥10%）转移性 TNBC 妇女应用阿比特龙的 II 期临床研究结果。6 个月的临床获益率为 20%，ORR 为 6.7%，PFS 为 2.8 个月。副作用包括疲劳、高血压、低钾血症和恶心。AR 抑制剂的其他临床研究包括与 CDK4/6 抑制剂（NCT02605486）和免疫检查点抑制剂联合。抗雄治疗与免疫检测点抑制剂的联合应用方面目前有一项进行 II 期、多中心研究正在进行。此研究中，选择性雄激素受体调节剂（SARM）GTX-024（enobosarm）每天 18mg 口服与帕博利珠单抗（200mg iv 每 3 周）联合用以治疗 AR 阳性 TNBC 患者。主要研究终点是缓解率和 PFS（NCT02971761）。

七、TNBC 的免疫治疗

免疫检查点抑制剂选择性地阻断细胞毒性 $CD8^+T$ 细胞表面程序性死亡受体 1（PD-1）和肿瘤细胞上程序性死亡受体-配体 1（PD-L1）的相互作用，导致细胞免疫的激活。帕博利珠单抗是一种抗 PD-1 的单克隆抗体，在一项 Ib 期研究中被用于治疗 32 名既往多程治疗的 PD-L1 IHC+的复发转移性 TNBC 女性，ORR 为 18.5%。KEYNOTE-086（NCT02447003）研究的队列 A 研究了帕博利珠单抗对既往经治的 mTNBC 的疗效和安全性，无论 PD-L1 表达情况。在队列 A（n=170）中，44% 先前接受了≥3 线的治疗，51% 的患者有 LDH 升高，74% 的患者有内脏转移，62% 的患者 PD-L1 阳性。无论 PD-L1 表达情况的 ORR 为 5%；中位 PFS 和 OS 为 2.0 个月（95%CI：1.9～2.0）和 8.9 个月（95%CI：7.2～11.2）。在队列 B 中，前 52 例入组患者 ORR 为 23%（95%CI：14%～36%），中位 PFS 为 2.1 个月（95%CI：2.0～3.9）。反映的显著差异可能归因于肿瘤中的肿瘤浸润性淋巴细胞（TILs）。

PD-L1 的单克隆抗体阿替利珠单抗在转移性 TNBC 患者中也进行了研究（NCT01375842）。先前接受过一线治疗和二线及二线以上治疗患者的缓解率分别为 26% 和 11%。中位的缓解持续时间为 21.1 个月（3～34 个月）。肿瘤中有＞10%TILs 或≥1.35%CD8 的患者倾向拥有更高的 ORR 和更长的 OS。阿替利珠单抗增加了肿瘤内 TILs 和 $CD8^+TILs$，但没有观察到这与疗效相关。基线的 TILs 和 CD8 与更大的临床效益相关。avelumab 单抗，为另一种 PD-L1 抑制剂,在 I b 期研究中也显示出了对 mTNBC 患者的初步疗效。44%(4/9例)肿瘤内有 PD-L1+免疫细胞的患者达到部分缓解,而免疫细胞 PD-L1 表达阴性的 TNBC 患者中只有 2.6%(1/39 例)达到部分缓解。肿瘤突变负荷与免疫检查点抑制剂的临床获益相关,突变率最高的肿瘤疗效最显著。这些初步结果表明,免疫治疗药物在 TNBC 中有潜在的抗肿瘤作用。正在 mTNBC 中进行其他临床试验研究免疫检查点抑制剂联合方案的疗效。联合的药物包括其他检查点抑制剂,如 LAG-3、TIM3、CTLA4 和 IDO 抑制剂(表 13-2)。

表 13-2   转移性 TNBC 中的免疫检查点抑制剂研究

	患者人数	中位治疗线数	研究药物	ORR(95%CI)	中位缓解持续时间
KEYNOTE-012	32	2 (0~9)	帕博利珠单抗	18.5%	未报道
KEYNOTE-086	A 队列(>一线), 170	NR	帕博利珠单抗	5%	6.3 个月
	B 队列(<一线, PD-L1+),52	0		23%	8.4 个月
JAVELIN	58	2 (1~6)	avelumab	5.2%	5.9 个月
I 期研究	115	0 ≥1	阿替利珠单抗	26%(9,51) 7%(2,14)	21.1 个月

八、抗体-药物偶联剂

sacituzumab govitecan,也被称为 IMMU-12,是将毒性药物 SN-38 与针对 Trop-2 受体的人源化抗体结合起来的一种抗体偶联药物。Trop-2 受体在>90% 的 TNBC 中有表达,SN-38 是一种拓扑异构酶 I 抑制剂,是前药伊立替康的活性代谢物。在一项单臂、多中心研究中,sacituzumab govitecan 用于复发/难治性转移性 TNBC,ORR 为 30%,CBR 为 46%,中位 PFS 为 6.0 个月(95%CI:5.0~7.3),中位 OS 为 16.6 个月(95%CI:11.1~20.6)。大多数肿瘤标本(88%)的 Trop-2 免疫组织化学染色呈中-强阳性。患者既往接受的治疗线数中位为 5,最少为 2(范围:2~12)。该药物已经获得了 FDA 的突破性治疗指定,批准用于转移阶段接受过至少两线治疗的 TNBC 患者。

叶酸受体 α(FRα),是一种由 FOLR1 基因编码的 GPI 锚定的表面蛋白,在包括 TNBC 在内的多种肿瘤中过表达。近 40% 的 TNBC 有 FRα 的高表达,这表明靶向 FRα 的治疗是一种可行的治疗策略。mirvetuximab soravtansine 是由一种抗微管抑制剂与 FRα 的单克隆抗体组成一种抗体-药物偶联物。目前,该药物在多项临床研究中进行测试,包括转移性卵巢癌和 TNBC(NCT02996825)以及局部晚期 TNBC 的新辅助治疗(NCT03106077)。目前疗效相关的数据还没有获得。

九、新辅助治疗方法探索

新辅助化疗的病理完全缓解(pCR)已被证明与 TNBC 患者的预后相关。有几项评估新型治疗药物联合化疗的新辅助临床研究正在进行，以 pCR 作为主要终点。I-SPY2 研究提供了一种新的方法，采用适应性设计来评估在紫杉醇序贯多柔比星和环磷酰胺（P→AC）的化疗方案中加入新型药物治疗早期高危乳腺癌的疗效。目前，研究结果显示了两种药物预测的病理完全缓解率（pCR）分别为：在 P→AC 中加入维拉帕利的 pCR 为 51%，而在 P→AC 中加入帕博利珠单抗的 pCR 率约为 60%。虽然这些发现令人鼓舞，但新药物的加入最终并没有显示出长期预后的改善，这可能归因于样本量较小。

虽然 pCR/RCB-0 或 RCB-I 的 TNBC 患者预后良好，但在新辅助化疗（NACT）后仍有广泛残留病灶（RCB-II 或 RCB-III）的患者预后较差。ARTEMIS（NCT02276443）是一项随机的 II 期研究，探索精确的新辅助治疗（P-NAT）是否影响病理缓解率（RCB0-I）。P-NAT 使用 CLIA 认证的化学敏感性 mRNA 基因分析（GES）和 IHC 证实的 TNBC 亚型来为化疗不敏感的肿瘤选择靶向治疗。最初的研究计划是将 350 名 TNBC 患者按 2:1 随机分组到"知道"和"不知道"的 P-NAT 治疗。化疗敏感的肿瘤接受化疗，化疗不敏感的肿瘤参加临床试验。基线活检后，II~III 期 TNBC 患者进行 4 个周期蒽环为基础（AC）的化疗。根据完成 AC 治疗（或进展）时超声（US）的体积变化结合 GES 结果（如果知道），使用研究方案所定义的算法确定肿瘤的敏感性。敏感患者接受序贯的紫杉烷（T）治疗；肿瘤不敏感的患者，根据 IHC 结果加入 II 期研究。第一次中期分析（$n=133$ 例，有 RCB 状态）显示，RCB0-I 率分别为 56%（"知道"P-NAT）和 62%（"不知道"P-NAT），$P=1.0$；因此停止了随机入组。研究总共纳入 232 名患者，168 例可进行 RCB 评估。在 US 化疗不敏感队列（$n=43$）中，靶向治疗组（$n=30$）的 RCB0-I 率高于 AC-T 组（$n=13$），30% 对比 8%（比值比=5.1，95%CI：0.6~45.7，$P=0.11$）。虽然 GES 未能提高总体的 TNBC 的 RCB0-I 率；然而，在 AC 治疗后超声提示肿瘤化疗不敏感的患者中，靶向治疗的 RCB0-I 率相对于单用化疗更高。

十、未来的发展方向

在过去 10 年里，TNBC 的治疗取得了重大进展。新一代"组学"技术带来关于肿瘤生物学和演进更进一步的评估，包括肿瘤与微环境之间的相互作用。目前的临床研究利用肿瘤 TILs 增加、HRD、AR 表达和 PI3K/AKT/PTEN 改变等生物标志物，将引领 TNBC 这一复杂疾病精准治疗的实施。

（赵新汉 张灵小 译 蒙渡 翟振华 校对）

第十四章　黑色素瘤

Kathryn Bollin，Kim Margolin

黑色素瘤生物学和免疫学转化研究的快速发展为改善其治疗，包括外科手术（缩小了手术范围，但增加了复发率和花费）、放射技术、辅助干预和晚期疾病治疗奠定了基础。约在 10 年前，那些对细胞毒性化疗和标准外束放射治疗相对无反应的转移性黑色素瘤患者没有其他治疗方法可供选择，其预后较差，中位总生存期为 7.5 个月，寿命＜2 年。几乎同时，*BRAF* 突变和相应的药物抑制剂的发现，以及针对 CTLA-4 和 PD-1 的免疫检查点抑制剂的研究从 2011 年开始，一直持续到现在，在很大程度上改善了黑色素瘤患者的治疗和结局。在这些系统治疗取得进展之前不久，立体定向放射治疗成功应用于许多恶性肿瘤脑转移的治疗，其中黑色素瘤的治疗效益最大，因为它最容易转移到大脑并且对全脑放射治疗反应最低。这些治疗进展延长了患者的寿命，并且有可能达到临床治愈，但同时也出现了新的问题，例如后期的疗效以及对包括影像学监测在内的治疗策略相对成本效益的权衡。在本章中，我们概述了黑色素瘤治疗的现状、治疗决策的循证指导和临床原理以及一些相关的知识和概念，并且审慎地提供了基于价值的诊断、治疗和监测策略。

一、黑色素瘤治疗概述

（一）肿瘤生物学

黑色素细胞来自胚胎发生过程中的神经嵴，在皮肤、黏膜、葡萄膜和脑膜内以不同浓度沉积。黑色素细胞的恶变在皮肤中最常见，特别是在白皮肤的高加索人中，在其他地域中通常多见于黑种人。黑色素瘤的遗传和分子特征、转移模式、治疗反应和结局因起源部位的不同而不同，由于非皮肤黑色素瘤最少见，因此关于它的研究是最少的，从而缺乏足够的循证治疗策略。同时，在非皮肤部位出现的黑色素瘤对全身治疗有很大的耐药性，并不适合讨论精确选择或基于价值的治疗。因此，本章中的诊断和治疗细节仅限于皮肤黑色素瘤和未知原发部位的黑色素瘤，因为这些原发部位未知的黑色素瘤已被证明具有与皮肤黑色素瘤相似的生物学和结局。

（二）免疫原性

皮肤黑色素瘤通常源于紫外线暴露导致的基因变化。青少年时期受到烈阳晒伤（多见于 *BRAF* 突变型黑色素瘤患者）或慢性、长期、低强度的日光照射损伤了调节色素沉着的促黑细胞激素的受体不利多态性相关表型，这两种情况都与黑色素瘤阳性家族史和（或）

非常白皙的、很少晒黑的皮肤，蓝眼睛和红头发的个体的患病风险增加有关。这种肿瘤发生机制造成了体细胞突变的高负荷，并且导致 T 淋巴细胞识别的细胞表面免疫新抗原可能具有抗肿瘤活性。近年来，越来越多的文献表明，针对这些抗原的细胞免疫反应是每个患者所独有的，其对黑色素瘤的免疫控制比针对"公共"分化抗原如来自色素相关途径蛋白多肽如酪氨酸酶或其他决定子如 MART-1/Melan-A，gp-100，或睾丸癌抗原如 NY-ESO-1 等的免疫应答的贡献更大。

虽然第一例成功的针对晚期黑色素瘤的免疫治疗包括使用高剂量白细胞介素-2（IL-2）静脉注射和使用高剂量静脉注射（诱导），然后是皮下注射（维持）干扰素-α（IFN-α）的辅助治疗，但这两种药物的治疗指数都非常低，其毒性大、患者耐受性差、获益非常有限。目前缺乏对于预测这些治疗的结果从而选择最有可能受益的患者亚群（减少分母并提高治疗指数）的相关研究，这两种治疗形式主要来源于既往获益的案例。有趣的是，这两种药物也都非常昂贵，特别是当考虑到每个治疗周期内高剂量 IL-2 所需的重症监护环境时。

使用未调节/未选择的肿瘤浸润淋巴细胞（TIL）输注的细胞疗法也可以控制一些转移性黑色素瘤患者的病情，尽管随着免疫检查点抑制剂在晚期黑色素瘤患者中的广泛应用和现在的辅助治疗设置（详见下文），治疗的门槛已经迅速上升。积极研究如何在黑色素瘤中选择最佳 TIL 细胞，例如识别患者特异性新抗原并配合其他最佳的细胞治疗策略，可能会使黑色素瘤的这种独特的免疫治疗取得重要进展。TIL 疗法目前需要在体外和患者体内使用 IL-2 以支持治疗细胞的存活、扩增和活性。现在推测这种针对晚期黑色素瘤的治疗方法的最终命运尚有些早，但当治疗指数和成本效益比都有利时，在治疗顺序的特定时间点、特定亚群的患者可能最适合 TIL 细胞疗法。

过去 10 年最重要的治疗进展是阻断 CTLA-4 或 PD-1/PD-L1 轴功能的人源化或全人源单克隆抗体的出现，这两个重要的免疫检查点都可以被单一抗体靶向，最近发现联合使用具有更大的效益。这些检查点阻断免疫疗法为至少 1/3～1/2 的转移性黑色素瘤患者提供了持久反应的潜力；然而，这种巨大潜力在调用免疫系统的治疗能力后可能被应产生的毒性所抵消。免疫相关毒性的频率和性质直接验证了临床前观察的结果，包括先天性有免疫检查点分子缺失的动物的表型特征（CTLA-4 缺陷小鼠有严重的自身免疫性综合征，而缺乏 PD-1 或 PD-L1 的动物只有非常轻微的自身免疫性疾病表型）。在人类中观察到的自身免疫毒性的特定亚群可能需要强烈和长时间的免疫抑制来抑制其急性效应，这可能导致巨大的健康风险并增加治疗成本。获得持久缓解并维持治疗的患者可能会遭受晚期和潜在的永久性毒性，如内分泌疾病（可能包括不育和 1 型糖尿病）和神经毒性。同时，在疾病缓解之后优化维持治疗的时间是否可以延缓毒副反应的发生，也是有待思考的问题。对于约 50%未从免疫检查点治疗中受益的患者，尚未确定最佳治疗形式，尽管针对选定患者的分子靶向组合、使用溶瘤病毒的病灶内治疗以及针对新兴新靶点的新方法都是治疗方案中的选项。

（三）致癌突变

皮肤黑色素瘤最常见的散发性激活突变发生在 RAS/MAPK 信号通路内，涉及 BRAF、NRAS 和 NF1，频率分别为 50%、15%～20% 和 14%。BRAF 突变往往发生在诊断时平均年龄较小的患者中，NF-1 突变在长期晒伤的皮肤中最多，而 NRAS 突变在所有日照部位和日照模式中发生的频率大致相同。在编码 KIT 的基因中还发现了其他激活突变，这些基因促进在 MAPK 路径上发出信号，从而构成 AKT 信号（这些基因下调 MAPK 通路从而促进 AKT 通路的组成性激活）。与 BRAF（18%）相比，肢端黑色素瘤的 NRAS（24%）更常存在激活突变，在 25% 和 11% 的病例中，黏膜黑色素瘤和肢端黑色素瘤分别与 KIT 基因编码的受体酪氨酸激酶蛋白的突变相关（突变相关的比例分别为 25% 和 11%）（图 14-1）。针对 RAS/MAPK 信号通路最成功的药物是 BRAF V600 和 MEK 的联合抑制剂，MEK 是 BRAF 下游的靶点，很少发生突变，但被突变 BRAF 的上游信号或更上游的 RAS 信号激活（图 14-2）。

基于在类似患者在相似时间框架内进行的研究，我们间接地将双 MAPK 抑制与双免疫检查点治疗进行了比较。然而，对每种方案的相对益处和治疗指数的正式分析有待于一项正在进行的针对具有激活 *BRAF* 突变的晚期皮肤黑色素瘤患者的研究结果（NCT02631447）。

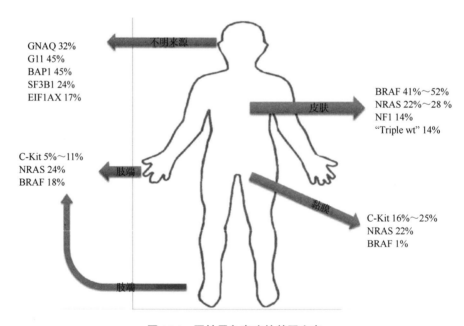

图 14-1　恶性黑色素瘤的基因突变

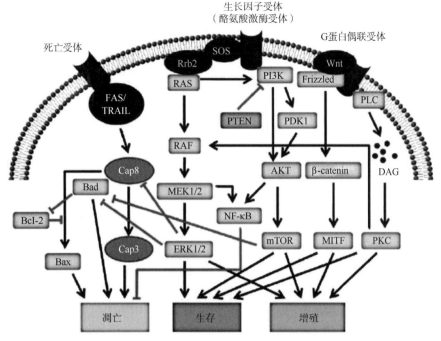

图 14-2 ***BRAF*** 突变的恶性黑色素瘤的癌基因通路

二、目前的临床试验证据

（一）转移性/不可切除的黑色素瘤

当前皮肤黑色素瘤的全身治疗得到了不可切除和转移性疾病研究数据的最佳支持，最近证明了免疫治疗和分子靶向治疗在辅助治疗中的益处，并且新出现的数据支持在可切除和边缘性可切除的患者中使用新辅助治疗。

在 FDA 批准大剂量 IL-2 治疗不可切除/转移性黑色素瘤近 20 年后，2011 年美国批准的新药是易普利姆玛和威罗菲尼。与唯一批准的细胞毒性药物达卡巴嗪对比（其客观 ORR 约为 10%）这两种药物并没有显示更优或相当的生存获益。此后不到三年，第一个 PD-1 阻断抗体帕博利珠单抗因在一项复杂的 I 期研究中获得的单药治疗有效性而获得批准。此后不久，纳武单抗因基于与达卡巴嗪在治疗黑色素瘤的Ⅲ期对比性临床研究的结果而获得批准。达拉菲尼和曲美替尼是目前 3 种双重 MAPK 抑制组合中的第一种，与单药 BRAF 抑制剂相比，可显著改善生存期，威罗菲尼和考比替尼的组合也是如此。随后，康奈菲尼和贝美替尼的最新联合治疗于 2018 年获得批准，并在迄今为止所有的（双重）MAPK 抑制剂组合中有着最高的客观缓解率（ORR）和中位缓解持续时间（mDOR）。黑色素瘤最新颖的药物——也是首次批准的局部治疗方法，也是一类证据的溶瘤病毒疗法（TVEC）——基于其对注射的病变部位的持久控制和对未注射的远处转移的黑色素瘤的抑制证据，在 2015 年获得了 FDA 的批准（图 14-3）。

（二）靶向治疗

针对转移性/不可切除的皮肤黑色素瘤中突变激活的 BRAF 的联合治疗已在很大程度上克服了单药治疗的初始耐药性和早期复发模式。迄今为止随访时间最长的Ⅱ期研究 BRF113220，

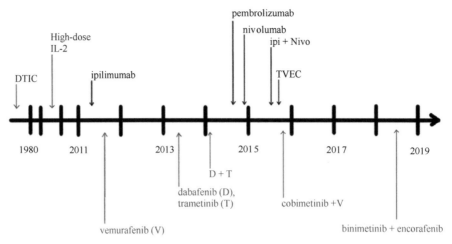

图 14-3　FDA 批准用于恶性黑色素瘤治疗药物的时间线

将 162 名患者随机分配至达拉菲尼和曲美替尼联合组或达拉菲尼单药组，报告的四年和五年生存率分别为 30% 和 28%（HR：0.76），这表明即使是先前被认为几乎没有持久缓解潜力的靶向药物，也可以为一部分患者提供长期的疾病控制。五年总生存期（OS）获益最大的患者亚群是 LDH 正常且转移性黑色素瘤器官部位<3 个的患者（51%）。自最初的Ⅱ期 BRAF/MEK 联合治疗研究以来，四项Ⅲ期随机对照试验（randomized, controlled trials, RCTs）已经证实了三联 BRAF/MEK 抑制剂治疗在 *BRAF V600* 突变的晚期皮肤黑色素瘤患者的类似结果。如何在其中进行选择尚不确定，但迄今为止，储存、给药、生物利用度和副作用特征方面的细微差异指导了治疗的选择。随机对照试验不太可能比较不同的 MAPK 抑制剂组合，因此实践模式和汇总数据集的最终分析——包括那些来自"现实世界"经验的每个组合——更有可能指导方案的选择及其最终由国家综合癌症网络（National Comprehensive Cancer Network, NCCN）和美国临床肿瘤学会（American Society of Clinical Oncology, ASCO）等指南组织进行排名。这些间接比较包括抗肿瘤活性，以及毒性模式和与每种方案相关的相对成本，包括与毒性管理相关的成本、相对于不同治疗方法顺序相关的成本差异，以及根据每种治疗方案获得的生活质量年进行调整的一些成本措施。正如本章后面提到的，由于需要结合靶向治疗和免疫治疗，因此需要单独对双重 MAPK 抑制进行直接成本分析。

三、免 疫 治 疗

（一）IL-2 和干扰素

1998 年，第一个被批准治疗转移性/不可切除的皮肤黑色素瘤的免疫疗法是高剂量IL-2，之后的第 6 年被批准用于转移性肾癌。在 1985—1993 年，在 22 个机构中对总共 270 名转移性黑色素瘤患者使用大剂量 IL-2 进行了试验。这些试验表明 ORR 为 16%，其中 26 名部分缓解（10%）和 17 名完全缓解（6%）；除了约 5%的患者出现甲状腺功能减退和白癜风外，大多数有反应的患者获得了持久的缓解，没有长期影响。大剂量 IFN-α-2b 作为高风险切除皮肤黑色素瘤的辅助治疗也于 1996 年获得批准，将在下文进一步讨论。随后对所有这些疗法的研究证实了它们的活性有限、毒性过大和成本高昂。这两种治疗形式在很大程度上都被免疫检查点抑制剂所取代，因为免疫检查点抑制剂的治疗指数要高得多。

（二）免疫检查点

检查点抑制剂的新一波免疫治疗有望实现长期的疾病控制。虽然分子靶向治疗的持久益处仍有待在Ⅲ期 RCT 中确定，但它们在第一个抗 CTLA-4 和 PD-1 检查点阻断抗体的开发中相对较早地被认识到。Hodi 等的Ⅲ期试验，将 676 名患者中的 ipi+/-gp100 与单独的 gp100 进行比较表明，在两个包含易普利姆玛（ipilimumab）的队列中，患者的中位总生存期（mOS）为 10 个月，而单独使用 gp100 的患者为 6.4 个月（死亡 HR：0.68，$P<0.001$），如前所述，它被证明是一种基于黑色素瘤分化抗原的基本上无活性的"对照"疫苗。在导致抗 PD-1 抗体纳武单抗和帕博利珠单抗获得监管部门批准的试验中，类似队列患者的 mOS 约为 30 个月。帕博利珠单抗（迄今为止随访时间最长的 PD-1 抑制剂）对所有患者的四年和五年 OS 分别为 38% 和 34%，对于初治患者为 48% 和 41%。在 Ⅲ期 Keynote 006 研究中，对于帕博利珠单抗给药长达 2 年（方案最长持续时间）或直至出现不可接受的毒性或明确进展的患者，OS 平台期会在约 4 年后出现。Ⅲ期 Checkmate-067 研究比较了 945 名患者随机分配至易普利姆玛和纳武单抗联合或单药治疗组，最低随访时间 48 个月，三年的 OS 率为 58%，mOS 尚未达到研究终点，表明持久的反应和可能的无复发生存平台期可能转化为治愈的晚期皮肤黑色素瘤患者的比例高于既往已报道的所有研究。在本研究中对患者进行了计划外的回顾性亚群分析，以确定相较于易普利姆玛（总体研究的主要目标）或纳武单抗（对晚期皮肤黑色素瘤至关重要的次要研究目标）单独使用而言更有可能受益于两种药联合治疗的患者人群及肿瘤特征。根据这两种研究赞助商/制造商使用的完全人类免疫检查点抗体的检测方法对这些亚群进行分析表明，联合免疫检查点阻断组似乎优于单药 PD-1 阻断：BRAF 突变肿瘤的患者（约 50%）和不表达 PD-1 配体（PD-L1）的患者（65%）。这些亚群分析的回顾性和计划外的性质，以及它们的单变量方法，使这些数据具有极大的吸引力，提出了一些假设，但需要强有力的前瞻性研究。目前，专家和指导委员会不建议在选择治疗方法时使用这些因素，但他们认识到通过精心设计良好的前瞻性研究来解决这一未得到满足的需求的重要性。

为了发现生物标志物来识别需要联合检查点抑制的患者与检查点单药治疗就足够的患者，下一步是创建一种算法，使临床医师能够直接降低治疗相关毒性，进而降低治疗成本。抗 PD-1 药剂的月费用接近 13 000 美元，抗 CTLA-4 和抗 PD-1 的联合使用每月花费约 54 000 美元——这使得这些疗法在一些资源有限的国家无法获得，在美国引发了成本效益关系的研究兴趣。除了使用这些药物的费用外，还有由于需要密切监测、正确诊断和有效干预和控制免疫相关毒性而产生的护理费用，下文将进行更详细的讨论。此外，最佳管理免疫治疗毒性所需的准确诊断测试到现在才开始被理解。许多测试，特别是治疗方法没有正式的监管批准，这可能导致第三方支付者最初拒绝承保，产生进一步的费用来反驳拒绝，并最终延迟这些重要干预措施的及时提供。

迄今为止，关于定义黑色素瘤价值和构建将临床和财务考虑纳入治疗计划的模型的数据虽然有限但在不断增长。需要回答的问题之一是如何对治疗方式进行排序以获得最大的临床和经济价值。一项回顾性研究回顾了帕博利珠单抗、纳武单抗、易普利姆玛和纳武单抗与易普利姆玛的联合使用获得监管批准的主要临床试验，以创建一个假设的 BRAF 野生型（wt）患者队列模型，该模型可用于确定上述检查点抑制剂不同序列的成本（2016 年美元）。使用该模型并通过计算增量成本效益比（ICERs）——成本差异除以质量调整生命年（QALYs）的差异——一线帕博利珠单抗和二线易普利姆玛被证明比其他治疗排序策略更有效且成本更低。

这一策略虽然可能在经济上合理，但仍存在争议，因为长期数据目前似乎支持一线免疫检查点抑制联合使用，以提高某些晚期黑色素瘤患者的持久性和可治愈性。Tarhini 等的一项类似研究，评估了一个具有 BRAF V600E/K 突变的患者队列模型，并估计了检查点和双重 MAP-K 抑制剂的治疗排序成本，确定了抗 PD-1 单药治疗、抗 CTLA-4 加抗 PD-1 联合治疗和 BRAF/MEK 联合方案的每月治疗费用（表 14-1），随后进行了一组综合分析，包括治疗顺序的终身费用，以确定模型队列的临床和经济结果。最终，最低的每生命年平均成本（美元）归因于一线免疫检查点抑制剂联合使用（77 918 美元），每个 QALY 最低的平均成本（101 276 美元），尽管其估计的总寿命成本最高（656 692 美元）。

表 14-1　恶性黑色素瘤月治疗费用（美国）

	Anti-PD-1		Anti-PD-1 + anti-CTLA-4	BRAFi + MEKi
	nivolumab	pembrolizumab	nivolumab + ipilimumab	dabrafenib + trametinib
药物费用	$13 280	$13 083	诱导：$54 152[a]　维持：$13 280	$20 423
管理费用	$456	$304	诱导：$667[a]　维持：$456	$0
3/4 级不良反应的治疗费用				
一线	$36	$30	$414	$25
二线	$4	$7	–	$96
3/4 级免疫治疗相关不良反应的治疗费用				
一线	$26	$26	$170	–
二线	$0	$0	–	–
疾病治疗费用：一线				
治疗中，无进展	$482	$482	$798	$537
治疗中，出现进展	$1176	$1176	$1230	$537
治疗停止，无进展[b]	$188	$188	$263	$843
治疗停止，出现进展[b]	$1608	$1608	$1298	$843
疾病治疗费用：二线				
治疗中	$395	$395	–	$537
治疗停止	$688	$688	–	$843

Tarhini, et al, 已授权

BRAFi .BRAF 抑制剂；CTLA-4.细胞毒 T 淋巴细胞抗体 4；MEKi.MEK 抑制剂；PD-1.程序性死亡配体 1

a. 诱导费用适用于前四疗程，之后考虑 nivolumab 维持费用

b. 根据临床意见，免疫肿瘤学治疗的非治疗期住院和手术费用 28 个月后达到上限。所有其他费用持续超过 28 个月

（三）溶瘤病毒治疗

在不可切除的情况下获得监管批准的第三类免疫疗法是病灶内病毒局部治疗，溶瘤病毒（TVEC）。病灶内治疗黑色素瘤的应用有很多原因：实际上，皮肤黑色素瘤经常长成大的、有症状的肿块，历来难以通过手术和放射治疗得以控制，并且大多数形式的免疫疗法都难以奏效。即使在今天，50%～70% 的患者可能无法充分受益，无法消除皮肤/软组织/淋巴结转移对生活质量、生存和医疗保健利用成本的负担。另一方面，黑色素瘤是最早表现出免疫治疗反应性的实体恶性肿瘤之一，某些形式的免疫调节在局部注射时具有最佳治疗指数。病变注射的优点包括实现高局部浓度的免疫调节剂，肿瘤细胞可能需要摄取和表达作用机制（例如，溶瘤病毒，特别是当在 TVEC 和其他情况下使用额外的免疫调节剂基因进行工程改造时），避免全身暴露于治疗的毒性（例如，白细胞介素-12 在系统使用中毒性太大，也能有效地诱导反调节细胞因子，快速抑制其免疫刺激作用），以及免疫调节剂对局部免疫刺激灶-三级淋巴结构组织的贡献，这些淋巴结构由免疫细胞协同诱导重要的抗肿瘤免疫反应和基于 CD4 细胞（为 CD8 细胞提供帮助）、CD8 细胞（抗肿瘤效应子和最终记忆亚群）和树突状细胞亚群之间的相互作用。后一种细胞对摄取和处理抗原、呈递和交叉呈递各种类型的肿瘤抗原、表达共刺激分子和细胞因子的分泌至关重要，特别是炎症的 toll 受体配体、感染和肿瘤细胞转换的产物（包括高迁移率组 box-1、HMGB1 和病原体相关分子模式、PAMPS 和损伤相关分子模式、DAMPS）。原则上，针对癌症抗原的有效局部免疫反应（包括记忆）的发展也可能导致细胞毒性淋巴细胞（CTLs）的传播，其抗肿瘤活性是由于对这些 CLTs 靶向的广谱肿瘤特异性表位致敏导致的。

TVEC 在 III 期 OPTiM 试验中进行了监管批准评估，该试验将肿瘤内注射 T-VEC 与皮下粒细胞-巨噬细胞群刺激因子（GM-CSF）进行对比，该药物未被使用或批准在黑色素瘤的任何阶段，但基于 II 期数据进行辅助治疗，表明其活性在 RCT 中是错误的。病变 TVEC 的持久应答率（DRR）16.3%，而 GM-CSF 的为 2.1%（$P<0.001$），总体 ORR 为 26.4%vs5.7%（$P<0.001$）。T-VEC 和 GM-CSF 之间的 mOS 差异非常显著，但基于这种一流疗法的有力证据及其在区域可注射疾病管理中的临床效益证明，TVEC 符合监管批准的要求，该药物被 FDA 批准用于晚期皮肤黑色素瘤和可注射病变的患者，而不受注射病变以外的疾病负担的限制。

然而，就像许多其他具有边际的临床优势和未经证实的新药物一样，TVEC 的作用仍然不确定，特别是鉴于没有足够的数据支持其在远处病变中诱导反应的能力。目前在临床研究之外的应用主要用于管理目前其他治疗失败的患者的小体积、局部疾病，包括免疫检查点阻断，以及适用的分子靶向治疗。然而，基于早期的令人鼓舞的研究表明，加入病灶 TVEC 后，易普利姆玛和帕博利珠单抗单药治疗的活性均有明显改善，一线帕博利珠单抗联合 TVEC 或安慰剂的 III 期试验最近已经完成，预计结果将于 2019 年底完成（NCT02263508）。

TVEC 的耐受性良好，当由具有病变识别和注射经验的医疗专业人员使用时，其风险很小。大多数患者在注射后几小时开始出现寒战和发热，这些症状很容易通过对症干预措施来控制，例如解热药和保暖措施。因此，TVEC 是与全身治疗联合的理想选择，上述 III

期试验的结果可能为在 PD-1 阻断中添加一种相对无毒的药物提供支持，这可能代表了比在 PD-1 阻断中添加 CTLA-4 阻断更有利的治疗指数的药物组合。但这是否会带来任何成本效益或医疗保健利用优势，仍有待在未来的分析中确定。

（四）对皮肤黑色素瘤高危人群的辅助治疗

随着对靶向治疗和免疫治疗产生持久反应的明确信号的出现，具有高复发风险的早期疾病患者人群中扩大这种治疗益处的研究相继出现。大剂量 IFN-α 于 1996 年获得监管部门的批准，基于 RCT 将该方案与手术后观察进行比较，通常包括原发灶的广泛局部切除，然后进行前哨淋巴结活检，对于一个或多个阳性的患者前哨淋巴结，完成淋巴结清扫。观察到无复发生存期（RFS）（$P=0.0023$，一侧）和 OS（$P=0.0237$，一侧）延长；然而，随后的研究未能重现这种延长的生存期，而且耐受性更强的低剂量 IFN-α-2b 或聚乙二醇化 IFNα-2b 均未显示出生存获益。这些形式的非特异性免疫治疗的优势是有限的，并且是以主要毒性为代价实现的，而对如何选择最有可能受益的患者知之甚少。在获益不确定的情况下，非特异性免疫治疗的经济效益使得决定治疗哪些患者变得更加困难。对接受辅助 IFN-α 的高危患者与接受观察的患者进行的回顾性分析表明，治疗的平均成本为 60 755 美元 ±3972 美元（$n=179$），观察的平均成本为 31 641 美元 ±2471 美元（$n=1820$）（$P<0.0001$），以 2012 年美元计算，非常高，考虑到只有 10.6% 完成了 ≥80% 的 IFN-α 维持治疗。

纳入 2017AJCC 第 8 版分期系统的最新分析已确定根治性手术后复发风险最高的是溃疡性 II b～c 期和 III b～d 期黑色素瘤患者，五年 OS 分别为 86%、82% 和 83%、69% 和 32%。相比之下，IIIA 期患者的五年 OS 目前估计为 93%。因此，前哨淋巴结阳性患者之间的异质性引起了人们对既往和当前辅助治疗试验范围不一致的担忧，这些试验对解释和制定明确的指南和价值分析提出了挑战，以选择从中受益的患者。目前的辅助疗法，与用于晚期皮肤黑色素瘤的药物相同。

第一个在高风险切除皮肤黑色素瘤的辅助治疗中显示活性的免疫检查点抗体是易普利姆玛，在一项大型 III 期 RCT（EORTC 18 071），951 名手术切除的 AJCC 第 7 版分期 IIIA（＞1mm）/B/C 的皮肤黑色素瘤患者中测试了高剂量、长持续时间的易普利姆玛的活性。在这项研究中，以双盲方式将易普利姆玛，10mg/kg 每 3 周 1 次 ×4，随后每 12 周 1 次相同剂量直至术后 3 年与安慰剂进行比较。在此剂量和治疗日程下，易普利姆玛的辅助获益包括主要的无复发生存获益以及具有统计学意义的总生存优势，易普利姆玛组的五年 OS 率为 65.4%，而随机接受安慰剂的患者为 54.4%（HR：0.72，95.1%CI：0.58～0.88，$P=0.001$）。该试验的数据支持 FDA 批准易普利姆玛辅助治疗具有至少 1mm 淋巴结转移的 III 期黑色素瘤患者。由于剂量反应关系相对较弱，并且较高剂量与 3～4 级免疫相关不良事件（irAEs）发生率增加（51.4% 的接受治疗的患者），包括 5 人死亡，因此对使用高剂量和延长易普利姆玛的持续时间提出了担忧。E1609 试验的初步结果是一项较小的随机研究，用于评估高剂量（10mg/kg）与标准剂量（3mg/kg）易普利姆玛与 IFN-α，证明了低剂量易普利姆玛的非劣效性和低毒性，这与晚期皮肤黑色素瘤患者使用的剂量相同。

CheckMate 238 III 期试验对 906 名已切除的 AJCC 第 7 版分期 III B/C/IV 的皮肤黑色素

瘤患者进行了 1 年的纳武单抗辅助治疗与 10mg/kg 剂量 1 年的易普利姆玛辅助治疗进行了比较。这项研究的结果迅速导致纳武单抗获得批准并建立了目前的辅助治疗标准，强烈支持纳武单抗，其 12 个月的 RFS 率为 70.5%，而易普利姆玛为 60.8%（疾病复发或死亡的 HR 为 0.65；$P < 0.001$）。接受纳武单抗治疗的患者的 3～4 级 irAE 比接受易普利姆玛的患者少 31%，在易普利姆玛队列中有 2 例与治疗相关的死亡。

随后的Ⅲ期试验 Keynote054 的结果，在 1020 名已切除的 AJCC7 分期ⅢA（>1mm）/B/C 患者中比较了 1 年的帕博利珠单抗与安慰剂的结果，显示帕博利珠单抗的疗效甚至比报道的易普利姆玛更佳（HR，0.57 帕博利珠单抗 vs HR，0.72 易普利姆玛），帕博利珠单抗队列 RFS 率为 75.4%，而安慰剂为 61.0%（$P < 0.001$）。在 853 名 PD-L1 阳性肿瘤患者的亚组中，帕博利珠单抗组的 1 年 RFS 率为 77.1%，而安慰剂组为 62.6%（HR：0.54，95% CI：0.42～0.69，$P < 0.001$）。接受治疗的队列中有 14.7% 的患者出现 3～5 级 irAE，并导致 1 例治疗相关死亡。

毫不奇怪，这些辅助数据提供了强有力的原理证据，支持从晚期疾病提前到皮肤黑色素瘤的辅助治疗中更早地采用新的药物和方案。在美国合作组试验 SWOG S1404 的设计中采用了类似的方法，将 1 年的帕博利珠单抗与研究者或患者选择的获批辅助易普利姆玛或 HD IFN-α 方案（NCT02506153）进行比较。该试验已经结束，在等待足够的事件以报告结果，但预计数据至少会看起来与 Checkmate 238 纳武单抗与易普利姆玛试验一样有利于帕博利珠单抗。毫不奇怪，大多数随机分配到非帕博利珠单抗组的患者接受了易普利姆玛而不是 IFN-α。这项研究还包含丰富的免疫学和其他实验室相关性研究，这将提供重要的洞见性的数据，有望在不久的将来指导患者的选择。

分子靶向治疗也被纳入辅助治疗，从单药 BRAF 抑制开始，它提供了尚可的但不一致的无复发和总生存期获益，并与晚期皮肤黑色素瘤一样，采用了 BRAF 和 MEK 通路联合抑制的策略。Ⅲ期 COMBI-AD 研究将 870 名 AJCC7 分期ⅢA（>1mm）/B/C 的切除的黑色素瘤具有 BRAF V600E 或 V600K 突变的患者随机分配至达拉非尼加曲美替尼与双安慰剂组，显示 4 年无复发生存率（RFS）联合治疗组的为 54%，安慰剂组的为 38%（HR：0.49）。

在比较免疫治疗与靶向治疗对高危 BRAF 突变体的辅助治疗时，重要的是要记住，迄今为止还没有研究在辅助治疗中提供单或双免疫检查点阻断与双重 MAPK 抑制剂之间的直接比较，唯一直接比较晚期皮肤黑色素瘤中这些疗法的Ⅲ期研究进展缓慢，尽管其研究的问题非常关键（NCT02224781）。普遍的共识是，大多数晚期皮肤黑色素瘤的患者在接受靶向药物治疗时无法长久获益，几乎所有患者都经历了实质性的毒性，而近 50% 接受 PD-1 阻断抗体的患者获得了临床益处，大多数反应者没有出现在完成计划的治疗期后的最初几年内复发。另一个实际问题是 BRAF 测定和（或）全基因组测序尚未对来自原发性黑色素瘤的组织（通常储存在与患者接受治疗的地方分开的机构）进行常规检查，转移的淋巴结可能无法提供足够的组织来确定分子特征。由于这些原因，NCCN 等专家指南小组将免疫治疗优先于靶向治疗，用于高危 BRAF 突变的皮肤黑色素瘤患者的辅助治疗。正如前面提到的，不可切除的黑色素瘤的当前价值模型似乎表明在 BRAF 突变患者中双重 MAPK 抑制前免疫治疗一线有更大的经济价值，但这尚未在辅助治疗中建模。

（五）皮肤黑色素瘤脑转移的管理

在所有成人实体瘤中，黑色素瘤具有血液扩散至大脑的最高倾向，并且由于其血管性质和在许多情况下的高生长速度，它对患者的生存和生活质量构成严重威胁。诊断可能需要手术切除，而且通常需要立即缓解水肿、出血和快速进展的神经功能缺损等并发症。以标准或替代剂量和分割方案给予的全脑放疗（WBRT）的作用很小，其疗效与简单地用糖皮质激素治疗难以区分。WBRT 很少用于黑色素瘤，除非脑转移瘤数量过多而无法用立体定向放射外科治疗，如伽马刀或射波刀（SRS）或 SRS 难以治疗或全身治疗无法控制时。尽管 SRS 已显示出最有利的结果，但缺乏随机、受控的比较，很可能超过一定数量和（或）大小的皮肤黑色素瘤脑转移，SRS 与姑息性 WBRT 相比没有优势（仅对少数患者提供姑息治疗，通常持续时间很短）。这可能是评估两种放射治疗形式的价值和成本效益关系的关键因素，因为 WBRT 比 SRS 方式成本低得多。

20 世纪 90 年代初 SRS 的出现至少在短期内改变了治疗前景，以及转移性皮肤黑色素瘤患者死亡，下一个重大进展是观察到基本上所有"新"疗法自 2011 年出现，即 MAPK 通路靶向药物和免疫检查点阻断抗体，对脑转移具有显著疗效，可单独用于特定患者或与手术组合或顺序使用，特别是与放射治疗联合应用于其他患者群体。如果包括放疗，药物和治疗顺序的最佳选择仍在研究中，因此目前必须针对每个患者进行个性化治疗，并且应寻求多学科专业知识来管理这些患者。

就像对无脑转移的晚期皮肤黑色素瘤的患者治疗一样，治疗方式和特定药物的选择部分取决于是否存在激活的 BRAF 突变、神经系统症状和需要类固醇治疗的病灶周围水肿。需要对脑转移进行组织诊断的患者、仅有脑部单一或可手术治愈的少转移性疾病的患者，以及有不适于非手术治疗的症状（例如出血、占位效应或无法控制的癫痫发作）的患者应考虑进行神经外科切除术，这通常是转移瘤切除术，然后对切除后的瘤腔进行 SRS。非手术治疗的理想患者，包括独立于全身治疗的 SRS，有 2～5 个直径不大于 3～4cm 的脑转移，并且没有手术干预的指征。

黑色素瘤的全身治疗越来越多地显示出对黑色素瘤脑转移的治疗活性，其发展方式与无脑转移患者的全身治疗相同，从单药 BRAF 抑制剂到使用 BRAF 和 MEK 抑制剂的双重 MAPK 垂直通路抑制组合。后一种药物显示出单药和联合治疗的活性略逊于它们在无脑转移患者中的活性，但尚不清楚这是否是由于脑转移患者黑色素瘤的不同生物学特性（包括可能的类固醇治疗对肿瘤生物学或药物作用的影响），或研究中相同患者或患者特征的脑转移瘤与颅外转移瘤的药物敏感性存在差异，或脑转移瘤对治疗药物的暴露剂量更低所致。

有趣的是，在免疫检查点抗体的情况下，两项 II 期研究在最有利的患者中的结果——那些体型较小、无症状的患者不需要类固醇的脑转移瘤——对脑和颅外转移瘤表现出基本相同的活性。18 名患者中有 4 名（22%）对帕博利珠单抗有颅内反应，25 名患者中有 5 名（20%）对纳武单抗有颅内反应，51 名患者中有 12 名（24%）对易普利姆玛有颅内反应。在 CheckMate 204 II 期试验中，94 名患者联合使用易普利姆玛和纳武单抗显示颅内（和颅外）ORR 为 55%，这是迄今为止报告的脑转移性黑色素瘤全身治疗的最高 ORR。这些令人鼓舞的数据是否可以外推到有症状的患者或使用类固醇的患者仍有待研究——在一小群依赖适度类固醇剂量的黑色素瘤患者中联合易普利姆玛和纳武单抗的治疗结果有望解决这个重要问题。

正在进行的和未来的研究将进一步解决这一重要因素，并提供更多信息来回答关于系统治疗和 SRS 的顺序或联合治疗，以及靶向药物与 *BRAF* 突变黑色素瘤患者联合治疗和免疫治疗的获益、风险和成本的问题。单独使用帕博利珠单抗或单独使用纳武单抗进行 PD-1阻断的小型研究结果不太乐观，可能反映了更不利的患者特征，但毒性谱的差异仍然是黑色素瘤患者选择免疫治疗的一个重要方面，还需要在未来试验的设计、标准护理治疗和价值导向分析中考虑。

四、治 疗 毒 性

管理双重 MAPK 抑制和免疫检查点疗法的毒性是治疗高危和晚期黑色素瘤患者的常规且有时是具有挑战性的组成部分。靶向治疗通常不会产生长期毒性，但在晚期使用时停止治疗往往会导致疾病复发，在接受双重 MAPK 治疗的患者中，因毒性而停止治疗的比例接近 12%。另一方面，免疫治疗可产生复杂的和长期的毒性，需要免疫抑制、住院和介入诊断程序，如内镜检查、腰椎穿刺、器官活检和初始症状消退后长期监测 irAEs 复发。鉴于这些疗法的激增及适应证扩展到跨癌症谱和早期的疾病状态，来自学术中心和合作团体的专家小组已经制定了几项管理指南，为社区肿瘤学家提供了管理这些毒性所需的工具和指导。随着这种治疗扩展到新辅助治疗，更需要了解和正确管理 irAEs，因为来自新辅助联合检查点阻断治疗研究显示 I/II 期比高危和晚期疾病具有更大的毒性特征。

在晚期黑色素瘤检查点抑制剂的里程碑式研究中，单独使用抗 PD-1 治疗后因毒性而停药的比例约为 7%，而在联合抗 CTLA-4 和抗 PD-1 治疗后的比例接近 35%。晚期黑色素瘤的最佳免疫治疗持续时间具有重要的临床意义，因为很明显必须停止治疗 irAEs 的患者仍然可以从缩短的治疗过程中获得长期益处，并且从长期来看，继续接受治疗的患者存在发生延迟 irAEs 的风险。irAEs 对患者和医疗保健经济的财务影响非常显著，澳大利亚每个 3 级或 4 级 AE 的易普利姆玛成本为 1471 美元，与每个器官系统的各种治疗相关的 AE的 30 天增量成本从高到低为：中枢神经系统/精神（21 277 美元）、胃肠道（18 534 美元）、呼吸（17 338 美元）、心血管（16 083 美元）、血液/淋巴（14 997 美元）和代谢/营养（12 340美元）。

除了与治疗和毒性相关的直接成本相关的价值问题之外，最近出现的免疫治疗剂量的疑问也越来越多，成本效益研究调查了基于体重的剂量与统一剂量，结果表明基于体重的剂量可显著节省费用并且治疗结果没有显著差异。还提出了基于治疗性药物监测的剂量建议，例如治疗指数狭窄的抗生素、抗精神病药和抗微生物药的使用。已知抗 PD-1 药物帕博利珠单抗和纳武单抗的最大作用是在显著低于标记剂量，并且已知药物清除率会随着疾病负担的改善而降低。目前尚不清楚通过治疗性药物监测给药是否会影响毒性，但鉴于临床和经济效益的潜力，这是一个值得探讨的问题。

五、黑色素瘤治疗的价值

黑色素瘤免疫和靶向治疗的新时代标志着焦点从 PFS、OS 和 QOL 的微小改善转向大量患者治愈的现实希望。这种在临床领域取得成功的重大转变引发了大量有关治疗经济学的问题，例如如何根据价值方程选择治疗；高昂的治疗费用、相关的毒性和监测是否会使政府和私人支付者负担过重？从短期和长期来看，治疗对患者的经济毒性是什么？这些都是需要回答的重要问题，因此黑色素瘤成功治疗的巨大变化不会造成经济衰败。

（蒙　渡　译　雷福茜　校对）

第十五章　数字化患者参与和社交媒体

Virginia Sun

过去 50 年里，生物医学知识和技术创新突飞猛进，越来越多令人兴奋的功能即将出现。现代科技的进步彻底改变了人类交流和交换信息的方式。这些技术进步极大地改变了医疗服务提供者和患者/家庭之间的交流渠道。

社交媒体作为一种流行的、基于网络的通信和信息交换工具，用于在线社区内交互式或社交共享用户生成内容的电子工具或平台。社交媒体包括基于网络的工具、平台和应用程序，这些工具、平台和应用程序通常可被广泛使用，而且使用成本很低，甚至无成本。社交媒体工具因目的和功能有所不同；这些功能包括专业网络（LinkedIn、Doximity）、社交网络（Facebook、Instagram）、媒体共享（YouTube）、内容共享（Twitter）等。

本章讨论了数字化患者参与和社交媒体在肿瘤治疗中的使用，并描述了数字化技术在个性化肿瘤治疗中使用的循证信息，包括临床试验登记和参与。

一、社交媒体：用户特征和趋势

从消费者的角度来看，在过去 20 年间技术的采用和使用有所增加。在过去的几十年里，社交媒体平台的类型和数量呈指数级增长，包括流行的平台，如 Facebook、Snapchat、Twitter、Instagram、Pinterest 和 LinkedIn。目前的数据显示，86%的美国人是互联网用户，其中 73%使用 Youtube，68%使用 Facebook，35%使用 Instagram，24%使用 Twitter。2016—2018 年，Instagram 的使用量增长最为显著（28%～35%）。不同年龄的用户使用社交媒体的比例存在显著差异：随着年龄的增长，这一比例通常会下降，在 18～29 岁的人群中，有 88%的人使用社交媒体，而在 65 岁及以上的人群中，这一比例仅为 37%。总的来说，这些网站的日访问量很高，74%的 Facebook 用户、63%的 Snapchat 用户和 60%的 Instagram 用户表示每天会多次使用这些平台。各种社交媒体网站的用户之间存在大量重叠，约 3/4（73%）的美国人至少使用三种社交媒体平台。

据统计，2018 年生活在美国的 4600 万名老年人（65 岁及 65 岁以上，占总人口的 15%）中，越来越多的人过着数字互联的生活。而癌症在老年人群中发病率更高这一特征极其重要。65 岁及以上的成年人中约 42%拥有智能手机，而 2013 年这一比例仅为 18%。约 67%的老年人使用互联网。尽管取得了这些进步，但许多老年人仍然与科技脱节，并且由于年龄（75 岁及以上）、家庭收入（<3 万美元）和教育程度（非大学毕业生）等几个因素，无法与科技保持紧密联系。2017 年，34%的 65 岁及以上的美国人表示曾使用过 Facebook 和 Twitter 等社交媒体网站。应用这些社交媒体的障碍包括在使用电子设备时缺乏信心以及

在使用新的电子设备时需要帮助。然而，一旦上网，大多数老年人的参与度都很高，有51%的人表示每天会多次使用互联网。

二、社交媒体在科学、医疗保健和肿瘤护理中的应用

与科学相关的社交媒体每年吸引数百万粉丝。近33%的美国用户表示，社交媒体是获取科学新闻的重要途径。在 Facebook 等知名社交媒体平台上，与科学相关的帖子数量正在增加。自2014年以来，Facebook 页面中大众科学和健康相关的帖子数量增加了115%。

在医疗保健和肿瘤学中使用社交媒体的目标可以大致分为3类：①专业进展与网络联系；②医学研究（临床试验推广、参与和结果传播）；③患者参与。

（一）社交媒体应用于专业进展及网络联系

由于具有快速传播和接收信息的能力，社交媒体是突发新闻报道（包括医学研究）的理想场所。社交媒体有可能以一种快速、实时的方式覆盖更多更广泛的人群。例如，许多专业期刊在社交媒体上均有一定的影响力，包括《临床肿瘤学杂志》和《肿瘤学实践杂志》等著名期刊，它们都与美国临床肿瘤学会（ASCO）有联系。此外，在医学会议上提出的研究可以通过社交媒体有效传播并有大量受众人群。对肿瘤学中社交媒体使用的研究发现，大型专业组织年会期间的推文具有临床可靠性，并且这些信息医师和患者均可以访问。

像 LinkedIn 这样的网站更多的是用于供应商之间的专业社交。Twitter 是医疗人员、专业组织和患者权益倡导者之间进行医疗保健交流的流行论坛。Twitter 介绍了许多领先的肿瘤学专业组织的著名期刊；用户可以收到新的研究文章的提醒，并能够参与与该研究相关的讨论。在国家和国际医学会议期间，Twitter 也是一个有用的工具，可以利用 Twitter 发布新研究的结果和即时评论。社交媒体中活跃的肿瘤医师用户估计约为72%。与普通大众相似，肿瘤医师使用社交媒体的年龄层也不尽相同：约93%的肿瘤学研究员和72%初入职场的肿瘤医师称他们使用社交媒体。相反，只有39%的中年资肿瘤医师是社交媒体用户。社交媒体用于职业发展的共同目标包括建立人脉（55%）、分享/促进研究（17%）和领导力的发展（13%）。

从专业发展的角度来看，在专业教育中使用社交媒体有可能带来更积极的学习体验并增加知识和专业技能；反过来，这也对临床实践产生了积极影响。初步证据表明，通过Twitter 或 Facebook 传播的研究结果和信息可以拓宽提供者的知识面，促进信息传播者在临床照护中的行为改变。这一数据证实了先前的研究，即网络或社交媒体平台是有效和有用的专业学习工具。

（二）用于研究、临床试验推广和招募的社交媒体

一个日益受到关注的领域是社会媒体在临床试验推广、患者登记和试验实施方面的潜在用途。然而，迄今为止，临床试验在社交媒体上发表的试验质量很差；因此，关于参与临床试验的社交媒体策略的有效性，几乎没有高质量的研究证据。对于临床试验，最具挑战性的方面之一是招募参与者。互联网和社交媒体策略已经越来越多地被用于增强或补充传统的招募策略。根据目前的证据，有几个因素可能会影响成功使用社交媒体进行试验招

募。这些因素包括招募内容、推广的目标人群和理想的参与时机。

在临床试验中，社交媒体有几个潜在的优势。首先，它提高了试验实施的各个方面的效率，包括研究人员的沟通、招募和保留，改善与患者的实时互动、干预提供和数据收集。社交媒体可以取代传统的招募方式。其次，它可以使临床试验以更低的人均成本进行得更快。社交媒体还可以促进研究进展和开发，以实时和高效的方式让潜在的利益相关者参与进来，并最终促进试验的实施和试验结果的传播。包括 Facebook、Twitter、LinkedIn 和 Google+在内的社交媒体平台也提供了相关功能，允许研究人员评估对临床试验的兴趣，以更轻松的方式进行试验筛选，与登记参加试验的参与者进行沟通，并协助进行有效的数据收集，并且这些社交媒体有可能成为传播试验结果的场所。潜在的挑战和限制包括：①隐私和保密问题；②需要不断跟进技术；③可能会招募非代表性样本；④缺乏足够的基础设施；⑤数据准确性的限制；⑥用户身份保护；⑦数据提供者的想法和态度。

为了了解社交媒体在临床试验招募中的应用，在过去 3 年里发表了几篇系统的和调查性的综述。一篇专门针对 Facebook 的综述发现，成功整合 Facebook 进行试验招募的试验主要针对的是较年轻和难以接触到的人群。与传统方法相比，社交媒体方法的优势包括降低成本、缩短招募周期、具有更好的代表性并改善参与者选择。第二篇调查性综述则发现，社交媒体在临床试验招募中的有效性差异很大，取决于以下几个因素，包括年龄、难以接触到的人群和主要结果指标。

调查结果还显示，与其他互联网资源相比，社交媒体的招募更加成功。社交媒体在招募难以接触的人群和有特定条件的人群方面似乎也更成功。在多个用于招募的试验平台中，Facebook 是最成功的社交媒体招募平台。总体而言，招募受多种因素的影响，包括：①加入金钱奖励；②性别（女性）；③目标人群如何使用社交媒体。总体而言，在所有审查试验中，40%的人发现社交媒体是更好的招募战略（按参与者的人数衡量）。与试验招募的改进有关的数字机制包括：①交互式计算机程序；②参加在线教育课程；③观看某种临床试验疾病或病症的视频。

美国国家卫生研究院（NIH）通过社交媒体提供了一些有关临床试验招募的有效指南。该指南建议调查人员应考虑以下问题：①隐私带来的全面影响；②这些材料将如何通过社交媒体使用；③提供的信息是否为加锁格式；④进一步获取网站信息是否保护了利益相关者的隐私；⑤制订应急计划，以控制和减少在保护私人信息方面的错误；⑥与信息的可移植性及安全处理相关的潜在问题；⑦将社交媒体策略和隐私保护计划纳入知情同意；⑧利用现有社交媒体群进行招募的潜在侵入性。

（三）社交媒体在患者参与中的应用

患者参与被定义为促进和支持患者和公众积极参与卫生保健的活动/策略，可以加强医疗保健决策。数字患者参与平台和社交媒体可以影响患者的参与，从而有可能改善结果。医疗机构和组织越来越多地采用 Facebook 等平台作为患者参与的有效途径。Youtube 是一种可行的信息传播和教育方式。Basch 及其同事的一项研究发现，在 Youtube 上共有 280 个关于结肠镜检查准备的视频，每个视频的浏览量超过 5000 次。患者也可以通过社交媒体参与其中，这可以以讨论论坛的形式作为公共教育的策略。这些论坛可以是互动的，为患者和公众提供了积极参与的机会，而不是简单的被动获取信息。许多医师也通过论坛应对互联网上的不实信息。

除了医疗人员之外，癌症患者和其家庭成员对社交媒体的使用也在增加。随着患者及其家属在癌症治疗过程中的进展，许多人将社交媒体作为一种与同伴联系、寻求医疗保健相关信息、帮助他人并促进情感支持的方法。社交媒体是一种工具，可以帮助患者在自己的医疗保健过程中增加效能。研究表明，患者仍然依赖医疗人员获取信息，但他们将社交媒体作为补充医疗专业服务的一种方式，来补充未被满足的需求。患者参与社交媒体的另一个常见原因是，他们对医疗人员无法提供情感支持和"第一手"经验感到不满。取得社会支持通常是患者使用社交媒体的最常见原因。社会支持的 4 种类型包括情感支持、尊重支持、信息支持和网络支持。患者也使用社交媒体作为一种表达情感和进行社会比较的方法。社会比较的定义是，患者与相同遭遇的其他人进行比较，以了解其他人是如何忍受和应对当前的情况。

患者使用社交媒体这一情况会对患者的整体医疗体验产生影响。最常见的效果是患者得到了某种权利，它强调了患者对生活某方面控制力的增加。通过这种权利的获得，患者经常报告主观幸福感增强，心理幸福感得到改善，自我管理和控制能力增强。相反，使用社交媒体也会对患者的体验产生负面影响。社交媒体使用增加也可能导致主观幸福感下降，并导致担忧和焦虑加重。其他常见的负面影响包括失去隐私，成为被宣传目标以及沉迷于社交媒体。

社交媒体也会影响患者与医疗人员之间的关系。研究发现，患者使用社交媒体可以促进患者和医疗人员之间的平等交流。这通常使患者对他们与医疗人员之间关系的促进有更大的信心。通过使用社交媒体，患者对疾病和病情的了解有所提高，他们常可以更好地与他们的医师沟通。同时为医疗咨询做了更好的准备，积极参与医疗保健活动并增加了寻求医疗服务的意愿。

三、与社交媒体使用相关的障碍和风险

表 15-1　与社交媒体使用相关的障碍和风险

缺少时间
知识匮乏
信息/技术过载
隐私问题
对法律责任的担忧

尽管社交媒体在肿瘤治疗中的应用呈指数级增长，但在充分了解其改善医疗保健的能力和潜力方面仍存在许多障碍（表 15-1）。在肿瘤学领域使用社交媒体的一个常见障碍（59%的肿瘤学家报告）是没有充足的时间。其他报道的障碍包括缺乏如何有效使用社交媒体的知识，以及信息/技术过载。隐私问题和担忧是另一个主要障碍，公众、医师、患者和患者权益倡导者经常提到这一点。医护人员经常担心他们会无意中与患者和同事分享不专业和错误的信息。

从医疗人员的角度出发，社交媒体使用频率较低的领域是直接的患者护理。对在直接患者护理中使用社交媒体的担忧点在于，社交媒体在患者隐私和执行标准中的模糊性

有关。用于患者与医师交流的社交媒体引发了关于与医疗健康记录相关的许可、责任和监管方面的重大问题。此外，在社交媒体中放弃交流这一概念特别值得关注。在社交媒体互动的设置中，在与患者初次接触后，后续调查/随访的定义是什么？从医疗人员的角度来看，面对紧急事件或需要紧急沟通时，何时回应并如何回应的义务范围有无明确界限？责任和资格许可证是如何发挥作用并通过什么方式发挥作用的？从患者的角度来看，医疗人员越来越多地通过社交媒体接受患者发起的沟通。一般而言，不建议医疗人员使用社交媒体与患者进行有关病情的直接沟通。在相关指南仍在发展和（或）完善的当前环境下，即使没有违法意图，也存在着违反州和联邦隐私法的巨大风险。由于社交媒体在医疗保健领域的巨大潜力和广泛应用，存在着利用商业利益和（或）宣扬偏见观点的趋势。

从系统的角度来看，医疗保健组织往往担心医师/医疗人员可能会在社交媒体上分享潜在的、不专业以及非道德许可的信息，这可能会导致严重的法律问题并且使医疗人员处于不利情况。潜在的不专业和非道德许可信息可能包括隐私侵犯、亵渎、色情材料、歧视性陈述以及利益冲突。

Moorhead 及其同事在系统综述中描述了社交媒体可以作为健康的交流手段。该综述发现了社交媒体促进健康交流的六大优势。例如，社交媒体可以增加公众、患者和医疗人员之间的互动。它允许提供更多的共享信息和定制信息。同时，社交媒体为患者、公众及医疗人员提供了更多的可访问性并扩大了彼此的访问范围。它为患者提供了一种获得同伴、社会和情感支持的手段。作为公共卫生监测手段的一部分，它可能影响了公共卫生政策的制定。

由于目前社交媒体平台被认为是非正式的，并且在一定程度上不受管制，因此其提供的信息质量和一致性良莠不齐。这导致社交媒体作为健康传播手段存在一定局限。其他限制包括：隐私问题以及缺乏保密性，在线披露个人信息的风险，传达有害及不正确建议的风险，信息过载，信息应用的不确定性，导致不良健康后果并存在潜在的健康损害行为。

四、肿瘤治疗中使用社交媒体的建议和指南

随着医疗保健活动中社交媒体使用的增加，大多数机构和医疗保健专业组织制订了与在线医疗职业精神相关的规则和指导方针政策。ASCO 为肿瘤学家提供了多种资源，所有资源都可以通过电子方式轻松访问（表 15-2）。美国医师学会和各州医学会联合会通过了一份立场文件，提供了关于在线医疗职业精神相关的官方政策。

Dizon 及其同事总结了美国医学学会、英国医学学会等机构现有的社交媒体指南并进行综述，综述中确定了几个概念。首先，大多数政策都建议确立社交媒体活动的机构所有权。这指的是在机构内部建立一个中央资料交换中心；这通常可以由机构营销部门或数字健康代表牵头进行。该方式提供了一种监测社交媒体活动的方法。

表 15-2　社交媒体的专业资源

美国临床肿瘤学会（ASCO）

ASCO 社交媒体政策 - https：//www.asco.org/about-asco/legal/social-media-policy

社交媒体的使用 2017 - https：//university.asco.org/use-social-media-2017-update

肿瘤学家使用社交媒体的十大提示 - https：//www.asco.org/sites/new-www.asco.org/files/content-files/about-asco/documents/2015-Ten-Tips-for-Use-of-Social-Media-for-Oncologists.pdf

社交媒体 101- 癌症护理人员 -https：//www.asco.org/sites/new-www.asco.org/files/content-files/about-asco/documents/2015-social-media-tips-for-healthcare-providers.pdf

社交媒体 101 癌症患者- https：//www.asco.org/sites/new-www.asco.org/files/content-files/about-asco/documents/2015-social-media-tips-for-patients-with-cancer.pdf

社交媒体 101 倡导者- https：//www.asco.org/sites/new-www.asco.org/files/content-files/about-asco/documents/2015-social-media-101-for-advocates.pdf

美国医学学会（AMA）

社交媒体使用的专业精神 -https：//www.ama-assn.org/delivering-care/professionalism-use-social-media

美国医师学院（ACP）

在线医疗职业精神 -https：//www.acponline.org/acp-newsroom/new-recommendations-offer-physicians-ethical-guidance-for-preserving-trust-in-patient-physician

其次，建议使用保留 HIPAA（Health Insurance Portability and Accountability Act/1996，Public Law 104-191）法规和对信息的保护策略。这些策略可能包括：①在发布或发布推文之前要求签署 HIPAA 表格；②患者在研究和临床试验具有知情同意权；③考虑潜在的安全风险；④个人社交媒体和专业社交媒体要划清界限；⑤承认存在利益冲突；⑥仔细阅读并且详尽理解机构、联邦及国家出台的政策和法规。存在以下情况应加强公开性原则：①社交媒体交流内容不构成医疗建议；②回复可能不及时；③无法保证信息的准确性；④交流内容可能不被保密。机构徽标不应被用于个人社交媒体账户，同时发表免责声明可能有助于区分个人社交活动和医学专业社交媒体账户的活动。清楚社交媒体对个人和对职业声誉产生的影响也很重要。

五、将社交媒体整合到临床试验中

尽管社交媒体作为一种临床试验招募策略越来越受到欢迎，但可供研究人员应用的具体监管指南和资源却很少。尽管社交媒体在协助试验招募方面具有巨大的潜力，但它们在试验环境中的使用和纳入必须遵守机构、州和联邦法规。研究人员应该意识到利用社交媒体作为临床试验活动一部分存在的潜在风险。这可能包括在资格筛选过程中无意中泄露受 HIPAA 保护的信息，以及在盲法实验数据分析完成前造成无意识地"揭盲"或泄露试验结果的信息。

正在考虑将社交媒体作为试验活动一部分的调查人员也应该咨询他们的所属机构审查委员会（IRB），从联邦、州和当地政策的不同角度了解法规。IRB 负责审查所有与研究相关的材料，包括为招募和广告制作的材料。理想情况下，为临床试验目的而创建的供公众或研究参与者使用的网站应仅限于基本试验信息，这包括研究名称、研究目的、方法、摘要、基本资质标准、研究注册地点和研究联系信息。从联邦层面，关于在临床试验中正确使用社交媒体的未定义领域，研究人员应遵从当地 IRB 出台的政策；还应考虑法律机构和协同部门的政策。对于可能对患者自主权、尊重和信息保密产生任何潜在风险的领域，调查人员应寻求当地 IRB 的意见。

六、个案研究

临床研究小组正在进行治疗罕见癌症的一种新药物的 Ⅱ 期临床试验，该小组正在考虑用以加强试验招募和参与的不同选择。研究人员有兴趣利用 Facebook 作为平台，吸引难以接触到的人群进行试验招募。

在开发和推出一个特定用于试验的 Facebook 账户之前，调查人员就社交媒体使用意图这一方面咨询了当地的 IRB。根据人类研究保护办公室（OHRP）的指导，研究者计划在 Facebook 页面上包括基本描述性信息，如研究标题、研究目的、方案摘要、基本资格和研究所在位置。此外，还应公布联系方式以获取更多信息。经过讨论，决定使用 PDF 文档发布消息。这确保了信息被锁定，并且信息的操作将保持在最低限度。此外，在试验方案中，调查人员将对受试者信息提供适当/安全处理的程序。研究人员在他们的研究方案中描述了 Facebook 的隐私/机密/信息规范。任何联系信息都会将联系人带到安全墙背后进行进一步的信息交流。这包括 Facebook 如何维护通过其平台提交的所有信息的副本。调查人员将确保 Facebook 遵守现有的 OMB 指南、HHS 和 NIH 关于隐私、系统安全和数据保护的政策。在个人完全同意之前，研究人员不能启动任何与试验相关的程序。

七、对研究和临床照护的影响

尽管社交媒体在肿瘤患者照护中的使用有所增加，但还需要更多的研究来描述社交媒体对高质量肿瘤患者照护的影响。从临床照护角度来看，研究领域可以侧重于从患者提供者和系统的角度，提高对社交媒体使用的障碍和促进因素的理解。通过更好地描述和识别与社交媒体相关的问题/担忧，可以开发和测试干预措施，以消除障碍和并增强促进因素。

当前的文献涵盖了社交媒体在特定人群中（包括少数民族、农村和难以接触到的人群）用作健康传播方式的使用差距。有人担心，在资源匮乏、社会经济地位较低、没有互联网连接的社区，社交媒体对改善患者预后和参与临床试验的承诺可能无法实现。需要更多的研究来了解不同的社交媒体应用在健康传播上的相对有效性。需要进行研究来了解保密性和隐私的潜在后果，并特别关注教育用户（包括患者和专业人员）保持机密性和隐私的机制。从临床试验的角度来看，需要联邦、州和地方进一步制定指导方针：①如何通过社交媒体直接招募患者进行临床试验；②如何开发和测试通过社交媒体捕获并报告药物不良事件的方法；③制订策略来避免在试验中引入潜在偏见并导致"揭盲"。

（张　勇　唐淑丽　译　宁　谦　校对）

第十六章 肝细胞癌

Rebecca Allen，Daneng Li

一、流 行 病 学

肝癌是全球癌症相关死亡的第三大病因，每年新发患者约 90 万人。肝细胞癌（hepatocellular carcinoma，HCC）约占所有原发性肝癌的90%，最常见于肝硬化患者。引起肝细胞癌发生的危险因素主要有慢性乙型肝炎病毒（hepatitis B virus，HBV）感染、丙型肝炎病毒（hepatitis C virus，HCV）感染、过量饮酒和非酒精性脂肪肝。此外，越来越多的证据表明糖尿病、肥胖、代谢综合征和肝癌的发生存在一定的关联。

大多数的肝细胞癌发生在东亚和撒哈拉以南的非洲地区，因为这些地区的乙型肝炎病毒较为流行。然而，由于新生儿乙肝疫苗接种的普及和黄曲霉素暴露的减少，这些地区的肝细胞癌发病率正在下降。在美国，近几十年来肝细胞癌的发病率一直在增长，预计未来一段时间内在非亚洲/太平洋岛民中仍将会持续增长，这主要是因为 HCV 的发病率在美国，尤其是老年人群中持续上升。随着婴儿潮一代年龄的不断增长，65 岁以上有可能患肝细胞癌的人数也将不断增长。肝细胞癌这种流行病学特点的变化强调了发展先进诊疗措施的重要性。

二、肝细胞癌发生的危险因素

肝细胞癌发生的主要危险因素包括病毒感染、遗传疾病、化学毒素和代谢综合征。乙型和丙型肝炎病毒感染可以通过基因突变、诱导慢性炎症导致肝细胞癌的发生。病毒蛋白还可以干扰关键细胞信号通路，如丝裂原活化蛋白激酶（mitogen-activated protein kinase，MAPK）级联引起 Ras 活化。某些遗传性疾病如血色素沉着症会导致过量的铁在肝脏中沉积，引起氧化应激、纤维化和肝硬化，最终由于肝细胞损伤导致肝细胞癌的发生。在热带和亚热带地区，食用被黄曲霉素（黄曲霉和寄生曲霉的代谢物）污染的食物可以导致肝细胞癌的发生，这是因为黄曲霉素在肝脏中被酶转化为致癌物黄曲霉素 B_1 甲酰胺嘧啶加合物。此外，因为脂肪堆积引起氧化应激和组织损伤、非酒精性脂肪肝、肥胖症和糖尿病等代谢综合征也可增加肝癌的发生风险。

三、肝细胞癌发生的细胞和分子机制

多种细胞和分子机制参与肝细胞癌的发生和增殖。MAPK、生长因子、雷帕霉素、β-catenin 和 Hedgehog 信号通路均被证实影响肝细胞癌的发生。这些通路之间的相互作用见图 16-1。此外，对炎症和肝损伤的免疫反应参与影响肝细胞癌的形成，其中关键性免疫元件的作用如图 16-2。

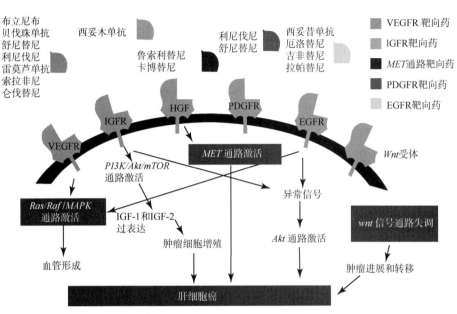

图 16-1　肝细胞癌中的信号通路及靶向药物总结

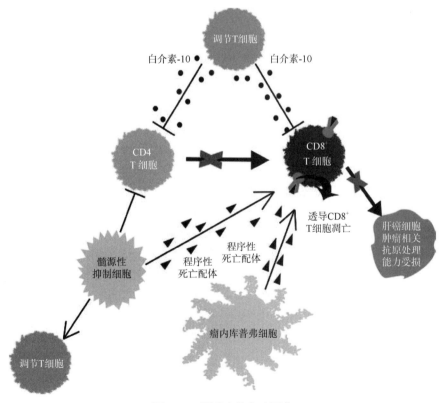

图 16-2　肝癌中的免疫调节

四、信　号　通　路

（一）MAPK 信号通路

Ras/MAPK 信号通路激活可见于 50% 的肝细胞癌患者。在肝细胞癌中，*Ras* 和 *Raf* 基因突变比较罕见，而 MAPK 信号通路的抑制因子下调十分常见，这种下调通常通过表观遗传修饰或翻译后加工来实现。

（二）生长因子信号通路

来自多种通路的异常生长因子信号已被证实可以促进肝细胞癌的发展。最常见的失调通路包括有胰岛素样生长因子（insulin-like growth factor，IGF）信号轴、肝细胞生长因子（hepatocyte growth factor，HGF）/间质表皮转化因子（mesenchymal to epithelial transition factor，MET）信号轴以及转化生长因子 α（transforming growth factor α，TGFα）/表皮生长因子（epidermal growth factor，EGF）信号轴。这些通路的组成元件，如 IGF-Ⅱ 和 MET 在约 40% 的肝细胞癌病例中上调。另外，不同生长因子信号通路之间以及它们和 p53 等促癌信号通路之间的交互作用也促进了肿瘤的发生和发展。MET 信号通路在许多肿瘤中具有促进肿瘤生长和转移的作用，但是其在肝细胞癌发生发展中的确切作用仍在研究。

（三）PI3K/AKT/mTOR 信号通路

PI3K/AKT/mTOR 信号通路调控包括细胞周期和增殖在内的多种细胞过程，该信号通路已被证实与肝细胞癌的发生有关。一项对 314 名肝细胞癌患者组织标本的研究显示 50% 的病例存在 mTOR 信号异常，25% 的患者存在 RICTOR 染色体扩增，这为临床试验中研究 mTOR 抑制剂依维莫司提供了依据。

（四）Wnt-β-Catenin 信号通路

肝细胞癌中的异常信号通路大部分可以归咎于 Wnt-β-Catenin 通路中关键元件的表达失调最终导致的 *β-catenin* 基因突变，约 95% 的肝细胞癌中存在该信号通路的失调。此外，研究证实在丙型肝炎患者中，核心病毒蛋白可以激活和过度刺激该信号通路。

（五）Hedgehog 信号通路

Hedgehog 信号通路在胚胎发育过程中对肝细胞的分化起着关键性作用。在肝脏发生纤维变性时，该信号通路可以重新被激活，进而维持未成熟肝上皮细胞的增殖，最终导致肝细胞癌的发生。此外，该通路和生长因子信号通路之间的交互作用也促进了肝细胞癌的持续增殖。

五、免疫系统的作用

除了上述细胞信号通路之外，慢性肝脏炎症引起的肝脏免疫系统激活也会引起肝细胞癌的发生。肝脏中活化的 Kuffer 细胞可以释放 IL-6、TNF-α 和 IL-12 等炎症因子，由此引发炎症加上信号通路的改变，最终导致肝细胞癌的发生。此外，调节 T 细胞过度表达可以导致 T 细胞反应受损，从而削弱抗原呈递。调节 T 细胞产生的抑制因子如 IL-10，可以抑制 CD4$^+$和 CD8$^+$T 细胞活性。髓源性抑制细胞可以抑制 CD4$^+$ T 细胞、上调调节 T 细胞，进而抑制抗肿瘤免疫活性。在 Kuffer 细胞和髓源性抑制细胞中可以观察到 PD-L1 表达的增加，PD-L1 可以和 CD8$^+$ T 细胞表面的 PD-1 结合，激活免疫系统检查点阻断，削弱机体对肝癌细胞的免疫反应。这些免疫系统元件在肝细胞癌中的相互作用见图 16-2。

六、治 疗 靶 点

对于那些诊断为早期肝癌的患者，可以进行肝局部治疗，如手术切除、肝移植和消融。另外，肝功能稳定的患者可以接受化疗栓塞。然而，一旦疾病进展，系统性治疗的选择就很有限。尽管诊断方法有所改进，但仍有 70%的患者在确诊时已属晚期，只能接受姑息治疗。

目前，治疗肝细胞癌的手段有限，许多研究已经开始探讨靶向药物的应用。这些研究大部分是针对在肝细胞癌中异常调控的分子和细胞通路中的关键元件。虽然许多靶向药物已经经过测试，但是大部分药物在临床实验中未能展现出生存获益。索拉非尼、瑞戈非尼、纳武利尤单抗和仑伐替尼是 FDA 批准的可用于晚期肝细胞癌患者的药物。表 16-1 总结了肝细胞癌靶向药物研发过程中的关键临床试验结果。

表 16-1　关于肝细胞癌一线及二线治疗的随机Ⅲ期临床试验

研究药物	试验名称	年份	研究药物	例数	疾病进展时间（月）	P	总生存期（月）	P	引用
索拉非尼	SHARP	2008	索拉非尼 vs 安慰剂	299/303	5.5 vs 2.8	<0.001	10.7 vs 7.9	<0.001	[1]
索拉非尼		2009	索拉非尼 vs 安慰剂	150/76	2.8 vs 1.4	<0.001	6.5 vs 4.2	0.01	[2]
舒尼替尼		2013	舒尼替尼 vs 索拉非尼	530/544	4.1 vs 3.8	n.s.	7.9 vs 10.2	n.s.	[3]
布立尼布	BRISK-FL	2013	布立尼布 vs 索拉非尼	577/578	4.2 vs 4.1	n.s.	9.5 vs 9.9	n.s.	[4]
FOLFOX-4	EACH	2013	FOLFOX-4 vs 多柔比星	184/187	2.9 vs 1.8	n.s.	6.4 vs 4.9	n.s.	[5]
布立尼布	BRISK-PS	2013	布立尼布 vs 安慰剂	263/132	4.2 vs 2.7	0.001	9.4 vs 8.2	n.s.	[6]
依维莫司	EVOLVE-1	2014	依维莫司 vs 安慰剂	362/184	3.0 vs 2.6	n.s.	7.6 vs 7.3	n.s.	[7]
雷莫芦单抗	REACH	2014	雷莫芦单抗 vs 安慰剂	283/282	3.5 vs 2.6	<0.000 1	9.2 vs 7.6	n.s.	[8]
索拉非尼联合厄洛替尼	SEARCH	2015	索拉非尼联合厄洛替尼 vs 索拉非尼	362/358	3.2 vs 4.0	n.s.	9.5 vs 8.5	n.s.	[9]
利尼伐尼		2015	利尼伐尼 vs 索拉非尼	514/521	5.4 vs 4.0	0.001	9.1 vs 9.8	n.s.	[10]
瑞戈非尼	RESOURCE	2017	瑞戈非尼 vs 安慰剂	379/194	3.2 vs 1.5	<0.000 1	10.6 vs 7.8	<0.000 1	[11]
仑伐替尼	REFLECT	2018	仑伐替尼 vs 索拉非尼	478/476	8.9 vs 3.7	<0.000 01	13.6 vs 12.3	n.r.	[12]
卡博替尼	CELESTIAL	2018	卡博替尼 vs 安慰剂	470/237	5.2 vs 1.9	<0.001	10.2 vs 8.0	0.005	[13]
鲁索利替尼	METIV-HCC	2018	鲁索利替尼 vs 安慰剂	226/114	2.4 vs 3.0	n.s.	8.4 vs 9.1	n.s.	[14]
雷莫芦单抗	REACH 2	2018	雷莫芦单抗 vs 安慰剂	197/95	2.8 vs 1.6	<0.000 1	8.5 vs 7.3	0.02	[15]

n.s. 无显著差异；n.r. 未报道

七、MAPK 信号通路

Ras/Raf/MEK/Erk 通路的异常激活是肝细胞癌发生的一个重要因素，因此该通路的元件在许多临床前研究和临床研究中得到广泛关注。临床试验研究了多激酶抑制剂以及特异性靶向 Ras、Raf、MEK 抑制剂的作用。在研究的众多靶向药物中，一种口服的靶向血管内皮生长因子受体、血小板源性生长因子受体和 Raf 的多激酶抑制剂索拉非尼在临床试验中取得了初步的胜利。

一项多中心、Ⅲ期、双盲、安慰剂对照试验（SHARP）研究了索拉非尼作为一线治疗药物在肝细胞癌中的作用。研究发现索拉非尼组中位总生存期为 10.7 个月（HR：0.69，95% CI：0.55～0.87，$P<0.001$），安慰剂组为 7.9 个月。虽然两组的中位至症状进展时间无显著差别，但是中位影像学进展时间分别为 5.5 个月和 2.8 个月（$P<0.001$）。部分缓解率在索拉非尼组和安慰剂组分别为 2%（7 例）和 1%（1 例）。索拉非尼组腹泻、体重减轻、手足皮肤反应和低磷血症的发生率更高。索拉非尼组中位总生存期和至影像学进展时间的延长使得 FDA 批准索拉非尼用于肝细胞癌的一线治疗。

八、生长因子信号通路

以生长因子信号为靶点来治疗癌症是一种常见的方法，FDA 批准了许多靶向 EGF、IGF和 VEGF 受体的治疗方法。研究发现，使用 VEGF 靶向药物舒尼替尼和贝伐珠单抗的一线治疗并没有优于索拉非尼，因为后者对 VEGF 受体也具有一定的靶向作用。然而，一项针对 940 名患者的Ⅲ期研究发现，VEGF 抑制剂仑伐替尼作为一线治疗并不亚于索拉非尼。仑伐替尼的中位生存期为 13.6 个月，不低于索拉非尼（13.6 个月 vs12.3 个月）。仑伐替尼最常见的不良反应是高血压（42%）、腹泻（39%）、食欲下降（34%）和体重减轻（31%）。这项研究的结果致使最近 FDA 批准仑伐替尼用于肝癌的一线治疗。

此外，在Ⅲ期研究 REACH 中，VEGF 抑制剂雷莫芦单抗作为二线治疗与安慰剂相比并未显著提高晚期肝癌患者的生存。另一项关于雷莫芦单抗的Ⅲ期研究 REACH-2 发现，在甲胎蛋白（alpha-fetoprotein，AFP）>400 的患者中雷莫芦单抗展示出了生存获益。另外，基于多中心、Ⅲ期、双盲、安慰剂对照的 RESOURCE 研究，多激酶抑制剂瑞戈非尼已被 FDA 批准用于索拉非尼进展后的二线治疗。瑞戈非尼延长了总生存（HR：0.63，95% CI：0.50～0.79，$P<0.0001$），其中瑞戈非尼组的中位生存期为 10.6 个月，安慰剂组为 7.8 个月。所有瑞戈非尼受试者均出现不良反应（374/374 例），最常见的临床相关 3 级或 4 级治疗不良反应是高血压、手足皮肤反应、疲劳和腹泻。

HGF/MET 信号轴是另外一条生长因子信号通路，已作为肝癌治疗的潜在靶点被广泛研究。值得一提的是，一项Ⅱ期随机研究显示在既往接受过索拉非尼治疗的 MET 高表达肝癌患者中，口服 MET 抑制剂鲁索利替尼与安慰剂相比可延长患者的总生存和无进展生存。然而，在一项Ⅲ期研究中，纳入的 340 名患者以 2∶1 随机分入鲁索利替尼组或安慰剂组，结果显示鲁索利替尼组患者的生存并无明显获益。该项研究还存在一些问题，比如从Ⅱ期到Ⅲ期试验药物剂量的降低，以及 MET 高表达的标准并不明确，可能影响了研究的结果。尽管该研究结果并不支持鲁索利替尼治疗肝癌，但 MET 抑制剂仍是治疗肝癌的一个可行选择。抑制 MET 信号的多酪氨酸激酶抑制剂卡博替尼的一项Ⅲ期试验显示，在既往接受过治疗的肝癌中，卡博替尼改善了患者的总生存和无进展生存。

九、PI3K/AKT/mTOR 信号通路

PI3K/AKT/mTOR 信号通路在包括肝癌在内的多种肿瘤中被下调。许多靶向 mTOR 的药物，比如依维莫司，已经在肝癌的临床试验中进行了研究。然而，到目前为止，这类药物还没有展现出比 FDA 批准的药物更好的优势。

十、Wnt-β-Catenin 和 Hedgehog 信号通路

许多 Wnt-β-catenin 信号通路的小分子抑制剂已被研发出来用于治疗实体瘤，然而，这些化合物中只有少数进入临床试验阶段。在那些进入临床试验的药物中，目前还没有一种获得 FDA 批准用于肝癌的治疗。此外，Hedgehog 信号通路抑制剂的试验预计将在不久的将来进行，但是目前还没有 FDA 批准的针对该通路的药物。

十一、免疫检查点

除了靶向信号通路的药物研究之外，免疫疗法也被用于肝癌的研究。尤其是免疫检查点 PD-1 和 PD-L1 一直是研究的焦点。抗 PD-1 抗体纳武利尤单抗和帕博利珠单抗，以及抗 PD-L1 抗体阿替利珠单抗、度伐利尤单抗和阿维鲁单抗已被用于肝癌的研究。最近，纳武利尤单抗已被 FDA 批准用于索拉非尼治疗进展的肝癌患者。

在一项开放标签、非比较、Ⅰ/Ⅱ期剂量递增和扩展研究（CheckMate040）中，纳武利尤单抗作为晚期肝癌患者的二线治疗进行了研究。剂量递增阶段包括 48 名患者，剂量扩展阶段有 214 名患者。在参与剂量递增的患者中，42 名患者因疾病进展而停止治疗，12 名患者出现 3 级或 4 级治疗相关不良事件。超过 10%的患者中常见的不良反应包括皮疹、瘙痒、腹泻、食欲缺乏、疲劳、乏力、体重减轻、恶心和口干。剂量扩展组和剂量递增组的客观缓解率分别为 20%和 15%。由于该试验的初步客观缓解，FDA 批准纳武利尤单抗用于肝癌的二线治疗。类似的，帕博利珠单抗作为肝癌二线治疗的Ⅱ期临床研究显示有 1 例完全缓解（1%）和 17 例部分缓解（16%），检查点抑制剂正在两个Ⅲ期临床试验中展开进一步的研究。此外，阿替利珠单抗与贝伐珠单抗，仑伐替尼与帕博利珠单抗的联合治疗最近在Ⅰb 期试验中取得了显著效果，目前正在进行Ⅲ期临床研究。最后，为了更好地理解免疫疗法如何用于肝癌的治疗以及如何提高它们在肝癌治疗中的有效性，还需要更多的试验来验证。

十二、基因组图谱在个体化治疗中的作用

由于可选择治疗方案的缺乏和大多数靶向药物临床试验的失败，因此有必要更好地了解肝癌的基因组情况。差异基因表达谱和循环肿瘤 DNA 分析已被用于区分肝癌的亚型。

此外，肝癌患者的个体化护理也被重视。肿瘤组织和正常组织的基因表达谱对比已被用于个体异常通路的识别。在一些情况下，个体患者的基因组图谱能够帮助发现治疗靶点并寻找最佳治疗方法。例如，对接受卡培他滨治疗的患者进行连续循环肿瘤 DNA 检测发现疾病进展后伴随 TP53 的改变。在一项对两名肿瘤患者分子分析的研究中发现生物标志物在两者之间存在差异性表达，同时 TP53 和 β-catenin 也存在不同的突变状态。由于肿瘤的分子差异，其中一名患者接受了卡培他滨、奥沙利铂和贝伐珠单抗的联合治疗，而另一名患者接受了卡培他滨、奥沙利铂和索拉非尼的联合治疗。无 TP53 和 β-catenin 突变的患者对卡培他滨、奥沙利铂和贝伐珠单抗的联合治疗显示出了较好的反应，相比之下另一名患者的无进展生存期要短得多。这项研究结果表明分子表达谱可能与治疗效果有关。此外，在以免疫组化分析为基础进行治疗的情况下，如涉及 MET 抑制剂鲁索利替尼的试验，对高表达的定义差别可能会影响研究结果。因此，在临床试验中通过对肿瘤患者基因组分析可以将合适突变的患者纳入研究，从而改善总体结果。

十三、未来的方向和结论

肝细胞癌是最常见的肝癌类型，也是全球第三大癌症死亡原因。肝癌的治疗手段非常有限，目前大多数靶向药物在临床试验中均未能通过疗效检测。因此，有必要加强对该疾病分子基础的研究，以改变治疗格局。其中一个可能的方法就是对个体肿瘤进行基因组分析，使治疗个体化，从而提高生存。

（张玉姣　译　王俊利　张灵小　校对）

参 考 文 献

[1] Llovet JM，Ricci S，Mazzaferro V，Hilgard P，Gane E，Blanc JF，et al. Sorafenib in advanced hepatocellular carcinoma. N Engl J Med. 2008；359（4）：378-390. PubMed PMID：18650514.Epub 2008/07/25. eng.

[2] Cheng AL，Kang YK，Chen Z，Tsao CJ，Qin S，Kim JS，et al. Efficacy and safety of sorafenib in patients in the Asia-Pacific region with advanced hepatocellular carcinoma：a phase III randomised，double-blind，placebo-controlled trial. Lancet Oncol. 2009；10（1）：25-34. PubMed PMID：19095497. Epub 2008/12/20. eng.

[3] Cheng AL，Kang YK，Lin DY，Park JW，Kudo M，Qin S，et al. Sunitinib versus sorafenib in advanced hepatocellular cancer：results of a randomized phase III trial. J Clin Oncol. 2013；31（32）：4067-4075. PubMed PMID：24081937. Epub 2013/10/02. eng.

[4] Johnson PJ，Qin S，Park JW，Poon RT，Raoul JL，Philip PA，et al. Brivanib versus sorafenib as first-line therapy in patients with unresectable，advanced hepatocellular carcinoma：results from the randomized phase III BRISK-FL study. J Clin Oncol. 2013；31（28）：3517-3524. PubMed PMID：23980084. Epub 2013/08/28. eng.

[5] Qin S，Bai Y，Lim HY，Thongprasert S，Chao Y，Fan J，et al. Randomized，multicenter，open-label study of oxaliplatin plus fluorouracil/leucovorin versus doxorubicin as palliative chemotherapy in patients with advanced hepatocellular carcinoma from Asia. J Clin Oncol. 2013；31（28）：3501-3508. PubMed PMID：23980077. Epub 2013/08/28. eng.

[6] Llovet JM，Decaens T，Raoul JL，Boucher E，Kudo M，Chang C，et al. Brivanib in patients with advanced hepatocellular carcinoma who were intolerant to sorafenib or for whom sorafenib failed：results from the randomized phase III BRISK-PS study. J Clin Oncol. 2013；31（28）：3509-35016. PubMed PMID：23980090. Epub 2013/08/28. eng.

[7] Zhu AX，Kudo M，Assenat E，Cattan S，Kang YK，Lim HY，et al. Effect of everolimus on survival in advanced hepatocellular carcinoma after failure of sorafenib：the EVOLVE-1 randomized clinical trial. JAMA. 2014；312（1）：57-67. PubMed PMID：25058218. Epub 2014/07/25. eng.

[8] Zhu AX, Park JO, Ryoo B-Y, Yen C-J, Poon R, Pastorelli D, et al. Ramucirumab versus placebo as second-line treatment in patients with advanced hepatocellular carcinoma following first-line therapy with sorafenib (REACH): a randomised, double-blind, multicentre, phase 3 trial. Lancet Oncol. 2015; 16 (7): 859-870.

[9] Zhu AX, Rosmorduc O, Evans TR, Ross PJ, Santoro A, Carrilho FJ, et al. SEARCH: a phase Ⅲ, randomized, double-blind, placebo-controlled trial of sorafenib plus erlotinib in patients with advanced hepatocellular carcinoma. J Clin Oncol. 2015; 33 (6): 559-566. PubMed PMID: 25547503. Epub 2014/12/31. eng.

[10] Cainap C, Qin S, Huang WT, Chung IJ, Pan H, Cheng Y, et al. Linifanib versus Sorafenib in patients with advanced hepatocellular carcinoma: results of a randomized phase III trial. J Clin Oncol. 2015; 33 (2): 172-179. PubMed PMID: 25488963. Pubmed Central PMCID: PMC4279237. Epub 2014/12/10. eng.

[11] Bruix J, Qin S, Merle P, Granito A, Huang YH, Bodoky G, et al. Regorafenib for patients with hepatocellular carcinoma who progressed on sorafenib treatment (RESORCE): a randomised, double-blind, placebo-controlled, phase 3 trial. Lancet. 2017; 389 (10064): 56-66. PubMed PMID: 27932229. Epub 2016/12/10. eng.

[12] Kudo M, Finn RS, Qin S, Han KH, Ikeda K, Piscaglia F, et al. Lenvatinib versus sorafenib in first-line treatment of patients with unresectable hepatocellular carcinoma: a randomised phase 3 non-inferiority trial. Lancet. 2018; 391(10126): 1163-1173. PubMed PMID: 29433850. Epub 2018/02/13. eng.

[13] Abou-Alfa GK, Meyer T, Cheng AL, El-Khoueiry AB, Rimassa L, Ryoo BY, et al. Cabozantinib in patients with advanced and progressing hepatocellular carcinoma. N Engl J Med. 2018; 379 (1): 54-63. PubMed PMID: 29972759. Epub 2018/07/05. eng.

[14] Rimassa L, Assenat E, Peck-Radosavljevic M, Pracht M, Zagonel V, Mathurin P, et al. Tivantinib for second-line treatment of MET-high, advanced hepatocellular carcinoma (METIV-HCC): a final analysis of a phase 3, randomised, placebo-controlled study. Lancet Oncol. 2018; 19 (5): 682-693. PubMed PMID: 29625879. Epub 2018/04/08. eng.

[15] Zhu AX, Kang Y-K, Yen C-J, Finn RS, Galle PR, Llovet JM, et al. REACH-2: a randomized, double-blind, placebo-controlled phase 3 study of ramucirumab versus placebo as second-line treatment in patients with advanced hepatocellular carcinoma (HCC) and elevated baseline alpha-fetoprotein (AFP) following first-line sorafenib. J Clin Oncol. 2018; 36 (15_suppl): 4003.

第十七章 头颈部癌

Dan Zhao，Rebecca Pharaon，Erminia Massarelli

一、流 行 病 学

2018 年，美国新诊断头颈部恶性肿瘤病例估计有 118 680 人，死亡 15 800 人。在世界范围内，头颈部恶性肿瘤病例每年新增超过 55 万人，死亡 38 万人。男性比女性更常见，其比例为 2.5∶1，因原发肿瘤部位不同男女所占比例也有所不同（例如，口咽癌为 4∶1，喉癌为 7∶1）。诊断时的中位数年龄约为 60 岁。

烟草和酒精是头颈部癌的主要风险因素，同时具有这两个危险因素使患头颈部癌的风险大幅度增加。约 75% 的头颈部癌与烟草和饮酒有关。饮食因素和职业暴露因素（如镍、镭和木尘）也被报道是相关的危险因素。

人类乳头瘤病毒（HPV）等病毒在头颈部鳞癌（HNSCC）中发挥着重要作用。在过去的 20 年里，随着没有烟草或酒精暴露的年轻患者口咽鳞状细胞癌（OPSCC）的增加，与 HPV 相关的口咽鳞状细胞癌（OPSCC）的发病率明显增加。HPV 病毒蛋白 E6 和 E7 结合肿瘤抑制蛋白 p53 和视网膜母细胞瘤蛋白（pRb），引起转化。HPVE7 降解 pRb 可使 p16 蛋白的表达上调，然而在 HPV 阴性肿瘤，p16 的表达因启动子甲基化或基因突变而被沉默。第 8 届美国癌症联合委员会（AJCC）分期系统使用 p16 免疫组织化学（IHC）过表达，定义为≥75% 的肿瘤表达，至少为中等染色强度，作为 OPSCC 中 HPV 阳性的标识，并独立于非 HPV 阳性的 OPSCC 进行肿瘤分期。在 RTOG-0129 中，回顾性分析 HPV 阳性 OPSCC 与阴性 OPSCC 的预后，在识别良好的预后组方面，肿瘤 p16 蛋白表达的 IHC 分析数值上优于 HPV DNA 检测。

与 HPV 相关的肿瘤往往比与 HPV 阴性的肿瘤有更好的预后和治疗效果。它们的肿瘤组织学是典型的基底细胞癌或分化较差的鳞状细胞癌（SCC），并且通常是鳞状细胞癌的疣状癌亚型。监测、流行病学和最终结果计划（SEERs）数据表明，HPV 相关 OPSCC 患者的生存率比 HPV 阴性（131 个月 vs 20 个月）患者高出 4 倍。RTOG-0129 试验报告提示，在 HPV 阳性与 HPV 阴性（84% vs 57%）患者中，HPV 阳性患者 3 年生存率显著改善了。与 HPV 阴性肿瘤患者相比，患者死亡风险降低了 58%（HR：0.42，95%CI：0.27～0.66）。它们也不太可能发展第二种原发性恶性肿瘤。Ⅲ期 EXTREME 试验评估了复发或转移性（R/M）头颈鳞状细胞癌（HNSCC）患者，在铂和 5-氟尿嘧啶化疗中添加西妥昔单抗，发现无论治疗方式如何，与 HPV/p16 阴性患者相比，HPV/p16 阳性患者都改善了总体生存率（OS）。

EB 病毒（EBV）与鼻咽癌（NPCs）密切相关。来自中国南部和北非 EBV 特有地区的患者大多为世界卫生组织（WHO）Ⅱ型（非角化）和Ⅲ型（未分化）癌症，而世界卫生组织Ⅰ型（角化）癌症在西方国家更常见，可能与烟草或 HPV 人乳头瘤病毒有关。中国南方的一项研究表明，已知 NPC 患者的血浆 EBV DNA 检测率为 97.1%；约 5% 在初始基线有可测量的血浆 EBV DNA，这在通过实时 PCR 的后续测试中没有观察到。这表明血浆 EBV DNA 是识别无症状患者的 NPC 或已知 NPC 残留疾病的潜在方法。最近进行的一项临床研究，纳入ⅡB 期到ⅣB 期 NPC 的患者，目的为通过血浆 EBV DNA 检测识别一组高危患者，接受标准的放化疗后，可从顺铂和吉西他滨的辅助化疗中获益。纳入标准包括无局部病灶或远处转移，并在完成化疗治疗后的 8 周内收集血浆 EBV DNA 水平。根据血浆 EBV DNA，将患者（$n=789$）分为 3 组：无可测量血浆 EBV DNA 的患者进行监测（$n=573$、72.6%），216 例可检测到血浆 EBV DNA 的患者（27.4%）中，104 例随机分配为接受辅助顺铂和吉西他滨（arm 1、$n=52$）或标准监测（arm 2、$n=52$）。两组间五年无复发生存率（RFS）的最终结果无统计学差异（1 组为 49.3%，2 组为 54.7%；$P=0.75$）。该研究报道说，在辅助治疗后，血浆 EBV DNA 水平的升高与局部区域复发、远处转移和死亡相关。

二、临床介绍、诊断和分期

头颈部癌的常见表现是颈部无痛性肿块。体征和症状与发生部位相关。例如，喉癌或下咽癌患者可能表现为声音嘶哑，而鼻咽癌（NPC）患者可能表现为中耳炎。颈部转移淋巴结的位置也可能提示肿瘤发生主要部位。口腔癌通常扩散到颏下和下颌下区域（Ⅰ级）的淋巴结；口咽癌和喉癌常扩散到颈上和中颈部（Ⅱ和Ⅲ级）淋巴结；NPC 扩散到上颈和后三角形（Ⅱ和Ⅴ级）淋巴结；局限于颈部下部或胸骨上、锁骨上的疾病应引起对锁骨下方或甲状腺原发性病变（Ⅳ和Ⅴ级）的怀疑。颈部转移在原发性喉癌或副鼻窦癌患者中并不常见。口腔、咽部和喉部癌症的疾病特征是在诊断和晚期转移传播时局限于原发部位，有或未扩散到区域淋巴结。不足 10% 的患者在出现时发现有远处转移。

头颈部癌的初步分期评估包括对头颈部的全面检查、主要部位和颈部、胸部的成像以及常规实验室检查。组织诊断是通过对原发部位的活检、纤维内镜、对可疑颈部淋巴结的活检或两者同时进行来获得的。淋巴结穿刺优于切除活检。常规 PET/CT 对无淋巴结累及或远处转移患者无效。然而，在 $N_{2/3}$ 颈部疾病患者和下咽主要部位，胸部 CT 优于胸部 X 线及 PET-CT，特别是有淋巴结转移的 NPC 患者，特定肿瘤阶段的治愈比例降低了约 50%。

早期疾病被定义为一种淋巴结侵犯低风险的小原发肿瘤（$T_{1/2}$）。局部或局部区域性疾病定义为存在大的原发性肿瘤（$T_{3/4}$）或多个大的或对侧区域淋巴结受累（$N_{2/3}$）。第 8 届 AJCC 分期系统讨论了详细的更新分期系统，自 2018 年 1 月起生效。在新的分期系统中，与 HPV 相关的口咽鳞状细胞癌（OPSCC）和鼻外扩展（ENE）有了一种新的分期范式，现在被认为是 N3b 阶段，因此将有更高比例的患者分期为 IVB。还包括口腔、鼻咽癌和皮肤癌的更新 T 分期。

三、可治愈的 HNSCC 的管理

一般来说，HNSCC 需要外科医师、医学肿瘤医师、放射肿瘤医师、口腔科医师、营养学医师、言语和吞咽治疗师、听力学医师、康复团队、社会工作者和治疗师的多学科努力，因为单纯化疗疗效并不理想，所以为了达到治疗目的，手术和放疗是治疗的标准。肿瘤分期对治疗方式的选择至关重要。对于新诊断的小的原发性肿瘤，有或没有≤3cm 单同侧淋巴结（$T_{1\sim2}N_{0\sim1}M_0$），即 I 期、II 期或小体积 III 期疾病，根据原发部位，建议手术或放射治疗，治愈率为 52%～100%。对于可切除的、大体积的 III 期或 IV 期肿瘤，标准方法先手术，随后辅助放疗，再根据病理风险特征[如囊外延伸（ECE）、阳性切缘、多个阳性淋巴结]决定是否化疗。或联合化疗和放射治疗。如果肿瘤无法切除，放射治疗和同步化疗是最好的方法。根据原发部位的不同，治愈率为 10%～65%。如果肿瘤有颅骨侵犯、固定在椎前筋膜、颈动脉包裹和（或）翼状肌肉组织侵犯，它通常被认为是不可切除的。血管栓塞性手术并不是 HNSCC 常规手术治疗方法。一个全面的颈部清扫包括切除所有 5 个区域的淋巴结。选择性颈部淋巴结切除通常要少于 5 个区域，彻底的颈部淋巴结清扫还包括胸肌、颈内静脉和脊柱附属神经周围的淋巴结。手术彻底切除肿瘤可能需要切除一些关键结构，如喉部、眼睛或下颌骨，以获得切缘阴性。这可能会影响整体的美观和功能，需要康复和支持性护理团队。

放疗标准方案为每次 2.0Gy 剂量，总剂量为 70Gy。以往 15 项试验的荟萃分析涉及 6515 名患者，比较常规放疗与高分级放疗、加速放疗或两者兼有，结果表明改变分级方法后，5 年绝对生存率显著改善（3.4%，HR：0.92，95%CI：0.86～0.97，$P=0.003$），但总体生存率（OS）无显著性差异。调强放射治疗（IMRT）经常用于 HNSCC，给予肿瘤和危险淋巴结治疗辐射剂量，正常组织则接受较低的辐射剂量，以保存重要的解剖结构。

基于铂类药物的治疗，由顺铂或卡铂组成，是 HNSCC 中最常用的化疗方法。一般来说，以前未经治疗的疾病的有效率为 60%～90%，临床完全缓解率（CRs）为 20%～50%。相比之下，复发性疾病的有效率为 30%～40%，CRs 非常罕见。其他化疗药物包括 5-氟尿嘧啶、紫杉醇、多西他赛、甲氨蝶呤和吉西他滨。诱导化疗（IC）在 HNSCC 中的使用存在争议。多项试验显示，紫杉醇/顺铂/5-氟尿嘧啶联合放化疗仍然是一种选择，但在治疗局部晚期（LA）HNSCC 方面并不优于单药联合放化疗。

在两个临床试验 RTOG 和 EORTC 中，对 HNSCC 患者的高风险病理特征的定义为 ECE，阳性切缘，多个阳性淋巴结，EORTC 试验同时还包括神经周围侵犯和血管栓塞。研究显示，手术切除后用顺铂辅助化疗被证明优于单独手术。这两项研究都单独检查了放射治疗，同时使用高剂量顺铂 3 个周期。EORTC 研究表明，对于 PFS，高剂量顺铂和 OS、高剂量顺铂联合放化疗优于单独的放疗（53%vs40%；$P=0.02$）。尽管两项试验对高危病理特征的定义略有差异，但综合分析表明，在两项试验中加入顺铂有显著益处的患者都涉及切缘和（或）ECE。在 RTOG-9501 试验的最新分析中，中位随访时间为 9.4 年，同时进行的化疗改善了阳性切缘或 ECE 患者的局部区域控制和无病生存率，但没有报告在统计学上显著的 OS 效益（$P=0.07$）。目前，在存在这些不良特征时，治疗的标准是提供辅助化疗。对于 HPV 相关的 POSCC，由于其预后好，是否对切缘阳性的患者进行同步化疗的存在争议。

西妥昔单抗是一种表皮生长因子受体（EGFR）的单克隆抗体抑制剂，被批准联合用于晚期 HNSCC 患者的放疗。在一项局部晚期 HNSCC 患者的第三阶段试验中，患者被随机分配到两种不同的治疗组：单独放疗或放疗加每周 8 次西妥昔单抗，首次剂量为 400mg/m²，随后 7 次为 250mg/m²。同时接受西妥昔单抗化疗的患者的平均 OS 为 49.0 个月，而单独放疗为 29.3 个月（HR，0.73，95%CI：0.56～0.95，P=0.018）。报告的 5 年总体生存率（OS）为 45.6%，而前者为 36.45%，后者支持西妥昔单抗联合放射治疗。西妥昔单抗组皮疹常见（全部为 83.7%，16.8% 为 3 级或 4 级），有趣的是，2 级或更高毒性的皮疹患者与总体生存率（OS）改善显著相关（HR：0.49，95%CI：0.34～0.72，P=0.002）。

在不可切除的 HNSCC 中，放化疗是患者的一种标准治疗方法。对化疗在 HNSCC（MACH-NC）中作用的荟萃分析表明，放疗同步进行化疗在口腔、口咽、下咽和喉部原发部位肿瘤总体上更优越，可改善总体生存率（OS）（HR：0.88，P<0.000 1）。RTOG-0129 试验比较了每日 1 次共 7 周的单次放射治疗联合 3 个周期高剂量顺铂（每 3 周 100mg/m²）与加速放射治疗（42 次 6 周）联合两个周期高剂量顺铂，总体生存率（OS）无统计学显著差异。

（一）口咽癌的治疗

口咽癌现在被认为是由两种不同的类型组成的：HPV 阴性或 HPV 相关的 OPSCC。因此，鉴于这两种癌症的行为和病因，它们的治疗模式在过去的 10 年中发生了变化。多项研究表明，与 HPV 阴性的癌症相比，HPV 相关的 OPSCC 的预后和总体生存率（OS）往往更好。

对于早期可切除的 OPSCC，治疗包括手术切除加或不加颈部清扫，以及术后辅助放疗。历史上，由于 OPSCC 手术难以实施，因此需要使用侵入性技术进行手术治疗。经骨机器人手术（TORS）是一种现代外科技术，目前用于尽量减少侵入性，同时能够快速恢复和保持口腔功能。在这个手术过程中，相机和机器人手术工具通过口腔插入，相机提供可见性和放大视图。术后，同步放化疗或不同步的放化疗用于高危肿瘤，包括切缘、鼻外延伸、淋巴结和其他危险特征。对无法切除的早期口咽癌行根治性放射治疗。

对局部晚期肿瘤，同步放化疗是标准的治疗，单独使用或手术切除后实施。对于可以切除的低风险的晚期肿瘤，采用 TORS，然后进行放射治疗。然而，如果手术病理包括鼻外延伸（ENE）和（或）阳性切缘，建议术后辅助化疗。通常情况下，由于部分局部晚期肿瘤无法做到手术切除，所以治疗标准是同时进行放化疗。

具有多个阳性淋巴结的局部晚期 HPV 相关的 OPSCC 通常被认为是不可切除的，并采用明确的联合放化疗进行治疗。最近，RTOG-1016 的结果比较了Ⅲ期或Ⅳ期 HPV 相关联 OPSCC（N=805）患者同时进行顺铂或西妥昔单抗治疗。试验表明，顺铂作为化疗药物优于西妥昔单抗，五年总生存率（OS）为 84.6%，西妥昔单抗组为 77.9%，5 年 PFS 为 78.4% 和 67.3%（HR：1.72，95%CI：1.29～2.29，P=0.000 2）。目前，有一些正在进行的临床试验正在研究 OPSCC 中放化疗和免疫疗法的潜在组合。

（二）口腔癌的治疗

手术是早期口腔癌治疗的标准。这通常包括切除原发性肿瘤加或不加同侧或双侧颈部淋巴结清扫。如果没有高风险的病理特征或阳性淋巴结，则单纯手术治疗。否则，加辅助治疗，如放疗，同时根据风险特征考虑单独或联合化疗。对于晚期、可切除的口腔肿瘤，建议进行手术和辅助治疗。低风险口腔 SCC 经手术后进行放射治疗。给具有肿瘤涉及边缘，广泛的淋巴结转移，或囊外扩展的等高风险病理特征的患者提供辅助放化疗治疗。IC 在局部晚期（LA）口腔癌中的潜在作用。一项Ⅲ期试验评估了 256 名Ⅲ期和ⅣA 口腔癌患者，分别使用多西他赛/顺铂/5-氟尿嘧啶 IC，然后进行手术和辅助放疗或单独手术和辅助放射治疗。随访中位数为 30 个月，OS（HR：0.977，95%CI：0.634～1.507，P=0.918）和无病生存率（HR：0.974，9.5%CI：0.654～1.45，P=0.897）两组之间显著性差异无统计学意义。在局部晚期（LA）口腔癌中，有多个正在进行的临床试验，研究免疫检查点抑制剂在不同环境下的作用，如联合治疗或作为新辅助治疗。

（三）鼻咽癌的治疗

在 NPC 中，Ⅰ期癌症的治疗标准是单独的放疗；对于局部晚期肿瘤（Ⅱ期到ⅣB，T1～4N3M0），标准是局部放化疗，使用顺铂进行化疗，然后进行顺铂/5-氟尿嘧啶 3 次辅助化疗。辅助化疗的好处是不确定的。在对 LANPC 患者的Ⅲ期研究中，患者被随机分组（1∶1）分为两组：IC+高剂量顺铂联合化疗、高剂量顺铂单独联合化疗。IC 组患者在化疗前每 3 周接受 3 个周期的 TPF（多西他赛/顺铂/5-氟尿嘧啶）。在同时化疗之前加入 IC 显著提高了无瘤生存率，并在人群中具有良好的耐受性。双铂类药物用于 R/M NPC。一项Ⅲ期研究显示，与接受顺铂和 5-氟尿嘧啶治疗的患者相比，接受顺铂和吉西他滨治疗的患者改善了无进展生存率中位数（PFS）（7.0 个月 vs5.6 个月，HR：0.55，95%CI：0.44～0.68，P<0.000 1）。

（四）局部晚期喉癌的治疗

在局部晚期喉癌中（T_2 到小体积 T_4），同步放化疗与单独化疗或放疗相比，有利于局部肿瘤控制或喉保存。对于希望保留喉部的患者，在放射治疗期间第 1、22 和 43 天使用高剂量顺铂是标准治疗，患者在持续治疗无效或肿瘤复发后选择手术。

四、无法治愈的复发或转移疾病

无法手术切除或放射治疗的局部复发性疾病和转移性疾病通常无法治愈，可进行姑息治疗。系统化疗，包括铂类药物疗法和西妥昔单抗。使用免疫检查点抑制剂帕博利珠单抗和纳武利尤单抗的免疫治疗已被批准用于基于铂的治疗失败的患者。顺铂、卡铂、多西他赛、紫杉醇、5-氟尿嘧啶和甲氨蝶呤是治疗 R/MHNSCC 最常用的细胞毒性药物。其他细胞毒性药物，如博来霉素、伊立替康、吉西他滨（NPC）、长春瑞滨、卡培他滨、奥沙利铂、异环磷酰胺和培美曲塞也有报道。通常使用铂类组合（如标准顺铂/5-氟尿嘧啶）。然而，反应持续时间（DOR）通常很短（2～4 个月），与单个药物相比，没有显著的总体生存率报道。历史上，每周服用单剂甲氨蝶呤是过去的标准治疗方法。

西妥昔单抗是美国唯一被批准用于转移性 HNSCC 的靶向治疗方法，作为一种单一药物，它可用于铂类耐药疾病。在Ⅲ期 EXTREME 试验中，440 名 R/M HNSCC 患者随机接受顺铂或卡铂，使用 5-氟尿嘧啶加或不加西妥昔单抗作为转移性一线治疗。研究发现，在使用 5-氟尿嘧啶的顺铂或卡铂中添加西妥昔单抗与单独使用 5-氟尿嘧啶-铂化疗相比，增加西妥昔单抗后患者的中位 OS，由 7.4 个月提高到 10.1 个月（死亡 HR：0.80，95%CI：0.64～0.99，P=0.04）。PFS 也显著改善，5.6 个月 vs3.3 个月（HR：0.54，P<0.001），患者缓解率提高 16%（36% vs 20%，P<0.001）。与转移性 HNSCC 中顺铂/5-氟尿嘧啶的标准治疗相比，Ⅲ期 EXTREME 试验首次证明了一种方案的 OS 和 PFS 更好。

阿法替尼是一种口服小分子酪氨酸激酶抑制剂（TKI），不可逆地抑制 EGFR 和 HER2，在 R/MHNSCC 与甲氨蝶呤进行二线治疗，阿法替尼与甲氨蝶呤延长 PFS（2.6 个月 vs1.7 个月，P=0.03）。其他针对 EGFR 的 TKI，包括吉非替尼和厄洛替尼。

五、免疫检查点抑制剂

免疫检查点抑制剂（ICIs）最近改变了癌症治疗的模式。在 T 细胞和肿瘤细胞相互作用期间，它们阻断了细胞毒性 T 淋巴细胞相关抗原 4（CTLA-4）和程序性细胞死亡蛋白 1（PD-1）的抑制信号，以使抗肿瘤 T 细胞免疫，如图 17-1 所示。

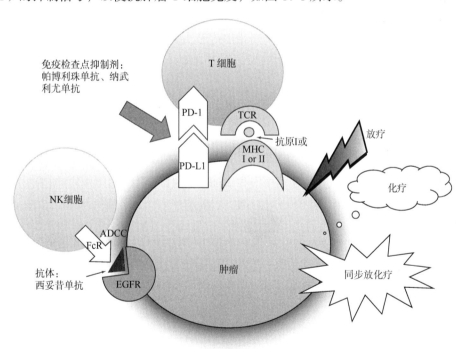

图 17-1 治疗 HNSCC 的策略。ADCC. 抗体依赖性细胞介导的细胞毒作用；PD-1. 编程性细胞死亡蛋白 1；PD-L1. **编程性死亡配体** 1；EGFR. **上皮生长因子受体**；MHC. 主要组织相容性复合物；FcR. Fc 受体

帕博利珠单抗和纳武利尤单抗是针对 PD-1 的单克隆抗体，被批准用于具有铂类耐药 R/M HNSCC 的患者。在 R/M HNSCC 的Ⅰb 期研究中（KEYNOTE-012），104 名患者中的 81 名（78%）被 IHC 编程为死亡配体 1（PD-L1）阳性，定义为至少 1% 的肿瘤细胞或基质表达 PD-L1。患者每 2 周服用帕博利珠单抗 100mg/m² 或每 3 周用 200mg/m² 剂量治疗。结

果显示，无论 PD-L1 或 HPV 状态如何，患者都会受益。每 3 周服用 200mg 帕博利珠单抗的患者耐受性良好，总体有效缓解率（ORR）为 18%（95%CI：8～32），而中位 DOR 略超过 12 个月。在对铂 R/M HNSCC 和西妥昔单抗的 KEYNOTE-055 Ⅱ期研究中，患者（n=171）每 3 周接受统一剂量的帕博利珠单抗 200mg。82% 的患者有 PD-L1≥1% 的表达，22% 的人乳头瘤病毒阳性，超过一半（75%）在转移环境下接受了至少二线之前的治疗。该研究报道了有效缓解率为 16%（95%CI：11%～23%），与 HPV 和 PD-L1 队列相比，两者的 DOR 中位数为 8 个月（范围为 2～12 个月）。帕博利珠单抗的批准剂量为每 3 周 200mg。Ⅲ期 KEYNOTE-040 试验试图证实铂类化疗后帕博利珠单抗在 R/M HNSCC 中的临床益处延长 OS。患者随机分配（1∶1）：帕博利珠单抗（n=247）或标准治疗（n=248），西妥昔单抗、多西他赛或甲氨蝶呤由研究者决定。帕博利珠单抗组比标准治疗没有统计学显著疗效；帕博利珠单抗中位数为 8.4 个月，标准治疗为 6.9 个月（HR：0.81，95%CI：0.66～0.99，P=0.020 4）。然而，帕博利珠单抗对 PD-L1 表达强烈的患者（大于或等于 50%）有临床显著缓解，肿瘤细胞中位 OS 值为 11.6 个月，标准治疗组为 6.6 个月（HR：0.54，95%CI：0.35～0.82，P=0.001 7）。最近，在 2018 年 ESMO 会议上报告了 KEYNOTE-048，并比较了单独使用帕博利珠单抗、帕博利珠单抗加化疗或作为 R/MHNSCC 一线治疗的结果。这项Ⅲ期研究表明，在仅使用帕博利珠单抗的总人群中，帕博利珠单抗和化疗组在 PD-L1 表达肿瘤患者中优于终端方案。

在铂化疗后 6 个月内进行随机Ⅲ期研究（CheckMate141）治疗 R/M HNSCC 患者的进展后，纳武利尤单抗被批准治疗 HNSCC。患者（n=361）每两周随机分配 2∶1 至 3mg/kg 或每周多西他赛、甲氨蝶呤或西妥昔单抗，由研究者选择。最终达到延长 OS 的主要目的（纳武利尤单抗 7.5 个月，单剂标准治疗 5.1 个月，P=0.01）。纳武利尤单抗组与标准治疗组的反应率为 13.3% vs 5.8%，1 年生存率为 36.0%，比标准治疗生存率增加了 19%。与标准治疗组相比，纳武利尤单抗具有更好的毒性特征和患者报告的生活质量。无论 p16 状态如何，接受尼沃单抗治疗的患者的 OS 中值较长（p16 阳性肿瘤报告 OS 为 9.1 个月 vs 4.4 个月，优于纳武利尤单抗；p16 阴性肿瘤报告 OS 为 7.5 个月 vs 5.8 个月，也优于尼沃单抗）。在试验中接受 PD-L1 试验的患者（n=260，72%）中，149 例患者（57.3%）的 PD-L1 表达大于或等于 1%。无论 PD-L1 的表达水平如何，HNSCC 患者都能受益于免疫检查点抑制剂治疗，尽管 PD-L1 水平的升高可以观察到更大的益处。使用 R/MHNSCC 中的检查点抑制剂不需要 PD-L1 的表达。

免疫检查点抑制剂的毒性

免疫检查点抑制剂与化疗有不同的毒性特征，化疗偶尔会危及生命。免疫相关不良事件（irAE），如甲状腺疾病、肺炎、结肠炎、菌丝唾液炎、肝炎、皮肤反应和心肌炎已被确认。irAE 的发生和发病时间各不相同，可在第一个周期后几天或使用 1 年后看到，中位发病在 8 周左右。对 12 808 名抗 PD-1/PD-L1 药物患者的荟萃分析显示，任何级别不良事件总发生率为 26.82%（95%CI：21.73～32.61），3 级或以上严重不良事件发生率为 6.10%（95%CI：4.85～7.64）。与帕博利珠单抗相比，纳武利尤单抗的不良事件发生率更高（48.0% vs 18.5%），而两者 3/4 级不良事件的发生率相似（纳武利尤单抗为 8.25%，帕博利珠单抗为 5.10%）。两者毒性对比情况见表 17-1。管理是具有挑战性的，癌症免疫治疗协会（SITC）最近发表了共识建议。一般来说，甲状腺功能应在基线和常规时进行测试。应持有 ICI，针对 2 级及 2 级以上毒性的类固醇[剂量为 0.5mg/kg 至 2mg/（kg·d）]。偶尔，建议使用免疫抑制剂，如麦考酚酸莫菲替、他克莫司[0.10～0.15mg/（kg·d），低于 5～20ng/ml 水平]和英夫利昔单抗（5mg/kg）。多数再次发生不良反应是 2 级或 2 级以下的。

六、唾液腺肿瘤

主要唾液腺（腮腺、下颌下腺、舌下腺）和小唾液腺的癌症很罕见，占头颈上皮肿瘤的 10% 以下。在唾液腺中发生的肿瘤超过 50% 被诊断为良性肿瘤，如多形性腺瘤和 Warthin瘤。恶性肿瘤的特征是生长缓慢，往往有多次局部复发和远处转移。最常见的恶性癌症的类型为腺样囊性癌、多形性低级别腺癌和黏液表皮样癌。

手术切除辅助放射治疗是所有原发性和复发性疾病的主要治疗方法，如存在不良病理特征（如阳性切缘或广泛的淋巴结转移）。根治性放射治疗被用于不可切除的肿瘤。转移性腺样囊性癌和其他唾液腺癌通常是惰性的。因此，全身治疗应该延迟，直到在 6个月内的连续成像中发现实质性的肿瘤生长，或者出现疾病的症状。转移性唾液腺癌的标准治疗是铂类化疗。有针对性的治疗主要针对特定的分子靶点。HER-2 的表达在唾液腺癌中高达 56%，组织学主要是腺癌，而曲妥珠单抗的靶向治疗是表达 HER-2 的癌症的标准治疗。c-kit 在约 80% 的腺样性囊性癌中表达。靶向药物，如拉帕替尼（EGFR和 HER2 的双重抑制剂），以及影响血管内皮细胞增殖的药物，如索拉非尼和阿西替尼，正在研究中。在病理学上，ETV6-NTRK3 融合已经在不同的癌症中被发现，包括一种罕见的唾液腺癌：类似乳腺分泌性乳腺癌。使用神经营养受体酪氨酸激酶（NTRK）抑制剂，如恩列替尼，被报道了是有效的，目前正在对表达 NTRK 融合和突变的癌症进行研究。

表 17-1　纳武利尤单抗和帕博利珠单抗中的免疫相关不良事件（irAE）

药物	纳武利尤单抗		帕博利珠单抗	
不良事件	所有等级	3 级或 4 级	所有等级	3 级或 4 级
皮肤（皮疹、瘙痒）	13%	2%	5%	2%
结肠炎	10%～13%	1%	4%	1%
甲状腺功能减退症	7%～11%	1%～2%	7%～11%	1%～2%
肺炎	3%	1%	3%	1%
肝毒性	5%	≤2%	2%	≤2%
垂体炎	1%	0.5%	1%	0.5%
肾上腺功能不全	1%～2%	1%	1%～2%	1%

七、甲状腺癌

甲状腺癌来源于参与甲状腺激素产生的内皮层衍生的甲状腺卵泡细胞或产生降钙素的神经嵴衍生的甲状腺 C 细胞。最常见的滤泡源性癌症是甲状腺乳头状癌（PTCs）和滤泡状癌（FTCs），约占所有甲状腺癌的 90%。分化不良和间变性的甲状腺癌（甲状腺癌的 1%~2%）很少发生，也起源于滤泡细胞，但具有较强的侵袭性。甲状腺髓质癌（甲状腺癌的 5%~9%）来源于甲状腺 C 细胞，可以遗传。分化性甲状腺癌的 10 年死亡率较低。辐射暴露是甲状腺癌的一个高危因素。对切尔诺贝利辐射后诱导的甲状腺癌的研究报告显示，异常激活的有丝分裂原激活蛋白激酶（MAPK）信号和融合癌基因来自于激活 RET 的染色体内重排或 ntrk。在 PTC 中发现的最常见的从大多数到最少见的突变包括 BRAFV600E、RAS 和染色体重排，这些突变破坏了酪氨酸激酶结构域和（或）受体（在 RET、NTRK 和 ALK 中可见）。PTC 的 FTC 和滤泡变异与 RAS 或 PAX8-PPAR-gamma 融合癌基因（在约 35%的 FTC 中检测到）的相互排斥突变有关。3%~9%的分化性甲状腺癌与家族性癌症综合征有关，如加德纳综合征、家族性腺瘤性息肉病或考登病。

甲状腺癌的标准治疗方法是手术。腺叶切除术或甲状腺全切术是最大尺寸 1~4cm 的原发性甲状腺癌的手术方案。全甲状腺切除术和切除相关的淋巴结是治疗最大尺寸大于 4cm 的肿瘤的推荐治疗方法。全甲状腺切除术与较高的手术并发症风险相关，如喉返神经损伤导致声带瘫痪和继发于甲状旁腺功能亢进的低钙血症。在全甲状腺切除术后，使用单一剂量的放射性碘（RAI）来摧毁任何残余或肉眼不可见的甲状腺癌细胞。对于分化型甲状腺癌，左旋甲状腺素抑制和使用 RAI 是标准治疗。体外放疗和化疗用于缓解难治性或转移性疾病。

血清甲状腺球素（Tg）应在患者初次治疗后接受抑制剂量的 6~12 个月后测量。如果在治疗后 1 年用抑制剂量的甲状腺素治疗期间未检测到血清甲状腺球蛋白水平，应在两剂重组人促甲状腺素后检测甲状腺球蛋白水平。如果水平升高超过 2ng/ml，可能出现残留灶病，应使用碘扫描进行全身成像。如果为阴性，则 FDG-PET 扫描时，50%以上的患者显示出现局部疾病。RAI 是转移性疾病的首选治疗方法，近 50%的患者获得了 CR，尽管年轻患者和小病灶肺转移患者有较高的完全缓解率。

FDA 批准了两种酪氨酸激酶抑制剂（TKIS），索拉非尼和伦瓦替尼，用于放射性碘耐药的转移性甲状腺癌患者。索拉非尼是一种口服血管内皮生长因子（VEGF）受体 1~3 和 Raf 激酶的抑制剂，根据Ⅲ期临床试验的阳性结果被 FDA 批准用于治疗 RAI 耐治性甲状腺癌。LA 或对 RAI 具有耐药性且近期进展的转移性甲状腺癌（n=416）患者随机接受每日两次口服索拉非尼（n=207）或安慰剂（n=209）。患者的甲状腺组织学包括 PTC（57%）、滤泡性甲状腺癌（25%）和分化不良的癌（10%）。大多数患者有肺、淋巴结或骨转移。这次试验达到了主要的研究目标：PFS 改善（索拉非尼 10.8 个月 vs 安慰剂 5.8 个月；$P<$0.000 1）；索拉非尼治疗患者的疾病控制率（完全反应、部分反应、稳定疾病>6 个月）为 54%，而接受安慰剂患者的疾病控制率为 34%（$P<0.000 1$）。这些反应大多为病情稳定（SD），12%为部分缓解（PR）；未报告完全缓解（CRs）。最常见的 3 级或 4 级毒性

包括手足综合征、高血压和低钙血症。

伦伐替尼是一种口服的 VEGF 受体 1～3、成纤维细胞生长因子受体（FGFR）1～4、血小板衍生性生长因子（PDGFR）α、RET 和 KIT 的多靶向 TKI 抑制剂，根据Ⅲ期选择试验的阳性结果，于 2015 年被批准用于治疗 RAI-耐治性甲状腺癌。在本试验中，392 名患者被随机分配到 2∶1 的两组：伦伐替尼每日 24mg 或安慰剂。试验的主要终点是改善 PFS，支持伦伐替尼 PFS 18.3 个月，安慰剂组 3.6 个月（HR：0.21，95%CI：0.14～0.31，$P<0.001$）。伦伐替尼的反应率为 64.8%，其中有 4 个 CRs。服用伦瓦替尼的患者的治疗相关不良事件（75.9%）明显高于安慰剂（9.9%）。最常见的毒性包括高血压、腹泻、疲劳、厌食症和体重减轻。

其他靶向治疗方法也在研究之中。塞卢美替尼是一种有丝分裂激活蛋白激酶（MEK）抑制剂，可以促进一组抗性甲状腺癌患者的碘摄取和保留。一项对碘耐药的 PTC 进行 100mg 每日 2 次的Ⅱ期试验显示，在 32 名评估患者中，有 3% 的 PR 和 54% 的 SD。PI3K 是雷帕霉素（MTOR）抑制剂的靶点，在 35 名转移性或 LA 滤泡源性甲状腺癌患者的Ⅱ期研究中进行了测试。患者每天 10mg 口服 1 次，研究报告 65% 的患者为 SD，58% 的患者维持 SD 超过 24 周。患者经历了一般可处理的不良事件，包括贫血（64%）、咳嗽（64%）、口腔炎（61%）和高血糖（61%）。没有一个患者有完全或部分的缓解，但由于疾病控制率和毒性相对较低，它是一种很有前途的单独或联合治疗的药物。阿西替尼（AG-013736）主要针对 VEGF 受体 1～3、血小板衍生生长因子受体 β 和 c-kit，对 60 例甲状腺癌患者进行 5mg 每日 2 次剂量用药。对阿西替尼的治疗反应包括 18 名患者（30%）PR，以及 23 名患者（38%）维持至少 16 周的 SD。阿西替尼 PFS 时间超过 18 个月。帕唑帕尼，一种有效的小分子 TKI，针对 VEGF 受体的所有亚型，没有对 RET 受体的活性，在一项针对 37 名转移性放射性碘分化甲状腺癌患者的Ⅱ期研究中测试了其主要抗血管生成活性。帕唑帕尼每天 800mg 口服 1 次。49% 的患者为 PR（95%CI：35%～68%），43% 的患者需要减少剂量。最常见的与治疗相关的不良事件与其他 TKIs 相似，包括高血压、疲劳、腹泻、出血倾向、皮肤和头发的变化。

（一）低分化甲状腺癌与未分化甲状腺癌

分化不良的甲状腺癌约占所有甲状腺癌的 6%，平均生存期为 3 年。与其他类型的甲状腺癌相比，边化较差的甲状腺癌和间变性甲状腺癌（ATC）往往非常活跃，生存率显著较低，外科手术是治疗这种罕见癌症的主要手段。一些患者可能会受益于 RAI 治疗。作为一种更罕见、更具侵袭性的癌症，它占所有甲状腺癌的 1%，平均术后生存时间为 6 个月。RAI 在这些癌症的治疗中通常没有任何作用，而且化疗和放疗也几乎没有什么好处。如果可能，应切除肿瘤并接受放疗和化疗的辅助治疗；顺铂或多柔比星是最常用的。研究发现，ATC 的 *TP53* 和 *TERT* 突变的发生率很高。据报道，BRAF 抑制剂维莫拉非尼和达布拉非尼结合 MEK 抑制剂对携带 *BRAFV600E* 突变的 ATCs 有一定的临床意义。

（二）甲状腺髓样癌

甲状腺髓样癌（MTC）来源于分泌降钙素的细胞，约占所有甲状腺癌的 5%。约 70% 的 MTC 是散发性，而其余的则是由 *RET* 原癌基因突变引起的家族性 MTC。当甲状旁腺增生、嗜铬细胞瘤和其他肿瘤也存在时，家族性 MTCs 可与多种内分泌肿瘤 2 型综合征（MEN2A 和 MEN2b）相关。患者通常由于降钙素水平高而出现水样分泌性腹泻。

嗜铬细胞瘤（过量儿茶酚胺）的筛选对排除家族性综合征很重要。建议直接通过 DNA 分析对有家族性 MTC 风险的家族成员筛选 RET 种系突变。手术是主要治疗方法，术后放射治疗并非常规使用。手术切除后，需要监测降钙素和癌胚抗原水平。生长抑素类药物用于治疗有远处转移的 MTC 患者。家族和散发类型的十年生存率为 70%～80%。

凡德他尼是一种针对 VEGF 受体、RET 和 EGFR 的口服 TKI。FDA 根据Ⅲ期 ZETA 试验批准凡德他尼作为治疗不可切除、LA 或转移性 MTC 的方法。MTC 患者（$n=331$），95%患有转移性疾病，被随机分为两组：凡德坦尼组（$n=231$）或安慰剂组（$n=100$）PD，主要终点为延长 PFS。两年后收集和分析数据，有 124 例患者（37%）病情进展，48 例（15%）死亡。服用凡德他尼的 PFS 优于安慰剂（HR：0.46，95%CI：0.31～0.69，$P<0.001$）。据统计显示，凡德他尼在反应率（$P<0.001$）和疾病控制率（$P=0.001$）方面也优于安慰剂。与服用安慰剂的患者相比，任何级别的凡德他尼治疗患者的不良事件都更频繁（如腹泻、皮疹、恶心、高血压和头痛）。由于 QT 间期延长的风险，凡德他尼只能通过 FDA 凡德他尼风险评估和缓解策略方案获得。凡德他尼发出的黑色警告包括 QT 间期延长、扭转性室性心动过速和猝死。凡德他尼推荐每日剂量为 300mg，肾功能损害患者剂量降减少至 200mg。

卡博替尼是一种针对 MET、VEGF 受体 2 和 RET 的口服 TKI，在 2012 年 11 月经过随机Ⅲ期试验后被批准用于治疗进展性、转移性 MTC。近期进展转移性 MTC 患者（$n=330$）（2:1）分配卡博替尼（$n=219$）或安慰剂（$n=111$）。与安慰剂相比，卡博替尼显著改善了 PFS（11.2 个月 vs 4.0 个月，$P<0.001$），达到了本研究的主要目的。卡博替尼组的反应率为 28%，安慰剂组没有反应记录。服用卡博替尼的患者经历了腹泻、疲劳、恶心、手足感觉障碍、体重减轻和食欲缺乏等不良事件。大多数患者需要减少剂量（79%）。发出的黑色警告为胃肠穿孔和瘘管形成，分别为 3%和 1%。凡德替尼和卡博替尼没有直接比较，也没有总体生存率比较的报道。药物的选择可能取决于预期的副作用，而开始治疗的适应证需要个体化，通过平衡毒性情况和生活质量结果。开发更具选择性的 RET 激酶抑制剂，可能对 MTCs 或其他由 RET 融合驱动的癌症患者更有效。

图 17-2 总结了甲状腺癌的靶向疗法。表 17-2 总结了目前 FDA 批准的头颈部癌的靶向疗法和免疫疗法。

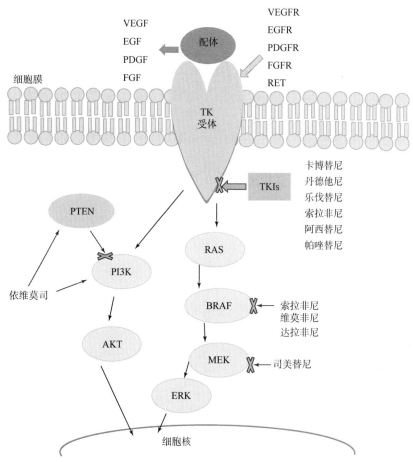

图 17-2 甲状腺癌的靶向治疗

TK. 受体酪氨酸激酶受体；TKI. 酪氨酸激酶抑制剂

表 17-2 FDA 批准的头颈部癌靶向治疗和免疫治疗

药物	机制	FDA 批准	试验	毒性
西妥昔单抗	抗 EGFR 抗体	2011 年，晚期和转移性 HNSCC 的治疗	EXTREME	皮疹、输液反应
索拉非尼	TKI：VEGF 受体 1~3 和 Raf 激酶的抑制剂	2013 年，治疗 RAI-难治性甲状腺癌	DECISION	手足综合征、高血压和低钙血症
乐伐替尼	TKI：VEGFR1~3、FGFR1~4、PDGFa、RET、KIT 抑制剂	2015 年，治疗 RAI-难治性甲状腺癌	SELECT	高血压、腹泻、疲劳、厌食和体重减轻
凡德他尼	TKI：VEGF、RET、EGFR 抑制剂	2011 年，用于因无法切除、局部进展期或转移性甲状腺髓样癌的治疗	ZETA	QT 间期延长、尖端扭转和猝死
卡博替尼	TKI：ME、VEGFR、RET 抑制剂	2012 年，治疗进展性转移性甲状腺髓样癌	EXAM	胃肠道穿孔（3%）和瘘管（1%）
纳武单抗	PD-1 单克隆抗体	2016 年用于耐铂 R/M 型 HNSCC	CheckMate-141	免疫相关不良反应
派姆单抗	PD-1 单克隆抗体	2016 年用于耐铂 R/M 型 HNSCC	KEYNOTE-012	免疫相关不良反应

（董志飞 译 张 勇 翟振华 校对）

第十八章　原发性中枢神经系统肿瘤

Rimas V. Lukas，Vinai Gondi，Orin Bloch，Maciej M. Mrugala

原发性中枢神经系统肿瘤（CNS）依据组织学以及目前常用的分子生物学特征进行分类，以确定合适的治疗方法。根据这一策略，我们将介绍主要类型的临床表现、病理学、临床治疗规范以及未来发展方向。在精确医学的背景下，重点讨论临床治疗。

一、原发性中枢神经系统肿瘤

原发性中枢神经系统肿瘤是起源于脑实质、脊髓、马尾神经或脑膜的实体瘤，包括许多类型，最近世界卫生组织（WHO）分类有一些重要的更新：取消一些旧分类、建立新分类、编码一些重要的子分类。本次更新的主题是将基因突变和重排等重要的分子特征纳入分层诊断。随着发现对诊断和治疗有意义的信息，这一系统将继续完善。

（一）弥漫性星形细胞瘤和少突胶质细胞瘤

弥漫性星形细胞瘤和少突胶质细胞瘤包括多种亚型，大致分为以下4类：胶质母细胞瘤相关的IDH野生型（IDHwt）星形细胞瘤、低级别星形细胞瘤相关的IDH突变型星形细胞瘤、少突神经胶质细胞瘤、组蛋白突变的弥漫性中线胶质瘤。后者包括之前诊断的弥漫性内生性脑桥胶质瘤（DIPG）和其他中线位置的侵袭性肿瘤。以上肿瘤的共同特征是弥漫性浸润，组织学可见分散的神经元突起。治疗经常采用手术、放疗和全身治疗。虽然肿瘤类型发展各异，但是目前均不可治愈。

1. IDH野生型星形细胞瘤　IDH野生型星形细胞瘤包括星形细胞瘤IDHwt（WHOⅡ级）、间变性星形细胞瘤IDHwt（WHOⅢ级）和胶质母细胞瘤IDHwt（WHOⅣ级）。肿瘤由星形细胞样细胞构成，胶质纤维酸性蛋白（GFAP）阳性。肿瘤浸润脑实质，与之无明显边界。肿瘤可以发生在神经轴的任何位置，但常见于皮质下的白质（图18-1）。如有核分裂，组织学诊断从Ⅱ级上升到Ⅲ级，然而分子学特征在预后方面比组织学分级更为重要。血管内皮增生和（或）坏死通常呈假栅栏状，目前诊断Ⅳ级，但以后可能会改变。组织学分级已经使用了几十年，预示疾病的自然病程，若结合分子学特征则能进一步增强对预后的判断。Ⅱ级和Ⅲ级IDHwt弥漫性星形细胞瘤的预后与IDHwt胶质母细胞瘤相似，IDH突变型胶质母细胞瘤预后更接近其他IDH突变型星形细胞瘤，而不是IDHwt胶质母细胞瘤。IDHwt星形细胞瘤常伴有一系列遗传基因的异常，包括表皮生长因子受体（EGFR）扩增和突变、端粒酶逆转录酶（TERT）突变以及α-珠蛋白生成障碍性贫血伴智力低下综合征非缺失型X连锁基因（ATRX）的保留，而IDH突变型则缺乏以上变异。以后临床治疗和试验将纳入上述分子学特征，已有临床试验基于 IDH 突变状态筛选病例。

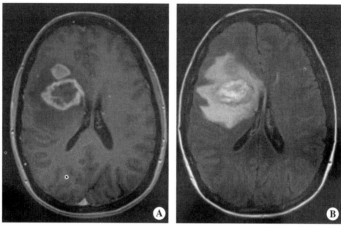

图 18-1　MRI 图像显示 IDH 野生型胶质母细胞瘤

A. 轴位 T_1 增强图像显示不均匀强化的病变；B. 周围有较大面积的 FLAIR 异常

目前 IDHwt 星形细胞瘤的治疗有手术、放疗、化疗及电场治疗（TTFields）。相对低级别肿瘤，胶质母细胞瘤的治疗模式最为明确。IDH 突变状态不影响治疗决策，目前野生型和突变型的治疗相似，如果疗效有明显差异，以后治疗模式有可能发生变化。

经典治疗首先是手术切除或诊断性活检。如果可行，通常最大程度的切除肿瘤。手术减少肿瘤负荷，缓解占位效应及相关症状，为病理诊断和分子学研究提供组织标本。研究表明扩大切除可提高生存率，多数为回顾性研究，证据水平较低。临床探索许多新技术以最大程度地切除肿瘤，包括术中唤醒、神经电生理定位、术中磁共振成像（MRI）以及使用 5-氨基乙酰丙酸（5-ALA）等药物以明确切除范围。能否开展上述技术取决于患者、医师和医疗机构。

经组织学明确诊断后，患者常规接受分次放射治疗（RT）。放疗靶区通常包括增强（T_1 MRI 序列）和非增强（T_2 FLAIR MRI 序列）的肿瘤区域及依据神经解剖学形成的边界，覆盖肿瘤和亚临床病变。以多次分割模式照射，大体积脑组织（大脑）能耐受较高剂量。组织学分级和分子学特征预示肿瘤侵袭性和预后，依此选择放疗剂量，要平衡肿瘤控制率和放疗远期副作用两者的关系。胶质母细胞瘤放疗的标准剂量是 60Gy。有试验正在研究增加剂量和质子治疗在当今放化疗时代的作用。除了替莫唑胺，迄今尚无其他有效的放疗增敏剂。

IDHwt 星形细胞瘤化疗已经应用 10 余年。胶质母细胞瘤化疗的作用是最为明确，对于间变性星形细胞瘤，化疗也是标准治疗。分子时代，临床按照高、低风险确定治疗方案。RTOG 9802 和 RTOG 0424 两项临床研究依据不同条件分别定义高风险，与单纯放疗比较，放疗加化疗组显示出生存优势。MGMT 似乎对低级别肿瘤的预后与胶质母细胞瘤一样有影响。特定分子亚型如何影响治疗模式尚不明确。EORTC/NCIC（26981/22981/CE3）是推动化疗广泛应用的关键试验，分别以放疗联合化疗和单纯放疗治疗胶质母细胞瘤，前者在放疗期间同步替莫唑胺化疗，以及辅助替莫唑胺化疗 6 个周期。放化疗联合组观察到总生存期和其他主要指标超过 5 年的病例，MGMT 启动子甲基化的患者获益最大。MGMT 是一种 DNA 修复酶，通过烷化剂替莫唑胺去除 DNA 中 O6 鸟嘌呤位置的甲基。许多前瞻性研究尝试新方案增强上述作用，包括改变药物剂量、破坏 DNA 修复机制、增加抗血管生成治疗或靶向疗法，但均无明显获益。最近 NOA-09 研究报道，在替莫唑胺中加入亚硝基脲 CCNU 显示出较好结果，有待进一步验证。经过探索在原有治疗基础上增加新的治疗方法，迄今发现辅助治疗阶段增加电场治疗可以提高生存率。

电场治疗（TTFields）是一种基于设备的治疗，使用一组治疗阵列直接应用于剃光的头皮。阵列以 200kHz 的频率产生两个垂直的低压交变电场，以电场强度和频率依赖性方式破坏极化结构（如有丝分裂纺锤体），进而导致细胞的自噬和凋亡（至少部分）。电场还能影响细胞器和细胞膜以及调节免疫活性。Ⅲ期随机临床研究 EF-14 比较替莫唑胺联合 TTFields 和单纯替莫唑胺辅助化疗，证实联合治疗能提高总生存率、无进展生存率，有患者生存期延长至 5 年。虽然 TTFields 被批准用于初治和复发的胶质母细胞瘤，我们推测 IDHwt 星形细胞瘤也会获益。尚无预测 TTFields 效果的生物标志物或候选指标。TTFields 对不同生物标志物亚型、IDHwt/IDH 突变、MGMT 启动子甲基化/非甲基化的患者均有效，然而预后良好的患者绝对获益最大。TTFields 最近获批治疗间皮瘤（https://novocur.com/fda-approves-the-novottf-100ltmsystem-in-combination-with-chemotherapy-for-the-trea-tment-of-malignant-pleural-mesothelioma/）。是否对其他肿瘤有效则需要进一步研究。目前有多项关于儿童人群的临床试验，TTFields 治疗联合其他药物（包括疫苗），以及评估肿瘤组织病理变化。

尽管经历几十年的深入研究，精确医学仍未成为胶质母细胞瘤的治疗标准。EGFR 是研究最热门的靶点之一，至少一半胶质母细胞瘤有扩增、过度表达和（或）突变。小分子酪氨酸激酶抑制剂（TKI）和针对 EGFRvⅢ突变的疫苗尚未成功。EGFR-TKI Osimertinib 中枢神经系统浓度更高，可能对患者有益。ABT-414（depatuxizumab-mafodotin）是一种抗体-药物结合物（ADC），靶向作用于肿瘤细胞 EGFR，无论是扩增还是 EGFRvⅢ突变都可能有效。然而Ⅲ期试验并没有达到主要生存终点，有待后期的试验结果（https：//news.abbvie.com/news/press-releases/ abbvie-provides-update-on-depatuxizumab-mafodotin-depatux-m-an-investigational-medicine-for-newly-diagnosedglioblastoma-an-aggressive-form-of-braincancer.htm）。成纤维细胞生长因子受体 3（FGFR3）-转化酸性卷曲含蛋白 3（TACC3）融合约存在于 3% 的胶质母细胞瘤中，是一个少见的治疗靶点。在 IDHwt 而且 EGFR 野生型的肿瘤，融合的发生频率与其他一系列肿瘤相似。此融合激活 FGFR，使其成为药物开发的靶点。有报道 FGFR 抑制剂使病变保持稳定或略微缩小。最后我们讨论 BRAFV600 突变，靶向治疗低级别胶质瘤疗效显著。此突变存在于部分胶质母细胞瘤中，但是靶向治疗未显现出相应效果。

2. IDH 突变型星形细胞瘤　星形细胞瘤有两种不同的生长模式，有些从最初诊断就表现为侵袭性生长，有些则相对惰性，但持续存在。临床病程和组织学分级之间存在相关性，Ⅱ级和Ⅲ级通常比Ⅳ级表现惰性，然而和分子学特征之间存在更强的相关性。一些Ⅱ级或Ⅲ级星形细胞瘤病情进展迅速，而一些Ⅳ级肿瘤生长缓慢，两组之间 IDH 突变情况存在明显的差异。IDH 突变多见于年轻患者和相对惰性的Ⅱ级和Ⅲ级星形细胞瘤，以及由低级别肿瘤继发的胶质母细胞瘤。少数原发胶质母细胞瘤（约 10%）存在 IDH 突变。

与 IDHwt 星形细胞瘤一样，IDH 突变型最常发生在皮质下的白质。大多数情况下，病变的 T_1 图像显示低信号，而且无增强，T_2/FLAIR 图像呈现高信号（图 18-2）。MRI 和 MR 波谱鉴别 IDHwt 和 IDH 突变型是影像学研究的热门领域。相对于 IDHwt，IDH 突变型经常位于单侧，边界更清晰。组织学上，细胞密度增高。随着恶性特征的增多而分级升高，例如有丝分裂、内皮细胞增生和坏死。IDH 突变是决定性特征之一，是肿瘤发生的早期步骤。IDH 突变导致 α-酮戊二酸的表达障碍和肿瘤代谢物 2-羟基戊二酸（2-HG）的蓄积。这与基因组广泛甲基化有关，发展为胞嘧啶磷酸鸟嘌呤（CpG）岛甲基化表型（G-CIMP）。

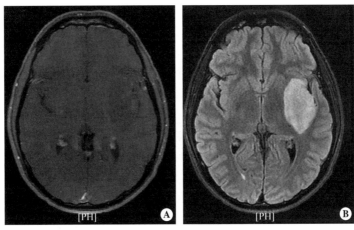

图 18-2　MRI 图像显示Ⅲ级 IDH 突变型星形细胞瘤
A. T_1 增强图像显示一个无增强的低信号区；B. T_2 FLAIR 图像显示相应区域高信号

分子学特征是对疾病本质的理解，既往关于治疗的研究很少纳入这些特征，以后将有望改变。如上文所述，胶质母细胞瘤 IDH 突变型和 IDHwt 的治疗模式相同，间变性星形细胞瘤 IDH 突变型与 IDHwt 也相似，即手术切除和术后放疗同步联合替莫唑胺，然后辅助替莫唑胺化疗。CATNON Ⅲ期研究（EORTC 26053-22054）正在研究放疗和化疗在Ⅲ级星形细胞瘤（IDHwt 和 IDH 突变）中的作用。患者被随机分为单纯放疗、放疗同步联合替莫唑胺、放疗同步联合替莫唑胺然后辅助替莫唑胺、单纯替莫唑胺。中期结果表明，辅助替莫唑胺化疗改善了总生存率（HR 0.65，99.145% CI：0.45～0.93）和提高了五年生存率（55.9% vs 44.1%），后期将阐明同步替莫唑胺的作用。TTFields 是独立的预后因素，提高了胶质母细胞瘤的生存率，以上数据主要来源于以 IDHwt 为主的Ⅳ级肿瘤，因此 TTFields 通常不做常规治疗。低级别（Ⅱ级）星形细胞瘤伴 IDH 突变的治疗尚不明确。由于肿瘤进展缓慢，评估疗效存在一定难度。治疗包括以下几种：临床和影像随访、单纯手术、单纯放疗、单纯化疗、2～3 种方式的联合治疗。大量前瞻性和回顾性研究表明，最大程度的手术切除能够提高总生存率。此外，癫痫是低级别胶质瘤的常见症状，切除更大范围可以减少癫痫发作。诸多因素影响后续治疗的选择，包括患者对每种治疗风险的接受和排斥。组织学Ⅱ级伴有以下因素者被定义为高风险。最常用的高风险分类有：①年龄≥40岁和（或）手术后的残余肿瘤；②以下3种或3种以上因素：≥40岁、星形细胞瘤、两侧半球肿瘤、术前直径≥6cm、术前神经功能状态>1。进入分子时代后，以上分类的价值有待商榷。高风险的治疗策略包括放疗同步替莫唑胺再辅助替莫唑胺化疗、放疗后辅助替莫唑胺化疗或放疗后辅助PCV化疗。RTOG 0424研究至少一定程度上支持放疗同步替莫唑胺化疗，然后辅助替莫唑胺，较既往对照组提高了3年生存率。当然也可以考虑任意单一治疗模式。即使定义为高风险，IDH突变型星形细胞瘤通常预后较好，可考虑质子治疗以避免远期不良反应。靶向治疗IDH的小分子抑制剂和疫苗，正在积极研究中，将在少突胶质细胞瘤章节中进一步讨论。

3. 少突胶质细胞瘤（1p19q编码缺失，IDH突变胶质瘤）　相对于星形细胞瘤，浸润性胶质细胞瘤侵袭性低，对治疗更敏感。少突胶质细胞瘤组织学表现为圆形肿瘤细胞和核周空晕，核周空晕是组织切片制备过程中形成的假象。大多数存在1p和19q染色体不平衡易位。依据染色体畸变的表现分为几种亚类：1p19q共缺失、无1p19q共缺失、1p缺失、19q缺失。自从WHO分类更新以来，1p19q共缺失是少突胶质细胞瘤的一个必要特征，同时伴有IDH突变。具有少突胶质细胞瘤分子表型但组织学为星形细胞瘤的肿瘤现在归类为少突胶质细胞瘤。

与其他神经胶质瘤一样，少突胶质细胞瘤通常发生在皮质下的白质（图18-3），然而，与星形细胞不同的是，它们在前额叶发病率较高，颞叶或深部结构发病率较低。这一现象的机制尚不清楚。MRI增强图像表现多样性，T_2/FLAIR图像显示高信号。影像和组织学上均可见钙化，说明肿瘤生长缓慢。目前正在研究的先进成像技术区分少突胶质细胞瘤和星形细胞瘤，但是并未常规应用于临床。

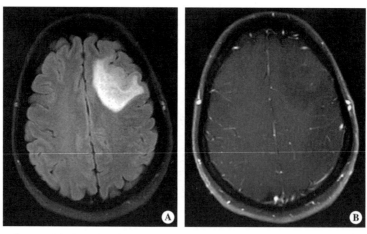

图18-3　MRI图像显示Ⅲ级少突胶质细胞瘤，T_1增强图像显示一个低信号区域，伴有轻度云雾状强化

与星形细胞瘤相似，少突胶质细胞瘤的治疗包括手术、放疗和（或）化疗，放化疗的效果优于星形细胞瘤。手术追求最大程度的切除，回顾性研究表明低级别肿瘤扩大切除范围能够提高总生存率。最近的证据表明，由于少突胶质细胞瘤惰性生长和化疗敏感性高，扩大手术切除的获益减弱。因此，应评估扩大手术切除的风险和疗效。Ⅲ级少突胶质细胞瘤，术后通常放疗和化疗。放疗剂量低于高级别星形细胞瘤，通常为 50.4～54Gy，分次放疗。靶区包括肿瘤（典型的非增强区域）及依据神经解剖学形成的边界，以覆盖肿瘤和亚临床病变。

少突胶质细胞瘤是第一个化疗有效的神经胶质肿瘤，特别是丙卡巴嗪、CCNU 和长春新碱（PCV）。基于 RTOG 9402 和 EORTC 26951 两个Ⅲ期研究，化疗已经成为新诊断Ⅲ级少突胶质细胞瘤的标准治疗。以上研究将单纯放疗与放疗联合 PCV 化疗进行了比较。两项研究的放疗时机（化疗前 vs 化疗后）以及化疗剂量各不相同，近期结果显示联合方案提高了无进展生存率，总体生存率有待远期结果报道。Ⅱ级少突胶质细胞瘤的标准治疗模式不太明确。许多临床医师主张高危Ⅱ级肿瘤应积极放疗和化疗，参照 RTOG 9802 研究。再次强调，低危肿瘤的最佳治疗模式尚未明确，需要借用其他临床数据的推断来指导治疗。虽然上述研究采用 PCV 化疗，但是鉴于替莫唑胺对高级别星形细胞瘤的疗效和耐受性更好，临床选择替莫唑胺化疗。随机Ⅲ期研究 CODEL 将有助于阐明特定化疗方案的价值。另一项随机Ⅲ期研究 EORTC 22033-26033 显示单纯替莫唑胺并不优于单纯放疗，推测单纯替莫唑胺劣于放疗联合化疗。同时，最大的回顾性研究比较 PCV 和替莫唑胺，结果显示 PCV 提高无进展生存率和有提高生存率的趋势，但是回顾性研究的许多因素都会产生偏倚。鉴于患者预后好，可考虑质子治疗以减小放疗所致的认知功能障碍，未来调强质子治疗可能会对患者有益。

对于生长缓慢的肿瘤，观察终点（如总生存率）需要很长时间，而且早期终点可能与生存率无关，这些情况增加了临床试验的难度，因此考虑增加其他观察终点，例如癫痫控制、肿瘤体积增长率和生活质量。

IDH 突变是治疗星形细胞瘤和少突胶质细胞瘤的潜在靶点。口服小分子 IDH1 抑制剂 ivosidenib（AG-120）和 IDH2 抑制剂 enasidenib 治疗急性髓系白血病获得成功，这一结果支持对胶质瘤的研究。小分子 IDH 抑制剂和靶向疫苗的研究正在进行中，但尚无可观的疗效。

4. 弥漫性中线胶质瘤，H3K27 突变型　弥漫性中线胶质瘤具有组蛋白突变，是一类浸润性胶质瘤，包括多种独立亚型，以及曾经称为弥漫性脑桥胶质瘤（DIPG）。尽管有时影像或组织学为低级别肿瘤，但临床表现为高级别的发展病程。组蛋白 3（H3）是最常见的突变，其中 H3K27M 报道最多，还有其他大量突变。突变似乎和年龄和解剖位置有关。组蛋白突变最早报道于 DIPG，也见于其他中线胶质瘤以及血液和肌肉骨骼肿瘤。

肿瘤位于深部结构，难以完全切除（图 18-4）。通过组织活检明确病理诊断。如果儿童患者具有典型影像学表现，即扩展到脑桥的 T_2/FLAIR 异常高信号，通常不易获得组织学诊断，因此在缺少组织学/分子学诊断的情况下可以进行临床治疗。然而目前倾向于先获得组织学诊断。放疗延长生存的作用很小，传统化疗也缺乏足够的疗效。总之，疾病进展很快，预后很差。

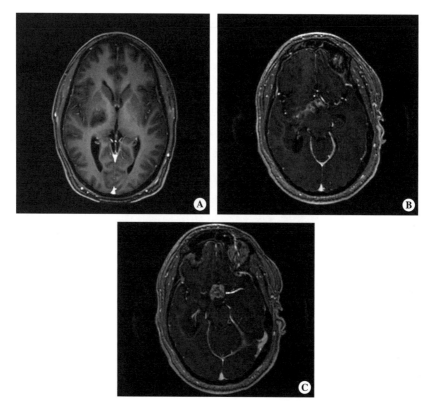

图 18-4　A. MRI T₁ 增强图像显示右侧丘脑无强化的病变；B、C. 中线其他区域显示强化的肿瘤。最初诊断间变性星形细胞瘤 NOS，经分析显示 H3K27 M 突变，重新分类为 WHOⅣ 级弥漫性中线胶质瘤

最近的发现给这种疾病带来了希望。组蛋白复合物和多巴胺受体两个靶点备受关注。组蛋白突变导致染色质不稳定，后者通过一种未知的机制导致胶质瘤发生。组蛋白去乙酰化酶导致了染色质松动，随后沉默基因转录，因此组蛋白去乙酰化酶抑制剂可以作为一种治疗策略。第二个值得关注的靶点是多巴胺受体 DRD2，存在于此类肿瘤和其他胶质瘤中。据报道，DRD2 拮抗剂 ONC201 治疗儿童 DIPG 获得影像学和临床可评估的疗效。以上单一或联合策略有可能改变以后的临床治疗。

（二）其他星形细胞瘤

下面将讨论一些少见的星形细胞瘤，不同类型的肿瘤具有一些相同点。组织学上，由类似星形细胞系特征标记的细胞组成，例如免疫组化 GFAP；通常级别较低，浸润性较低（有时称为局限性胶质瘤，而不是弥漫性胶质瘤），表现为低侵袭性病史；有些相对局限，无脑实质浸润，有些缺乏突变，通常只有一个关键驱动突变导致其发生、发展。

1. 毛细胞星形细胞瘤　毛细胞星形细胞瘤属于 WHO Ⅰ 级，与弥漫浸润性胶质瘤不同，大多数边界清楚（图 18-5）。组织学上，胶质细胞突起数量少。如果

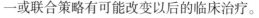

图 18-5　MRI 显示成人小脑内的毛细胞星形细胞瘤。T₁ 增强图像显示边界清楚强化囊性病变伴壁结节

在生长缓慢的肿瘤中发现 Rosenthal 纤维、嗜酸性颗粒，提示此诊断。超过 2/3 的毛细胞星形细胞瘤具有 KIAA1549/BRAF 基因融合，该融合激活 BRAF，导致 MAPK 通路活性增加，提示预后良好。在成年患者中，尤其是非幕下肿瘤，此融合发生频率较低。毛细胞星形细胞瘤缺乏 IDH 突变。研究发现一部分肿瘤存在 MAPK 通路激活的其他少见机制，包括 BRAF 突变。这些分子学改变成为潜在的治疗靶点。

毛细胞星形细胞瘤通常生长缓慢，症状由占位效应引起，而非侵犯邻近组织。占位效应是有害的甚至危及生命，颅后窝的肿瘤会导致梗阻性脑积水和脑疝。影像学常表现为囊性，并有壁结节（图 18-5）。治疗主要是手术切除，为了降低复发风险，应以完全切除为目标，如果肿瘤被完全切除，患者可能会被治愈。如果肿瘤残留或复发，可以观察、再次手术和（或）放疗。目前标准治疗不包括全身治疗，然而频繁出现的分子靶点引起了研究者的兴趣。毛细胞星形细胞瘤有 5%～16% V600E BRAF 突变，BRAF 抑制剂有一定作用。然而，对于 KIAA1549/BRAF 基因融合的肿瘤，BRAF 抑制剂反而促进其进展，其次是 MEK 和 ERK½反常磷酸化。准确的分子分型将是精确医学治疗发展的关键，特别是毛细胞星形细胞瘤。

2. 室管膜下巨细胞星形细胞瘤　室管膜下巨细胞星形细胞瘤（SEGA）是起源于侧脑室壁的 WHO I 级肿瘤。影像学表现不均匀强化，通常不会直接浸润脑实质。肿瘤生长可以导致占位效应和阻塞性脑积水。SEGA 总是发生在结节性硬化症（TS）神经皮肤综合征的患者。TS 是由 TSC1 或 TSC2 突变引起的，分别表达 TSC1（hamartin）或 TSC2（tuberin）。这些蛋白质参与构成的复合物是 mTOR 通路的主要调节因子。mTOR 是细胞接收生长信号的中心，并调节其下游通路。关键调节因子的突变引起该通路失调，导致皮肤、肾脏、心脏和大脑发生低级别 SEGAs 和许多错构瘤样的增生。

如果肿瘤小而且无脑脊液循环障碍，SEGA 可以定期影像学复查。如果肿瘤大或是阻塞性的，则建议手术切除。放疗的作用还不明确，用于常规治疗后进展病例。

最近，mTOR 通路抑制剂依维莫司在随机Ⅲ期 EXIST-1 研究获得成功，SEGA 治疗发生巨大变化，该药使所有 SEGA 的肿瘤体积缩小。依维莫司最佳用药时长尚不明确，理论上会影响年轻患者的生长发育，但是远期随访显示延长用药时间是可耐受的。与其他靶向治疗一样，肿瘤可能会出现逃逸机制，可能需要联合其他 mTOR 通路抑制剂、其他药物或开发新途径。

3. 多形性黄色星形细胞瘤　多形性黄色星形细胞瘤（PXA）是一种低度恶性肿瘤（WHO Ⅱ级）。常见于颞叶，呈不均匀强化，常伴有囊性成分。虽然 PXA 可能被误诊为胶质母细胞瘤或其他高级别肿瘤，但是在肿瘤和正常脑组织之间通常有明确的界线（图 18-6）。尽管属于低级别肿瘤，PXA 有可能经脑脊液播散，因此全中枢系统筛查是至关重要的。PXA 由表型各异的肿瘤细胞组成，因而得名"多形性"。其中的黄色瘤成分来源于肿瘤内脂质集合。PXA 超过 50%有 BRAF 基因突变，最常见的是 V600E 突变，常见于一系列恶性肿瘤。这种突变导致 MAPK 通路的激活。

PXA 治疗主要是手术切除，如果完全切除则有可能治愈。手术不仅明确病理诊断和评估基因突变，还减轻肿瘤占位效应。放疗用于术后残留病变，对完全切除的病例有待进一步研究。存在潜在复发风险时，通常采用放疗。如果肿瘤复发，通常采用手术和放疗。

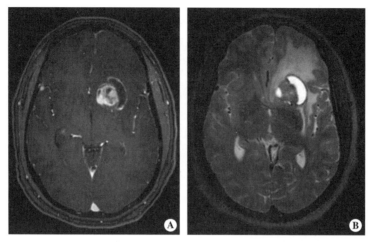

图 18-6 MRI 图像显示左额叶多形性黄色星形细胞瘤

A. T_1 增强图像显示不均匀强化病变，伴有囊性成分，肿瘤和周围脑实质之间有明显边界；
B. T_2 图像显示肿瘤周围高信号区域为水肿而非肿瘤浸润

PXA 全身治疗一直在发展。虽然细胞毒性药物治疗的历史很长，但是疗效不佳，主要用于复发病例。发现 BRAF 突变靶点后，全身治疗的作用可能会增加，但是病例稀少是研究的难点。BRAF 抑制剂是一种靶向治疗肿瘤逃逸途径的药物，小样本研究和个案报道 BRAF 抑制剂单纯使用或联合 MEK 抑制剂获得影像学可评估的疗效。VE-BASKET 试验采用 vemurafenib 单药治疗 PXA，其中包括一组 V600 BRAF 突变的病例，大多数获得影像学可评估的疗效。NCI-MATCH basket 研究联合 BRAF 和 MEK 抑制 V600E BRAF 突变，有望为治疗带来新进展。

（三）室管膜肿瘤

室管膜肿瘤包括多种类型，起源于脑室和脊髓室管膜下基板的相关细胞。虽然以前组织学特征（包括分级）用于决策治疗和判断预后，但是现在年龄、神经解剖位置和分子学特征更为重要。室管膜肿瘤大致分为幕上、幕下和脊髓。大多数幕上室管膜瘤特有 c11orf95-RELA 融合，进而激活 NF-κB 通路，多见于儿童患者，预后不良。幕上肿瘤的另一个亚型则特有 YAP1-MALD1 融合，多见于 <3 岁的女性儿童，预后良好。幕下室管膜瘤分为颅后窝 A 组（PFA）和颅后窝 B 组（PFB）。PFA 具有高甲基化基团，即 CIMP+，而 PFB 是 CIMP-。CIMP+ 抑制抑癌基因的活性，进而促进肿瘤的发生，且预后不良。脊髓室管膜瘤一般呈现低侵袭性生长，分为 Ⅱ 级脊髓室管膜瘤和 Ⅰ 级黏液乳头型室管膜瘤两类。这些肿瘤具有各自的组织学和分子学特征以及神经解剖位置。散发和与 NF2 综合征相关的 Ⅱ 级脊髓室管膜瘤有时存在 NF2 突变，黏液乳头型室管膜瘤则通过 HIF-1α 上调血管生成通路。

室管膜瘤的治疗是手术切除。与其他边界清楚的肿瘤一样，完整切除可降低复发风险和提高生存率。然而，由于肿瘤位置，未能完全切除的病例通常需要术后放疗。初次治疗一般不涉及全身治疗。因为室管膜瘤有可能通过脑脊液播散，所以要进行影像学检查和脑脊液分析进行 CNS 分期。如果有脑脊液播散的证据，则要考虑全脑全脊髓放疗。

（四）胚胎肿瘤

髓母细胞瘤　许多 CNS 恶性肿瘤属于胚胎性肿瘤，其中髓母细胞瘤最为常见而且研究最多。肿瘤起源于小脑，可导致阻塞性脑积水、脑干受压和浸润及脑脊液播散。组织学上，由均匀的小蓝圆细胞组成。根据分子学特征分为 4 种亚型，其发病年龄和预后各异。WNT 组是 WNT 通路突变，见于年轻患者，预后最好。SHH 组是 hedgehog（SHH）通路突变，组织学更可能具有促纤维增生性（结节性），预后中等。C 组（第 3 组）以 MYC 扩增为特征，预后最差，脑脊液播散的风险最高。D 组（第 4 组）则无 WNT、SHH 和 MYC 异常，预后中等。

髓母细胞瘤标准治疗是先行手术切除，然后进行全中枢放疗以及原发部位加量。如果条件允许，通常采用质子治疗，特别是儿童患者。放疗期间每周常规使用长春新碱化疗。放疗后采用联合方案辅助化疗，包括 CCNU、顺铂和长春新碱，也可用环磷酰胺代替 CCNU。其他化疗方案，包括增加剂量强度等，也是合理的。

分子学研究发现一些特异性的治疗靶点。SHH 通路抑制剂 vismodegib 靶向治疗 SHH 肿瘤，有助于延长难治性病例的稳定时间。病例相对少见，还要分型研究，使得临床研究和试验受到一定限制，因此某一治疗方案的应用可能远远滞后于理论。随着时间的推移，我们可能进行个体化治疗，某些亚型降低治疗强度，而另一些则提高强度。

（五）脑膜瘤

脑膜瘤是最常见的原发性中枢神经系统肿瘤。发病率随年龄增长而显著增加，女性较多。肿瘤起源于覆盖大脑和脊髓的蛛网膜，主要通过压迫下面脑组织引起临床症状（图 18-7）。许多脑膜瘤是偶然发现的，大多数无须治疗，定期监测即可。如果出现占位效应或者肿瘤生长加速，则需要治疗干预。手术和放疗的作用很重要，我们将讨论这些治疗以及全身治疗发挥的作用。

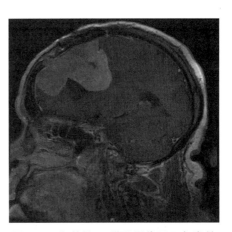

图 18-7　矢状位 T_1 增强图像显示复发的 Ⅱ 级脑膜瘤，病变起源于硬脑膜，肿瘤挤压下面的脑组织，但是两者之间存在明显的边界

脑膜瘤通常是低度恶性肿瘤，临床进展缓慢。然而，一些患者接受了积极治疗后仍复发。研究者很早就发现组织学特征和复发率、生存率密切相关。有丝分裂、特殊组织学类型（透明细胞、脉络膜样、横纹肌样和乳头状均与更高分级有关）和 WHO 最新更新的脑侵犯，通过上述信息确定肿瘤分级，进而判断预后。最近许多重要研究评估了脑膜瘤的遗传和表观遗传学特征，影响正在进行的临床试验，有可能改变治疗规范。特异性突变与神经解剖位置密切相关。具体来说，28% 的嗅沟脑膜瘤 SMO 突变，30% 的颅底脑膜瘤 Akt 突变，几乎 50% 的脑膜瘤 NF2 突变。这些突变相互排斥，以此定义脑膜瘤的分子亚型，并与组织学亚型有较好的相关性。此外，放疗诱发的脑膜瘤存在大量 NF2 融合，其突变似乎没有解剖位置倾向。目前仍有相当一部分脑膜瘤无法依据突变来定义亚型，随着时间的推移，可能会有更多发现。除了基因变异外，最近还描述了亚型的特定甲基化谱。

许多脑膜瘤是影像学检查偶然发现的。有相当比例的患者通过临床和影像学检查随访，可能终身不需要治疗干预。治疗主要是手术和放疗。手术除了缓解占位效应、减瘤和改善症状外，还提高诊断的准确性。术后病理确定肿瘤分级，有助于判断复发风险和预后。分子时代需要寻找潜在的治疗靶点，手术可能变得更加重要。手术的辛普森分级（1～5 级）关系到肿瘤复发的风险。

放疗也经常治疗脑膜瘤。采用单次立体定向放射外科（SRS）或分次放疗的模式。影响放疗决策的因素有年龄、基础病（手术风险）、肿瘤大小、位置、分级、初治还是复发（进展）、术前治疗还是未手术。放疗通常不能缩小肿瘤，但会抑制肿瘤生长。SRS 最常用于较小的无症状肿瘤，尤其是因年龄或其他医学问题而不能手术的情况。Ⅰ 级脑膜瘤放疗很可能获得长期的肿瘤控制，并发症较低。无症状脑膜瘤是手术还是放疗，则需要权衡手术并发症与放疗毒性。凸面病变靠近功能区，放疗毒性较高，但是手术难度小，经常选择手术切除。颅底脑膜瘤手术的并发症较高，更适合 SRS 或分次放疗。

高级别脑膜瘤（例如 Ⅲ 级），即使完全切除仍有很高的复发风险。患者常规接受术后分次放疗，剂量为 54～59.4Gy。介于中间的 Ⅱ 级脑膜瘤，如果手术完全切除，术后放疗的最佳模式尚不清楚。有协作组正在研究这一问题。

迄今已评估许多全身治疗，包括传统化疗和靶向治疗。全身治疗用于复发病例，以及具有特异性或未知标志物的肿瘤。潜在靶点有激素受体、EGFR、PDGFR、mTOR 和血管生成通路。目前靶向治疗还未显示出实质作用，但是仍有希望，特别是对特异性驱动基因突变的治疗。与解剖位置相关的特异性突变：约 50%的幕上凸型脑膜瘤存在 NF2 突变，28%的嗅沟脑膜瘤有 hedgehog 通路的 SMO 突变，其他颅底脑膜瘤含有 Akt 突变。一项协作组研究正在观察复发脑膜瘤特异性靶向治疗的作用。如果有效，可能会改变治疗模式。同时，还有研究其他靶点的系统治疗。

（六）血管母细胞瘤

血管母细胞瘤是一种富含血管的低级别（WHO Ⅰ 级）肿瘤，类似 CNS 外的血管肿瘤，例如视网膜血管瘤。肿瘤可为囊实性。肿瘤占位效应引起相关临床症状，有时会自发性出血导致病情迅速恶化。有的肿瘤是散发，有的属于 von Hippel-Lindau（VHL）病。如与VHL 相关，通常是多发的，主要位于颅后窝以及脊髓和马尾，特别是小脑。肿瘤经常呈现一种跳跃式生长模式，在进行性生长期夹杂着静止期，评估疗效变得非常困难。

血管母细胞瘤普遍存在 VHL 基因突变，后者是 HIF 通路的抑制调节因子。当 VHL 突变时，蛋白质表达下降或者不能表达，导致缺氧和多种血管生成途径代偿性的激活。

对于孤立并且有症状的患者，建议手术切除。对于 VHL 伴随 CNS 以外病变的情况，多发病变或可能发展为多发病变的患者，治疗决策变得更加复杂。一般来说，选择保守治疗。放疗也有效，如前述脑膜瘤，可采用 SRS 和分次放疗。研究充分证明 SRS 可以获得持续较长时间的局部控制。然而，控制率会随时间推移而下降，约 1/2 患者将会在 15 年内进展。SRS 似乎更适合治疗较小的非囊性肿瘤。约 3/4 的 VHL 肿瘤呈跳跃式生长模式，对疗效的解释更加复杂。

无论散发还是 VHL 相关的血管母细胞瘤,都是由 VHL 突变(体细胞突变或胚系突变)驱动的,因此靶向治疗的潜力很大。许多药物作用于血管生成通路,包括 VEGF 和 VEGFR,还有其他新靶点也在研究中,例如 HIF2α。最后,特别是 VHL 相关的血管母细胞瘤,单一驱动基因突变可能成为有吸引力的靶点。据我们所知,尚无基因治疗的研究。

(七)淋巴瘤

原发性中枢神经系统淋巴瘤(PCNSL)主要为弥漫性大 B 细胞淋巴瘤(DLBCL)。影像学上表现为单发或多发的均匀强化病变(图 18-8)。病变通常位于脑实质内,包括深部结构。脑脊液受累仅在继发中枢神经系统淋巴瘤里较为常见。确诊通常需要脑部病灶活检。大多数专家不主张手术切除,但有学者持反对观点。

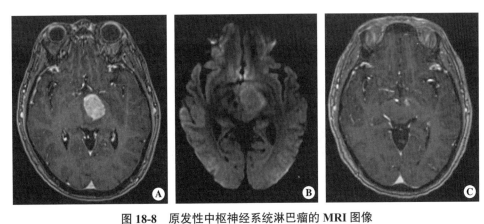

图 18-8　原发性中枢神经系统淋巴瘤的 MRI 图像

A. T_1 增强图像显示病变均匀强化;B. 弥散加权成像显示相应区域弥散受限;C. 经大剂量甲氨蝶呤为基础的化疗后,
T_1 增强图像显示病变显著缩小

现代治疗旨在治愈这种侵袭性疾病。虽然生存率仍然不理想,但随着时间推移,一些重大进展已经显著提升了疗效。放疗的有效率较高,但是疗效难以持久。大剂量甲氨蝶呤(HD-MTX)为基础的化疗作用于叶酸代谢途径,显著提高有效率和生存率。后续众多研究评估不同剂量 MTX 联合其他化疗,以及巩固放疗或高剂量化疗后干细胞移植。目前,关于初治 PCNSL 的最佳诱导和巩固方案尚不明确。

治疗靶点除了叶酸代谢途径以外,其他新靶点也在积极研究探索中。其中比较受关注的是 Bruton 酪氨酸激酶(BTK),它是一种非受体激酶,与 PIP3 结合并激活 B 细胞发育中的关键通路,进而促进 B 细胞恶变。靶向 BTK 的小分子抑制剂伊布替尼在非 CNS 淋巴瘤中已取得成功。初步临床研究表明它治疗 PCNSL 安全可行。来那度胺是沙利度胺的类似物,通过激活促凋亡途径、免疫调节和抗血管生成等多种机制发挥作用,在治疗 PCNSL 中已显示出一定前景。对上述两种药物的有效性进行全面评估的临床试验正在进行中。

(八)鞍区肿瘤

尽管组织学类型不同,鞍区和鞍上区肿瘤可能表现出相似的临床症状。常见的症状有头痛和视野缺损,特别是双颞侧偏盲。此外,由于垂体柄受压(垂体柄效应)而出现垂体功能减退或高泌乳素血症。一些鞍区肿瘤通过分泌激素导致内分泌异常。该部位肿瘤的治疗方法包括手术切除、放疗和（或）全身治疗。

1. 垂体腺瘤 垂体腺瘤发生于蝶鞍区，可分为激素分泌过量的功能性腺瘤和激素分泌正常或减少的无功能性腺瘤。功能性腺瘤可分泌泌乳素导致溢乳，分泌生长激素（GH）导致巨人症和肢端肥大症，分泌促肾上腺皮质激素（ACTH）导致库欣综合征，和（或）分泌促甲状腺激素（TSH）导致甲状腺功能亢进。

垂体腺瘤的治疗取决于有无症状及其严重程度、肿瘤大小和生长速度。功能性腺瘤可能因激素分泌过量而导致严重并发症。包括激素激动剂和拮抗剂在内的系统治疗用于缓解内分泌相关症状。对于大多数功能性腺瘤，激素治疗只能在一定程度上控制和延缓病情。在特定情况下，例如泌乳素瘤会肿瘤消退，甚至治愈。然而，对于无功能性腺瘤，全身治疗无任何作用。手术切除可以缓解大体积肿瘤对视交叉的压迫，以及治愈各种体积肿瘤的内分泌异常。手术通常经鼻腔蝶窦入路。分次放疗和 SRS 也可以控制肿瘤生长和抑制激素分泌，但是由于正常腺体的放射敏感性而经常导致垂体功能低下。因此，放疗通常用于术后复发或不能耐受手术的患者。

如上所述，对于功能性腺瘤，全身治疗可联合或替代有创治疗。长期以来，全身治疗作用肿瘤的关键通路，后者已从机制上被阐明。这是早些年神经肿瘤学靶向（精确）治疗的成功范例。

对于泌乳素瘤，多巴胺激动剂卡麦角林和溴隐亭有助于泌乳素水平正常化，并且一部分患者获得影像学可评估的疗效。药物治疗优于手术和（或）放疗。来自下丘脑多巴胺能神经元的多巴胺是泌乳素分泌的主要抑制因子。垂体柄的损伤会破坏了这一信号的传导，导致泌乳素血症。使用多巴胺激动剂使垂体细胞分泌泌乳素正常化。

生长抑素抑制生长激素的分泌。生长抑素类似物奥曲肽、兰曲肽和帕西罗肽有助于大多数患者 GH 水平恢复正常。生长激素拮抗剂（如培维索孟）还可以在靶细胞上阻断 GH。多巴胺受体激动剂存在反应性和稳定性较低的问题，但仍有一些患者可能获益。因此，一线治疗应首选常规的手术和（或）放疗及其他更有效的方法。

全身治疗对分泌 ACTH 的肿瘤作用较小，治疗有效率很低，仅用于手术和（或）放疗后进展的患者。研究者从肿瘤作用机制的各个方面尝试不同类别的药物。生长抑素类似物（帕西雷肽）、多巴胺激动剂（卡麦角林、溴隐亭）和抗组胺药（赛庚啶）试图靶向作用于肿瘤和瘤周组织。其他药物还包括酮康唑、氨基谷氨酰胺、米托坦等，用于阻断 ACTH 的靶器官肾上腺。还有另一类药物，例如米非司酮，阻止肾上腺分泌的皮质醇对靶器官的作用。

TSH 分泌性肿瘤与 ACTH 分泌性肿瘤类似，缺乏有效的系统治疗。虽然生长抑素类似物有一定效果，但手术和（或）放疗仍是主要治疗方法。

2. 颅咽管瘤 颅咽管瘤是起源于残余 Rathke 裂囊的 I 级肿瘤。位于鞍上区，向上压迫和侵袭下丘脑和额叶等结构，向下压迫和侵袭垂体（图 18-9）。可分为实性乳头状颅咽管瘤和囊性釉质颅咽管瘤两类。最近研究表明分型与特异性突变有关。95% 的乳头状颅咽管瘤有 V600E BRAF 突变，96% 的釉质颅咽管瘤有 CTNN1 突变。这些肿瘤缺乏其他一致表达的突变。

临床治疗首选手术，通常采用经蝶窦入路，进行最大程度的切除。随后是手术残留或进展病灶的局部放疗。考虑到正常结构的放疗损伤，经常采用质子治疗代替 X 线放疗。由于可能存在囊性假进展，放疗期间通过影像学密切监测是非常重要的。不同驱动基因突变带来了靶向治疗的可能性。目前正在进行一项协作组试验，评估 BRAF/MEK 抑制剂治疗乳头状颅咽管瘤的作用，该试验可能会得出有影响力的结果。

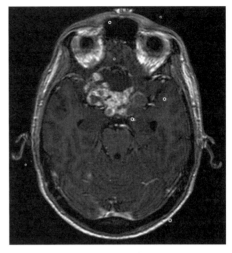

图 18-9　MRI T_1 增强图像显示鞍上区增强的囊性病变

二、总　　结

随着对肿瘤发生发展过程中分子通路的理解不断深入，我们预见精确医学在原发性中枢神经系统肿瘤中的作用将不断发展。有些类型的肿瘤可能对靶向治疗非常敏感，具有单一驱动基因突变的亚型最可能产生疗效。研究者很早就在许多体部肿瘤中发现这一现象，并且开始观察靶向治疗 CNS 肿瘤的效果。然而，另一些类型可能疗效仍然较差，例如胶质母细胞瘤，即使存在经典异常通路，单一通路的阻断也可能没有显著效果。精准医学在原发性中枢神经系统肿瘤的发展，将为患者、临床医师和研究者带来新的希望。

基金：P50CA221747 SPORE for Translational Approaches to Brain Tumors and Brain Up grant 2136（RVL）。

（荣庆林　陈卫东　译　董志飞　校对）

第十九章　淋　巴　瘤

Leslie Popplewell

一、背　　景

非霍奇金淋巴瘤（NHL）是一组异质性较强的恶性肿瘤，其表现从惰性到高度侵袭性各不相同。作为目前发病最多、研究较多的非霍奇金淋巴瘤亚型，本章我们将主要探讨弥漫大 B 细胞淋巴瘤（DLBCL）。DLBCL 是一种高度侵袭性非霍奇金淋巴瘤，其死亡率很高。从早期的环磷酰胺、柔红霉素、长春新碱和泼尼松（CHOP）方案，到随后出现的利妥昔单抗、环磷酰胺、柔红霉素、长春新碱和泼尼松方案（RCHOP），尽管已有几十年的应用历史，后者仍然是目前针对 DLBCL 的标准一线治疗方案，且与疾病亚型无关。在一个头对头的多臂临床研究中，将 CHOP 方案与其他多种方案进行了比较，包括 ProMACE-CytaBOM 方案、M-BACOD 方案和 MACOP-B 方案。利妥昔单抗的加入使得这类 CD20 阳性的恶性肿瘤无进展生存期（PFS）取得了显著改善。从那时起，复发或原发性难治性疾病患者的成功治愈有赖于在那些化疗敏感的患者中使用自体干细胞移植。然而，与前利妥昔单抗时代相比，早期治疗的疗效改善似乎降低了自体干细胞移植率。

对于 DLBCL，最近在细胞起源特征（COO）方面的研究进展将肿瘤按照生物学行为及其对新型靶向药物的敏感性分为 3 类。基因表达谱（GEP）是 COO 分型的金标准；然而，简单的免疫组化染色报告可以相对容易地帮助描述 COO，最常用的是 Hans 分型方法，包括 CD10、Bcl-6 和 MUM1 的免疫组化表达情况。其他基因表达谱的研究能够进一步识别预后不良的 DLBCL 亚型。

二、细　胞　起　源

基因表达谱已识别出 3 种不同亚型的 DLBCL——非特指型（DLBCL-NOS），生发中心型（GCB）、活化的 B 细胞样（ABC），以及尚未完全分类的 T 细胞/富含大 B 细胞型淋巴瘤。一项回顾性分析发现，GC 亚型患者的 5 年总生存率为 70%，而 ABC 亚型患者的 5 年总生存率仅为 12%，突出了不同亚型之间的临床差异。根据 CD10、Bcl-6 和 IFR4/MUM1 的表达情况对 GCB 和非 GCB 亚型进行免疫组化分类是临床公认的分类方法，Hans 分型是最常用的分类方法。免疫组化分类被认为是病理报告的一个重要组成部分，它与患者的预后相关。

除了细胞起源，可以评估遗传学改变和易位的分子研究在 DLBCL 中变得越来越重要，并开始指导治疗，特别是在疾病复发的情况下。8p24 染色体上的 c-MYC 基因重排与 t（14；18）染色体重排导致的 Bcl-2 易位突变和（或）3 号染色体上的 Bcl-6 易位突变同时出现提示双打击（DHL）或三打击淋巴瘤，提示肿瘤侵袭性更高、预后更差，对标准化疗反应更差。虽然这些基因的突变在 GCB-DLBCL 中更常见，但 MYC 和 Bcl-2 蛋白的过表达（与突变状态相反）在 ABC-DLBCL 中更常见。

三、生发中心型（GCB）DLBCL

DLBCL 的 GCB 亚型比 ABC 亚型具有更好的预后。然而，在长期生存率方面还有很大的改善空间。Bcl-6 是一种转录抑制因子，在 GCB 亚型中高表达，但在 ABC 亚型中很少表达。拓扑异构酶 II 抑制剂依托泊苷及多柔比星等药物可促使 Bcl-6 表达下调，因此，含有依托泊苷的诱导方案可能有望改善预后。与 RCHOP 方案相比，DA-EPOCH-R 方案在 GCB 亚型 DLBCL 患者中非常有效，它是一种比 RCHOP 毒性更大的方案，但在双打击淋巴瘤（GCB 淋巴瘤经荧光原位杂交证实存在 MYC 及 Bcl-2/Bcl-6 易位）的治疗中，更适用于选择强方案。DHL 在标准治疗下的中位 OS 不到 1 年；然而，改良剂量的 REPOCH 方案似乎能够改善该队列 GCB-DLBCL 患者的生存。

非霍奇金淋巴瘤表现出 EZH2 的频繁突变，EZH2 是多蛋白 HMT 复合物的催化亚基，称为多梳抑制复合物，负责组蛋白的甲基化。已知组蛋白的高甲基化会使肿瘤抑制基因沉默并促进肿瘤发生。体外细胞培养中野生型 EZH2 的细胞生长能被 EZH2 抑制剂他泽司他抑制，而存在突变的变异细胞在相同的环境中发生细胞死亡。在 I 期试验中，38% 的 B 细胞 NHL 患者观察到持久的客观反应，包括完全反应。EZH2 在超过 20% 的 GCB 亚型患者中发生突变。目前正在研究他泽司他用于治疗携带突变型或野生型 EZH2 的复发性或难治性 DLBCL 患者的疗效。该药物也正在开发用于治疗滤泡性淋巴瘤。目前有一项他泽司他联合 RCHOP 作为 DLBCL 一线治疗的 Ib/II 期试验。该研究中，仅限于有足够的存档肿瘤组织并成功检测 EZH2 突变状态的受试者使用。迄今为止，这种联合方案耐受性良好，安全性和药代动力学（PK）结果与单独使用 RCHOP 相当。

四、活化的 B 细胞样型 DLBCL

NF-κB 信号通路的几个组成部分在淋巴瘤中反复发生突变。NF-κB 信号级联是遗传畸变高发的靶点，特别是在活化的 B 细胞样（ABC）DLBCL 中。CARD11 是该通路的激活剂，在 ATL、Sezary 综合征、原发性中枢神经系统淋巴瘤（PCNSL）、脾边缘区淋巴瘤以及更常见的活化 B 细胞样 DLBCL 中常因突变而激活。

ABC-DLBCL 中 NF-κB 通路常同时包含多个遗传学突变，导致该通路发生活化。该通路的抑制剂对 ABC 亚型有毒性，但对 GCB-DLBCL 细胞系无毒性，临床试验中也观察到不同亚型对药物反应的差异。

蛋白酶体抑制剂（如硼替佐米）可间接靶向 NF-κB 通路。蛋白酶体抑制剂目前被批准用于治疗套细胞淋巴瘤（MCL）和多发性骨髓瘤，通常与其他化疗药物联合使用。

在 LYM2034 研究中硼替佐米联合 RCHOP 方案（由于类似的周围神经病变副作用而替代长春新碱）结果显示 VR-CAP 与 RCHOP 的反应率没有差异。PYRAMID 试验同样表明疗效没有改善。这两项试验都根据免疫组织化学鉴定进行 COO 分型而非基因表达谱分型。一项随机、双盲Ⅲ期 REMoDL-B 试验结果显示，在由中心实验室统一进行 GEP 测定而新诊断的 ABC 亚型 DLBCL 中的初步结果显示，ABC 和 GCB 亚型患者的无进展生存期（PFS）相似，表明硼替佐米可能有助于克服 ABC 亚型患者预期的反应劣势。

MYD88 的 L265 点突变通常发生在慢性淋巴细胞白血病（CLL）、原发性皮肤 DLBCL、PCNSL 和 MZL 中，并且是华氏巨球蛋白血症（WM）的主要突变点。L265P 突变导致 MYD88 持续激活和 NH-κB 及 JAK-STAT3 信号通路的激活。WM 的临床研究表明，MYD88 L265P 是对伊布替尼治疗反应良好的指标；然而，伴有 CXCR4 突变的患者可能出现耐药性。在 ABC-DLBCL 中也发现了 MYD88 L265P 突变，但该突变不能预测伊布替尼的治疗反应。因此，MYD88 L265P 具有特定的治疗意义。

具有活化的 B 细胞受体（BCR）信号的淋巴瘤可以用不可逆的 BTK 抑制剂伊布替尼进行有效治疗。一项在 80 名复发/难治性（R/R）DLBCL 患者中进行的Ⅰb/Ⅱ期临床研究对此进行了评估。单药治疗的总缓解率（ORR）为 25%；然而，只有一名 GCB-DLBCL 患者达到缓解，而 7% 的 ABC 亚型患者至少达到了部分缓解（PR）。在这些患者中，有 4 名患者维持缓解超过 1 年。基于这些因素，第二代 BTK 抑制剂正在非 GCB-DLBCL 患者中进行试验，并且已经在复发的患者和一线治疗中探索了包括 BTK 抑制剂在内的联合疗法。对于复发/难治性 ABC-DLBCL 患者，可考虑超说明书使用伊布替尼。伊布替尼被批准用于治疗的疾病包括华氏巨球蛋白血症、慢性淋巴细胞白血病（CLL）、套细胞淋巴瘤（MCL）和边缘区淋巴瘤（MZL）。

已有多个专家提议 RCHOP 作为一线治疗，特别是对于 ABC-DLBCL 患者。X-R-CHOP 方案已被用于多项试验，试图通过非交叉耐药药物阻断 NF-κB 通路来提高缓解率。

来那度胺是一种免疫调节药物，通过作用于 NF-κB 通路及改善肿瘤微环境来发挥作用。在裸鼠移植瘤模型中来那度胺对 ABC 亚型具有更显著的疗效。两项临床研究探讨了来那度胺在复发/难治性侵袭性 NHL（包括 DLBCL）中的疗效。RCHOP 联合来那度胺的试验也在进行中，与 RCHOP 相比几乎没有增加毒性。REMARC 研究是一项国际双盲随机Ⅲ期研究，一线治疗接受 RCHOP 治疗的老年 DLBCL 患者进行来那度胺维持治疗，该研究表明，RCHOP 治疗后缓解的患者接受 2 年来那度胺维持治疗可显著改善 PFS（主要终点），对总体生存没有显著影响。达到主要研究终点后继续进行细胞起源分析（COO 分析）。2017 年 Thibelmont 等对该临床试验的最新报道显示，基于 COO 的结果分析仅显示，在 GCB 亚型的患者中，来那度胺组中位 PFS 优于安慰剂组，两者具有显著的统计学差异。这些研究表明，来那度胺与 RCHOP 联用可以减轻非 GCB 表型的不良预后，荟萃分析证实了这一点。ROBUST 试验正在进一步评估在 RCHOP 联合来那度胺及 RCHOP 联合安慰剂对未经治疗的 ABC-DLBCL 的疗效和安全性。该试验通过福尔马林固定石蜡包埋活检组织的 GEP 进行亚型分型，主要研究终点是 PFS，次要终点包括缓解率、总生存期和健康相关生活质量（QOL）。2015 年开始在全世界招募患者，结果还在等待中。

相反地，与单独的 RCHOP 方案相比，将伊布替尼添加到 RCHOP 并没有使患者获益，除非是在较年轻的患者人群中可能受益（＜60 岁）。评估伊布替尼联合 RCHOP 的试验结果已在 2018 年 ASH 会议上公布。该研究纳入了所有年龄段的 ABC-DLBCL 患者。使用伊布替尼的总体缓解率为 89.3%，而不加伊布替尼组总体缓解率为 93.1%。然而，在较年轻的患者群体中，加入伊布替尼确实改善了预后。老年患者严重不良事件和导致治疗中断的不良事件发生率较高。一项多中心Ⅰb期剂量递增研究探索了伊布替尼和来那度胺联合REPOCH方案，该研究确立了伊布替尼和来那度胺的Ⅱ期剂量，并在复发性DLBCL患者中显示出可接受的安全性和耐受性以及有希望的抗肿瘤活性。

五、PCNSL

原发性中枢神经系统淋巴瘤是DLBCL的一种特定亚型，其起源于ABC亚型——尽管PCNSL的治疗方法涉及大剂量甲氨蝶呤和阿糖胞苷以穿过血脑屏障，但其他已知对ABC亚型有效的药物已成功纳入PCNSL诱导方案中。包括CD79B基因在内的B细胞受体基因反复突变可导致NF-κB激活。此外，PCNSL的特点是蛋白激酶C delta（PRKCD）功能丧失突变和局灶性缺失，在PCNSL外显子测序工作中发现20%的病例中存在这些突变和局灶性缺失。这些在淋巴结DLBCL或其他血液系统恶性肿瘤中没有发现。因此，PRKCD状态可作为PCNSL的诊断标志物和治疗反应的预后指标。

替莫唑胺、依托泊苷、多柔比星、地塞米松、伊布替尼和利妥昔单抗（TEDDI-R）方案是PCNSL的特定方案，去除了甲氨蝶呤，而选择伊布替尼、来那度胺（两者在ABC-DLBCL亚型中均具有较好的反应）以及利妥昔单抗和替莫唑胺。尽管伊布替尼似乎确实会增加侵袭性真菌感染的风险，但缓解率是可观的。

Ghesquieres等报道的REVRI研究旨在确定利妥昔单抗联合来那度胺（Revlimid）（R^2）对复发/难治性PCNSL患者的疗效。该项研究共纳入50名PCNSL或眼内淋巴瘤患者。诱导期包括每28天以标准剂量给予利妥昔单抗，在每个周期的第1～21天以20mg/d给予来那度胺。诱导结束时的ORR为35.6%，包括29%的完全缓解。23名患者接受并完成了维持治疗。中位随访时间为19.2个月，中位PFS和OS分别为7.8个月和17.7个月。

六、原发性纵隔B细胞淋巴瘤

原发性纵隔B细胞淋巴瘤亚型约占DLBCL的8%，其形态学特征与经典型霍奇金淋巴瘤相同。IgVH和Bcl-6基因的突变模式相似，表明该肿瘤源自胸腺B细胞。超过30%的原发性纵隔B细胞淋巴瘤（PMBCL）特征基因也在cHL中高表达，包括NF-κB信号通路的持续激活。与经典型霍奇金淋巴瘤的相似性，使得在复发/难治性PMBCL患者中可以选择精准靶向治疗，例如检查点抑制剂和本妥昔单抗（CD30抗体偶联药物），以及在早期使用剂量调整的REPOCH方案。

除了细胞起源的区别之外，GEP研究使用多种聚类方法显示，至少存在7种预后不良的非特指型DLBCL（DLBCL-NOS）亚群。Monti等确定了3种不同的亚型，包括一种以宿主炎症反应为特征的亚型。第一个DLBCL簇（OxPhos）富含参与氧化磷酸化、线粒体功能和电子传递链的基因。OxPhos肿瘤具有更高水平的Bcl-2相关家族成员BFL-1/A1。干扰脂肪酸氧化程序和谷胱甘肽的合成对OxPhos-DLBCL亚型肿瘤具有选择性毒性，提示上述途径可作为未来的潜在靶点。

第二个DLBCL簇（BCR/增殖）增加了细胞周期调节基因的表达，包括CDK2和MCM。

DNA 修复基因和 B 细胞受体信号级联的许多成分的表达也增加了。DLBCL 中的 BCR 信号通路依赖于 BTK、SYK 和 PI3K 激酶。因此，如先前所述，已在 DLBCL 中单独或组合使用诸如伊布替尼之类的药物。伊布替尼的疗效仅限于具有持续激活的 B 细胞受体（BCR）信号通路的 ABC-DLBCL 亚型患者。此外，选择性口服 SYK 小分子抑制剂福他替尼在 R/R DLBCL 中也显示出显著的活性。sotrastaurin 和 enzastaurin 是 PKC-β 的两种选择性抑制剂，可诱导细胞凋亡并抑制 ABC-DLBCL 的 BCR 亚型的增殖。

第三个 DLBCL 簇[宿主反应（HR）簇]具有由相关宿主反应定义的特征，并且富含 T 细胞介导的免疫反应和经典补体途径的标志物。这些肿瘤增加了干扰素诱导基因的表达。Bcl-2 易位在 OxPhos 簇中更常见，而 Bcl-6 易位在 BCR/增殖簇中更常见。HR 簇很少有任何一种类型的易位。

DLBCL-NOS 的 c-MYC 过表达亚群被认为属于 DLBCL 的 c-MYC 驱动的 MD 亚型。c-MYC 在 15% 的 DLBCL-NOS 以及 58% 的未分类的 DLBCL 中过度表达，特征介于 DLBCL 和伯基特淋巴瘤（DLBCL/BL）之间，二者难以鉴别。双打击淋巴瘤（DHL）具有 c-MYC 易位，伴随 Bcl-2 或 Bcl-6 易位，可通过 FISH 进行鉴定。

DLBCL 的其他潜在亚型包括基质 Ⅱ 型 DLBCL、CDKN2A/2B（9p21）缺失亚型 DLBCL 和 RCOR1-TRAF# 缺失亚型 DLBCL。

七、CAR-T 细胞疗法

也许最终的"精准"医学干预淋巴瘤是靶向 CD19 的 CAR-T 细胞的设计，目前 FDA 批准用于治疗 DLBCL、慢性淋巴细胞白血病/小淋巴细胞淋巴瘤和急性淋巴细胞白血病。目前为单个患者生产 CAR-T 细胞产品，需要相当大的劳动力和成本（现成的 CAR-T 细胞目前正在开发中）。独特型疫苗疗法仍然是积极开发和研究的领域，尽管它们仍处于研究阶段。

目前市售的 CAR-T 细胞是靶向 CD19。单采后，患者的 T 淋巴细胞经过基因工程改造，表达靶向 CD19 的单链细胞外可变域，以及 CD3-zeta 和促进 T 细胞活化的共刺激区域（CD28 或 4-1BB）。第一个 CAR-T 细胞产品于 2017 年获得 FDA 批准。这预示着有效的癌症治疗和有史以来最昂贵的抗癌药物的新时代。tisagenlecleucel（kymriah）最初被批准用于治疗复发或难治性儿童和青年急性淋巴细胞白血病，随后被批准用于接受二线或以上全身治疗后复发/难治性 DLBCL 的成年患者。axicabtagene ciloleucel（yescarta）被批准用于治疗多种类型的复发或难治性大 B 细胞非霍奇金淋巴瘤，包括 DLBCL。

最初的 JULIET 试验在 93 名接受 tisagenlecleucel 治疗的患者中显示出令人印象深刻的结果。分析发现，总缓解率为 52%，完全缓解率为 40%，这在预后亚组分析中是一致的。在初始缓解后 12 个月，无复发生存率为 65%，其中 79% 的患者达到了完全缓解。

ZUMA-1 试验是研究 axicabtagene ciloleucel 对难治性 NHL 患者的疗效，随访结果令人印象深刻。在治疗一年多后，参加试验的 108 名患者中，有 42% 的患者病情持续缓解，40% 的患者无癌症迹象。此外，50% 以上的患者在 15.4 个月的中位随访时存活，是接受常规治疗的患者的中位生存期（6.6 个月）的两倍多。通过对多个治疗中心患者的真实世界研究进行回顾性分析。患者的中位年龄为 60 岁，84% 为晚期疾病。75% 的患者之前接受过 4 种或更多的治疗，1/3 的患者在之前的自体移植后复发。23%的患者通过 FISH 确定为双打击。238 名患者的 30 天 ORR 为 80%，其中 50%以上达到完全缓解。治疗 90 天后，CR 率上升至 57%。基于细胞来源或双重或三重打击遗传学的亚组的 CR 率没有显著差异。

这种疗法反映了真实世界个体化精准治疗的医疗花费，tisagenlecleucel 实际成本约为 400 000 美元/人，axicabtagene ciloleucel 约为 373 000 美元/人，不包括住院费用、支持治疗或化验检查费。参考 2017 年自体干细胞移植的费用，从移植前 100 天开始，为 140 792 美元（低于 2007 年的报告，当时每名患者平均花费 146 890 美元，可能部分原因是门诊移植增多）。

CAR T 细胞目前的主要潜在毒性为细胞因子释放综合征（CRS）和神经毒性，这些并发症的标准管理仍在不断变化。该治疗目前仅限于专科的"卓越中心"。

目前，进一步修改方案正在研究中，通过提高可用性、减少生产时间（已上市）以及提高疗效（淋巴细胞清除疗法、检查点抑制剂或其他药物的辅助免疫疗法）来进一步改善免疫反应（图 19-1）。除了治疗表达 CD19 的血液系统恶性肿瘤，其他 CAR-T 细胞试验正试图解决多发性骨髓瘤（使用 BCMA 或 TACI 作为靶点）、AML（CD123 或 CD33 作为靶点）、母细胞浆细胞样树突状细胞肿瘤（BPDCN）和多种实体瘤（胰腺癌、卵巢癌、胶质母细胞瘤、神经母细胞瘤）。

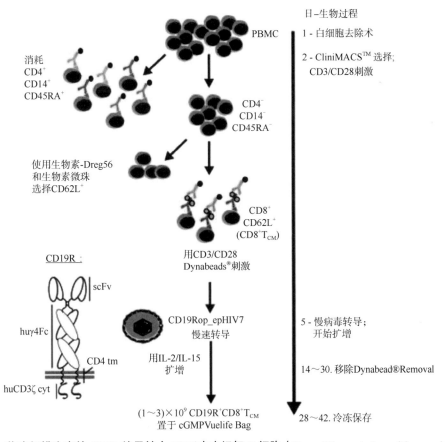

图 19-1 临床规模生产的 **CD19 特异性人 CD8+中央记忆 T 细胞**（**From Wang et al.，with permission**）

除了抗体偶联物药物（ADC）和单纯抗 B 细胞单克隆抗体之外，还开发了双靶点 T 细胞增强（BITE）抗体。blinatumomab（blincyto）是同类药物中第一个被批准用于 CD19$^+$ 血液系统恶性肿瘤，包括急性淋巴细胞白血病的药物。该药物靶向 T 细胞受体复合物的 CD3ε 亚基和 B 细胞抗原 CD19，已成功用于治疗 DLBCL 和其他 CD19$^+$NHL，目前批准用于治疗成人和儿童的 Ph 阴性 ALL。

独特型疫苗

针对人类恶性肿瘤的疫苗开发是复杂的，因为很难识别肿瘤特异性抗原，而这些抗原能区分肿瘤细胞和正常细胞，并诱导宿主免疫系统排斥这些恶性细胞。由于 B 细胞恶性肿瘤表达具有独特区域的表面免疫球蛋白（Ig）分子，因此它们带有现成的抗原识别位点。在一项Ⅲ期疫苗试验中，接种针对恶性 B 细胞表面单克隆免疫球蛋白的独特型疫苗与延长无病生存期有关。在先前发表的针对滤泡性淋巴瘤的独特型疫苗疗法的研究中，生产患者特异性独特型蛋白非常昂贵，并且每位患者需要 3～6 个月的时间。

最近，这种方法通过使用趋化因子——肿瘤抗原融合蛋白对体内靶向抗原呈递细胞进行了调整，使用重组质粒 DNA 编码自体淋巴瘤 scFv 和人 CCL20 趋化因子组成的融合蛋白。对淋巴瘤独特型疫苗疗法的研究仍在继续发展。

二代测序（NGS）技术为研究淋巴瘤的遗传基础提供了一个重要窗口。包括多种淋巴瘤亚型的"篮子"临床试验的最新结果显示，基于靶向驱动基因而纳入患者是更合理的。大多数淋巴瘤的罕见发病率排除了基于亚型的传统临床试验设计。对于更罕见的亚型，患者数量过少限制了试验结论的可靠性。目前，只有约 1/3 的 WHO 认可的淋巴瘤亚型进行了外显子组测序。

NGS 已经努力揭示了许多这些疾病的遗传基础，但由于难以积累足够数量的病例来进行精心设计的研究，因此受到了限制。

最终，在此背景下，越来越多地研究对象是抗体偶联药物（ADCs），它由靶向单克隆抗体和细胞毒性药物通过共价连接子连接而成。当与肿瘤细胞表面的抗原结合后，整个复合物被内化，化疗有效载荷被释放，导致细胞死亡。此类药物的设计和受试者选择的精确度取决于所讨论抗原的细胞表面表达。细胞毒性有效载荷包括抗有丝分裂类（澳瑞他汀和美登素）和 DNA 结合类（卡奇霉素）。在这样的治疗平台中，无论是 T 细胞或 B 细胞来源的恶性肿瘤都可以被靶向，这取决于它们的细胞表面抗原表达。治疗功效和特异性在很大程度上取决于靶细胞表面上靶点的密集表达及正常（脱靶）细胞上的相对缺失。ADCs 的毒性取决于有效载荷的性质和游离药物进入循环的程度，但可能包括周围神经病变和眼毒性，如抗有丝分裂药物导致的角膜炎或 DNA 结合药物引起的血小板减少症和肝窦阻塞综合征（SOS/VOD）。

CD30 是 TNF 受体超家族的成员之一，主要在经典 HD 的 Hodgkin-Reed-Sternberg 细胞、间变性大细胞淋巴瘤和 DLBCL 的一个亚群中表达。BV 是一种由抗 CD30 抗体和 MMAE 组成的 ADC，被批准用于自体化疗方案失败的非自体 HSCT 候选者，还可用于有复发或进展风险的 cHL 患者的自体 HSCT 后的巩固化疗，以及既往未经治疗的Ⅲ期或 IR cHL 联合化疗。在一项Ⅱ期的初步研究中，BV 单药 ORR 为 75%。在高危 cHL 患者中用作自体 HSCT 后巩固治疗的一部分时，中位 PFS 显著改善。在 ECHELON-1 研究中，将 1334 名Ⅲ～Ⅳ期既往未经治疗的 cHL 患者随机分为 ABVD 组和 AVD 联合 BV 组（AAVD），结果显示，进展、死亡或需要额外的抗癌治疗风险降低了 23%。

ECHELON-2 研究针对外周 T 细胞淋巴瘤（PTCL）患者。这是一项全球性、双盲随机的Ⅲ期试验，招募了 600 多名组织学确诊为 CD30 阳性的受试者。患者以 1∶1 的方式随机分组，并根据组织学亚型和国际预后指数（IPI）评分进行分层。所有患者均接受标准剂量的环磷酰胺、多柔比星和泼尼松治疗，然后在每个周期的第 1 天给予 BV 或长春新碱。患者接受了 6～8 个周期的治疗。研究组的中位 PFS 为 48.2 个月，而 CHOP 组为 20.8 个月，两组不良事件相似。

目前正在开发的淋巴瘤治疗药物包括针对表达 CD19、CD22、CD25、CD37、CD56、CD70、CD74、CD79b、CD138、CD269、CD319 和 CD352 等的药物。有一份最新且详尽的 DAC 列表正在开发中，用于治疗 B 系恶性肿瘤。

我们对 T 细胞淋巴瘤中肿瘤驱动基因知之甚少，因此，精确靶向这些恶性肿瘤一直存在困难。部分原因在于 T 细胞淋巴瘤相对罕见，在 NHL 中所占比例远远小于 B 细胞淋巴瘤。外周 T 细胞淋巴瘤是最常见的亚型，在西方世界仅占 NHL 的 10%～15%。2017 年 WHO 分类系统描述了 30 多种不同的 PTCL 实体瘤，其中大多数的预后特别差，尤其是与大多数 B 细胞淋巴瘤相比。大部分的 PTCL（30%～50%）无法进一步分类，因此被指定为 PTCL-NOS。国际外周 T 细胞淋巴瘤项目和淋巴瘤/白血病分子谱项目致力于改善诊断和预后。基因表达谱分析发现 PTCL-NOS 中有两个新的分子亚群，其特征是高表达 GATA3 或 TBX21。这两组在转录特征和临床结果方面具有显著差异。GATA3 亚群与较差的总生存率相关。进一步研究采用 GEP、基因组拷贝数分析和异常位点内候选驱动基因的突变分析等技术评估了这些分子亚群中的潜在治疗靶点。

由于该信号通路中各种基因的突变，许多 T 细胞淋巴瘤表现出 JAK-STAT 信号通路的增强。这些淋巴瘤患者可能会受益于 JAK 抑制剂，无论他们表现出何种亚型。毛细胞白血病亚型（HCL）提供了另一个例子，显示了外显子组测序如何识别可治疗的突变并改善患者的预后。全外显子组测序初步确定 BRAF V600E 突变为 HCL 典型的遗传事件。BRAF V600E 不是其他 B 细胞恶性肿瘤的共同特征，现在是区分 HCL 与类似淋巴恶性肿瘤的诊断标志物，并且本身也是一种可靶向的遗传突变。BRAF 抑制剂已证明对初次治疗后复发的 HCL 患者非常有效。

（吴 芳 译 罗敏娜 校对）

请扫描二维码查看本书参考文献